广州中医药大学特色创新教材

近现代名中医医案导读

主编 刘成丽

科学出版社

北 京

内 容 简 介

　　本教材分为医案概论、医案导读上下两篇，主要内容包括中医医案概论、急性上呼吸道感染案、支气管哮喘案、慢性胃炎及消化性溃疡案、痛经案、类风湿关节炎及痛风案、眩晕案和附录。上篇主要介绍中医医案学习的基本知识，包括中医医案发展源流、学习的目的意义、整理研究的方法、近现代名老中医医案的研究价值以及临床思维方法举隅。下篇以近现代名老中医医案为线索，从临床常见病入手，使学生通过对名老中医临证医案的学习和理解，掌握临床常见病的中医诊疗规律，从而更有效地提高其临床和科研水平；以病证分章，各章内容包括证治源流梳理、医案选读和辨证用药规律探讨。附录为医家简介，以便查阅。

　　本教材可供中医学等专业的学生使用，也可供中医教学、临床工作者和中医爱好者参考使用。

图书在版编目（CIP）数据

近现代名中医医案导读 / 刘成丽主编. —北京：科学出版社，2021.9
ISBN 978-7-03-069193-4

Ⅰ. ①近…　Ⅱ. ①刘…　Ⅲ. ①医案–汇编–中国–近现代　Ⅳ. ①R249.7

中国版本图书馆 CIP 数据核字（2021）第 115248 号

责任编辑：郭海燕　白会想 / 责任校对：王晓茜
责任印制：赵　博 / 封面设计：蓝正设计

科 学 出 版 社 出版
北京东黄城根北街 16 号
邮政编码：100717
http://www.sciencep.com

中煤（北京）印务有限公司印刷
科学出版社发行　各地新华书店经销

*

2021 年 9 月第　一　版　开本：787×1092　1/16
2025 年 1 月第四次印刷　印张：15 1/4
字数：390 000
定价：**69.80 元**
（如有印装质量问题，我社负责调换）

编委会

主　编　刘成丽

副主编　陈凯佳　黄子天

编　委（按姓氏笔画排序）

王伟彪　刘　鹏　刘小斌　刘成丽

李　剑　肖　莹　陈凯佳　罗　英

黄子天

前　言

中医医案学习是站在前人的肩膀上间接积累临床经验、快速提高临床技能的重要方法之一，章太炎曾说："中医之成绩，医案最著，欲求前人之经验心得，医案最有线索可寻，循此钻研，事半功倍。"近年来各中医院校陆续开展了中医医案的教学，其作为学完中医各家学说及临床各科课程之后的一门临床提高课，深受学生欢迎。从事该门课程教学的老师，大多数对中医各家学说有较深学术造诣，因此又可认为它是从中医各家学说衍生出来的一门中医后期临床提高课程。目前国内的中医医案教材主要有两类：一类是把中医医案作为一门学科，研究内容以本教材医案概论部分的内容为主，仅有少量的个案举例；另一类是选取古代名医医案，以个案分析为主，突出对历代名医辨证思路和治疗经验的分析，但缺乏与当今临床现实的衔接。而本教材则汇集近现代著名医家临床治验之医案，按照常见的中医病证分类编撰，目的是帮助学生通过研读近现代名家医案，总结整理前人临床经验，提高其中医学学术水平，故名之曰"近现代名中医医案导读"。

本教材分为上、下两篇。上篇为医案概论，主要介绍中医医案学习的基本知识，包括中医医案发展源流、学习的目的意义、整理研究的方法、近现代名老中医案的研究价值以及临床思维方法举隅。下篇为医案导读，以近现代名老中医案为线索，从临床常见病入手，使学生通过对名老中医临证医案的学习和理解，掌握临床常见病的中医诊疗规律，从而更有效地提高中医的临床和科研水平。书后附有所选医家的生平简介，以便查阅。

近现代名老中医出生于民国时期，按传统中医培养模式培养，有较深厚的传统中医思维；同时，又有大型医院工作的经历，对现代医学有一定认识，他们的医案大多具有明确的现代医学诊断。通过学习，我们既可以领悟其传统中医辨证思维，又可以掌握其现代临床辨治思路。本教材医案均选自正式出版发行的著作，编入教材时尽量保持原案原貌，名医辨证用药和按语不作改动。对于原案中无按语的医案，本书不做补充。

本教材医案编写体例注重实用性，体现桥梁性，按全国现行教材的证型进行分类为主，还有大量疑难医案和个别特殊医案。由常规到疑难，再到特殊，尽可能体现临床实际情况。最后一章眩晕案，眩晕为中医常见病证，可伴发于多种疾病，该章以医家为主线，选取治疗此病确有经验的近现代名医的代表性验案，探讨名医临床辨治思路。这种编写体例使该课程可与本科阶段的后期临床课程内容相互辅助，编写内容重点突出，深浅适度，方便学生自主学习，符合教与学相结合的现代教学需要。本教材在每一疾病的医案前后都有中医证治源流的梳理和辨证用药规律探讨，为理论与临床之间搭起一座桥梁，推动传统中医与现代临床相结合，为现代临床服务。

本教材编写内容突出综合提高性，注重临床思维的培养。上篇从阴阳五行、整体联系、逻辑辨证和继承与创新四个方面对名老中医的临床思维方法进行阐述和论证；下篇的医案部分则通过对同种疾病的若干验案进行横向研究，并与证治源流相结合，从中探求疾病治疗的共同规律和名医的临床辨治思路。同时，倾向于选择一些临床疑难病案，以期通过学习和分析，总结名医经验，探索名医辨证立方的技巧，领悟中医辨证论治的精髓，快速提高临床辨证诊疗水平。

本教材为高等中医药院校中医学专业限选课名家医著医案选读的主体教材，从 2003 年 12 月初稿完成至今，已经在广州中医药大学使用了十余年。从邓铁涛教授重视医案研究，在中医各家学说教学中结合现代临床医案分析，到肖莹、刘小斌等自编医案教材、开展医案教学研讨，再到如今教材正式出版，三易其稿，汇聚了本课程老、中、青三代人的汗水和心血。本教材在编写的过程中，还得到广州中医药大学教务处曾元儿处长、王建刚科长的大力支持和指导，基础医学院杨忠华院长的鼎力支持，特此一并感谢。

编　者

2020 年 10 月

目 录

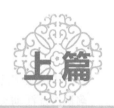

医案概论

　　医案，古称诊籍，又称脉案、方案，现称病案、病历，是医家综合运用理法方药诊治疾病的文字记载，反映了医家的临床经验和临床思维过程。中医医案不仅是中医理论的有力验证，也是中医理论不断发展的基础，集中地体现了中医治病的传统特色，是继承和发扬祖国医学的重要环节之一。因此，要挖掘中医宝库，总结前人经验，研究其学术思想，提高临床疗效，升华新的理论，从医案研究入手，不失为一捷径。

目的要求

　　1. 通过学习医案的发展源流、学习的目的意义、整理研究的方法，整体上把握医案学的基本概况。

　　2. 通过教材中对近现代名老中医临床思维方法的阐述和论证，了解阴阳五行、整体联系、逻辑辨证以及继承与创新等常用的辨证思维方法。

第一章　中医医案发展源流

中医医案的发展，从先秦两汉伊始，迄今已二千余年，从未断流。文字记载从秦汉时期名医医疗活动实践的记录，到明代医案专著的出现，经历了以史书记载为主、医书以论附案或以方类案直至医案专著出现等不同的发展阶段，及至近现代更是发展迅猛。因此，探讨中医医案发展的学术源流，对于确定中医医案学在祖国医学发展中的重要地位及其对于中医学术流派形成的重要影响，都是十分必要的。

一、先秦两汉

中医学理论体系的确定，当在先秦两汉。其标志一，是《黄帝内经》《难经》的成书，形成较为系统的中医理论，奠定中医基础医学；其标志二，是《神农本草经》的问世，治疗疾病以药物为主要手段；其标志三，是临床医学《伤寒杂病论》确立中医辨证论治疗原则，以六经辨伤寒外感，以脏腑经络论杂病。这是学者们目前比较一致认同的。从中医医案学角度，我们认为还应该补充第四个标志：秦汉时期出现临床医案，它们是当时名医活动医疗实践的记录。《周礼·天官冢宰》医师中已有"死终则各书其所以而入于医师""岁终则稽其医事，以制其食，十全为上，十失一次之，十失二次之，十失三次之，十失四为下"的记载。据此可知，当时已有国家的法制规定，医生平素必须记录自己的医疗实况及患者死亡的病因，报告给医师。否则岁终凭什么来稽其医事？又凭什么来肯定医生的十失其几而决定其升迁呢？这种记录，当然是原始的医案，惜今已无文字可考了。

近代名医谢观认为医案之作始于《史记》，有一定道理。先秦文献虽然有许多医师医疗实践记录，但较为零散，且缺乏史书之权威性。太史公司马迁《史记·扁鹊仓公列传》记载，西汉初期名医淳于意，曾任齐国太仓长，故被称为太仓公或仓公，他治病重视病案记录，认为这样做不但可以检验自己的诊断和治疗是否正确，而且还便于日后查考。他在诊病之时，凡病人的姓名、年龄、性别、职业、籍里、症状、病名、脉象诊断、病因、证候、诊断、治疗，以及疾病的转归和预后等，都有详细的记载，这就是当时所称的"诊籍"。《史记·扁鹊仓公列传》载有淳于意所述的诊籍 25 例，其中 15 例为治愈病例，10 例为死亡病例。所涉及的病症有 20 多种，如痹、涌疝、迥风、月事不下、气膈、疽、龋齿等，以内科病症居多，也有妇、儿、外、伤、口腔等科，反映了淳于意治病的实际情况。25 例中，2 例还有复诊记录。诊籍内容比较完整，而且记载目的明确，是我国现存最早、保存较完整的医案，也是世界医学史上现知保存完整的最早的病案。1991年出版的《全国中医图书联合目录》，于"医案医话医论"条目下，也按照历史年代先后，把《仓公诊籍》（又名《齐太仓公脉案》）排列在第一位。

二、魏晋隋唐

魏晋南北朝至隋唐五代时期，医案文献散在经史著作及医学著作之中，数量较前增多。史书诸如《三国志》中有华佗治疗曹操头风等六则医案；《晋书·魏咏之传》记有魏氏天生兔缺，通过割补治愈，实为最早的兔唇修补术记载；《南史》记有薛伯宗精于外科用移徙之术治愈公孙泰背疽，徐文伯用消石汤治愈宋路太后结石；《北齐书》中记有褚澄用紫苏一升治愈李道念冷积；《南齐书》记褚渊用冷水灌沐的方法治疗伧父内热外感证；《北史·艺术传》中记有马嗣明以练石涂抹治肿毒；徐之才用汤药治愈武成王视觉异常；姚僧垣以三剂汤药治愈金州刺史伊娄穆痹痿；《唐书·方技传》有许胤宗以黄芪防风汤熏蒸法治愈王太后中风，医博士李洞元用针灸法助长孙皇后产下高宗，甄权以针刺肩髃穴治愈鲁州刺史风痹，秦鸣鹤以针刺百会、脑户治唐高宗头风等。

医著中存在部分价值颇高的医案记载，如西晋王叔和的《脉经》卷八、卷九中载有医案近30则，大多数为妇科医案。其中卷九《平带下绝产无子亡血居经证》："问曰：妇人年五十所，病下利数十日不止，暮则发热，小腹里急痛，腹满，手掌热，唇口干燥，何也？师曰：此病属带下。何以故？曾经半产，瘀血在小腹中不去。何以知之？其证唇口干燥，故知之。当与温经汤。"以问答形式把医家在诊治疾病中的认识和经验提示了出来。孙思邈《备急千金要方》载录医案11则。其中记载了久服石散而导致的消渴重证医案："贞观十年，梓州刺史李文博，先服白石英既久，忽房道强盛，经月余，渐患渴，经数日，小便大利，日夜百行，百方治之，渐以增剧，四体羸瘦，不能起止，精神恍惚，口舌焦干而卒。此病虽稀，甚可畏也。利时脉沉细微弱，服枸杞汤即效，但不能长愈。服铅丹散亦即减，其间将服除热宣补丸。"还有云南芸苔叶治丹毒，用常山太守方治疗寒痹医案等。此外，还有将医案附于药物之后，用来印证药物功效者。如陈藏器《本草拾遗》在"女萎"（今称玉竹）条下载："晋嵇绍有胸中寒疹（疹，《本草纲目》作"疾"），每酒后苦唾，服之得愈。"（引自宋代唐慎微《重修政和经史证类备用本草》卷六），可谓开药后附案之先河。

魏晋至隋唐五代时期，医案的特点是原始朴实，医案多散在于文史著作之中，还没有专门医案著作。医案记载本身较简单，医话、医案、医事混为一体，未有分家。

三、宋金元

宋代政府重视医政建设，设立翰林医官院、太医局、校正医书局。随着医疗实践的丰富，医学理论的进步，宋金元时期医学著作大量出现，不仅普遍为医家所重视，而且已成为官方医学生考试的内容之一。这一时期医案特点是有了个案专著或附录于医学著作里面。由于医著学科分类的不同，医案也就有了学科分类。

（一）多附录于医学著作内

钱乙《小儿药证直诀》，1119年刊行，为儿科专著，其中列医案专篇，载有钱乙23则儿科医案，涉及病证10余种，采用以证类案形式编写。此书为以论附案的第一家，而且还是以专科辑案之肇端。

许叔微著《伤寒九十论》及《普济本事方》。《伤寒九十论》，又名《伤寒治验九十论》，1133年著成，是许氏治伤寒的医案集，也是他运用仲景方的实践录。全书共90论，以医案为单位编序，不分卷次。每论首记病例和治疗过程，然后再以《黄帝内经》《难经》《伤寒杂病论》等典籍为根据，结合个人见解加以剖析，阐发病机和处方用药的心得。其中有成功的经验，也有不治的病例。案例中不仅记载了许氏按《伤寒论》常法治疗各种病症的经验，而且还记述了他根据仲景制方本意，灵活变通施治的体会。该书所载医案，在历代病案中堪称佳作。清人俞震在《古今医案按》中曾评价道：许氏"所存医案数十条，皆有发明，可为后学楷模"。许叔微后又著《普济本事方》，某些方后举有用此方治愈的医案，可谓以方类案的最早专书。

上述之《小儿药证直诀》《伤寒九十论》《普济本事方》三本书，是宋代医家为自己总结医案经验之开始，又各具特色。因此可以认为个案著作始于宋之钱乙与许叔微。除此之外，宋代陈自明《妇人大全良方》，也附录妇科验案。

（二）为官方医学生考试的内容之一

宋代的太医局为专门的医学教育机构，《太医局医科呈文》载，对医学生的教学，不但强调理论学习，而且注重学生实际医疗技术的训练。理论考核之中规定每年考三场，前两场考三经大义题，第三场即考假令病法三道。"假令病法"即我们今天之病案分析处理。实际医疗技术的锻炼，则是令高年级医学生轮流为其他三学（太学、律学、武学）的学生及各营将士治病，并且发给每人印纸（即今所说之医案纸），令每人记录治疗的经过和结果，这就保留了不少医案。

所以说医案一门，至宋代已受到官方及医家的普遍重视，其时医案发展的特点可概括为：有医案专著出现；医案大量散见于经史、文艺书籍之中；已有官方规定的医案分析考试及太医院医学生实习医案记载。但此时个案专著仍较少，医案、医话、医事三者仍未明确分家。

继宋以后，金元时期，医家记录医案更加普遍。不仅散在于文艺书籍之中，个案总结亦为医家所重视。金元诸家大多采取以论附案的方式记载医案。朱丹溪的《格致余论》《局方发挥》，张从正的《儒门事亲》都是以论附案，或边论边案，或夹论夹案，理论与医案前后印证；王好古的《阴证略例》、罗天益的《卫生宝鉴》则在医论书中专门辑出一篇"医验""治验"，集中记载典型医案；滑寿《校注十四经发挥》书前的序文中集存了十数则医案。上述医案，不仅充分反映了各医家不同的学术观点、丰富的临床经验，同时也为后世医案的发展奠定了坚实基础。如张子和医案，见于《儒门事亲》，200余则，其案记述病因、辨证、治法、立方较详，用药多主寒凉，擅用汗、吐、下三法，体现了张子和以攻邪为主的学术特点。李东垣医案，散见于《脾胃论》《兰室秘藏》二书，述案周详，辨证确切，处方药多量轻，擅用升阳益气之法，反映了李东垣善于扶正祛邪、顾护正气的风格。朱丹溪医案，流传较多，多以夹叙夹议的写法，阐明其滋阴降火的学术特点。

四、明清

明清两代，是中医医案发展成熟时期。明代已经有了较为规范的医案之作及医案写作要求，并首次出现了医案专著——江瓘《名医类案》，可谓医案史上划时代的专著。清代医案著作大量涌现，表现出不同风格和特点，并开始注重医案理论的研究，医案整理研究形成不同的流派。

（一）医案书写格式开始规范

明代韩懋《韩氏医通》及吴昆的《脉语》之中，则注重从理论方面对医案加以研究，明确指出医案书写应规范化、标准化。

韩懋在《韩氏医通》中明确指出，书写医案要有一定的格式："六法者，望、闻、问、切、论、治也。凡治一病，用此式一纸为案。首填某地某时，审风土与时令也；次以明聪望之、闻之，不惜详问之，察其外也；然后切脉、论断、处方，得其真也。各各填注，庶几病者持循待续，不为临敌易将之失，而医之心思既竭，百发百中矣。"指出凡治一病，首填某地、某人、某年月日，然后再记录"六法兼施"的内容，即望形色、闻声音、问情状、切脉理、论病源、治方术六大部分。

吴昆在《脉语·脉案格式》中对以上韩懋的"六法兼施"作了进一步的修改补充。吴氏指出，应按"七书一引"格式书写，必引经旨以定病名。他们的理论研究对于维护医案的纯洁性，提高医案的科学性很有意义。此后，医家书写医案便注意删去浮繁，使医案、医话、医事记载明确分家。

清初医案对后世影响最大的当推喻嘉言《寓意草》及马元仪的《印机草》。《寓意草》列"与门人定议病式"一节，专门讨论医案的规范化格式："某年某月，某地某人，年纪若干？形之肥瘦长短若何？色之黑白枯润若何？声之清浊长短若何？人之形志苦乐若何？病始何日？初服何药？次后再服何药？某药稍效、某药不效？时下昼夜孰重？寒热孰多？饮食喜恶多寡？二便滑涩有无？脉之三部九候，何候独异？二十四脉中，何脉独见？何脉兼见？其症或内伤，或外感，或兼内外，或不内外，依经断为何病？其标本先后何在？汗吐下和寒温补泻何施？其药宜用七方中何方，十剂中何剂，五气中何气，五味中何味？以何汤名为加减和合？其效验定于何时？——详明，务令纤毫不爽。起众信从，允为医门矜式，不必演文可也。某年者，年上之干支，治病先明运气也。某月者，治病必本四时也。某地者，辨高卑燥湿五方异宜也。某龄某形某声某气者，用之合脉图万全也。形志苦乐者，验七情劳逸也。始于何日者，察久近传变也。历问病症药物验否者，以之斟酌已见也。昼夜寒热者，辨气分血分也。饮食二便者，察肠胃乖和也。三部九候，何候独异，推十二经脉受病之所也。二十四脉见何脉者，审阴阳表里无差忒也。依经断为何病者，名正则言顺，事成如律度也。标本先后何在者，识轻重次第也。汗吐下和寒温补泻何施者，求一定不差之法也。七方大小缓急奇偶复，乃药之制，不敢滥也。十剂，宣通补泄轻重滑涩燥湿，乃药之宜，不敢泛也。五气中何气，五味中何味者，用药最上之法。寒热温凉平。合之酸辛甘苦咸也。引汤名为加减者，循古不自用也。刻效于何时者，逐款辨之不差，以病之新久五行定痊期也。若是则医案之在人者，工拙自定，积之数十年，治千万人而不爽也。"其"议病式"基本上承袭了吴昆的"脉案格式"，只在个别地方稍作改动和补充，喻氏所定的医案内容，若按现代医学的记载方式看，已经初步达到了现代病案记录的基本要求。

《寓意草》书案详尽，辨证精细，用药自出机杼，善于化裁经方。《印机草》则书案简洁，突出辨证，用药精当，不失为医案专辑的好书。

（二）医案专著出现

这一时期，搜集、整理、研究各家医案的类书、个案专辑逐步增多，《中医图书联合目录》统计，现存明代个案专书有30余种，皆能突出医家学术思想特点及精湛的治疗技术，质量较高。如《石山医案》《薛氏医案》《易氏医案》《陆氏三世医案》《医学穷源集》《孙文垣医案》《奇效医述》《程元仲医案》《芷园臆草存案》《两都医案》等。许多医论著作之中亦附医案，如《景岳全书》《医宗必读》《本草纲目》《慎斋遗书》《慎柔五书》《医学正传》《针灸大成》《外科正宗》《温疫论》《轩岐救正论》等。及至清代，医案著述更是空前增多，医案之作已至鼎盛，这时个案专著已非常普遍，现存的清代医案有300种以上。专门搜集整理医案的类书已不拘于以证类案一种，出现了多种编研方式，继续从理论上深入研究，高度重视医案在中医学中的重要地位。

明代医案，首先要数嘉靖年间江瓘《名医类案》。是书搜集了自《史记》至明嘉靖上下1600年间的个案专著，旁及经史子集、稗官野史，加以分类整理、研究，摘其精华，编成《名医类案》12卷，证分205门，集医案2400余则，每案记载姓名、年龄、体质、症状、诊断和治疗，并加按语阐发己见，不仅是我国医学史上第一部专门研究医案的专著，而且是一部优质的医学类书。此书的问世有利于保存古代医家丰富的治疗经验，促进后世医案研究工作的发展。

清代魏之琇的《续名医类案》，特点是以证类案。是《名医类案》之后的又一部医案巨著，摘取从《史记》至清代嘉庆朝为止上下1800余年的各家医案，旁及经、史、子、集中的散在医案，成为36卷，分证350门，集案5800余则。卷1至卷22为内科杂病、时病及五官科诸病，卷23至卷25为妇科，卷26至卷27为痘疹，卷28至卷32为儿科和外科。本书为续补《名医类案》之阙漏而撰，故选案以明以后名家医案为主，温病医案收录较多。书中每举一病，常列数家案例，以示变法多端，颇能启发临证思路，且魏氏所加注按亦很精辟确当。此书后经王孟英评按，更加便于阅读与研究，流传甚广。因此，它不仅是我国现存篇卷最为浩博的医案类书，从内容上看也足以羽翼《名医类案》。

与魏之琇同时稍后，清代乾隆年间俞震辑成《古今医案按》三卷，医案内容多来自江瓘，对其他医书中有立法奇特者，亦间采用。但按语则由俞震撰写，分106门，选案1500余则，通过注按形式分析各家医案，对各家的学术思想及经验，褒贬分别，择善而从，并结合自己的临床经验，析疑解惑，明确指出辨证与施治之关键所在。与江、魏相比，选案少而精，并在每类证后，多有发明评语，颇能发人深思，实为医案研究类书中卓有成效者。

（三）医案整理研究形成不同学术流派

清代医案，如果从学术思想发展源流而论，可分为初、中、末三期，各自形成不同学术流派。

初期以私淑易水，专主温补的医案为主流。如赵献可门人高鼓峰的《四明医案》及吕留良的《东庄医案》，其治法皆宗赵献可大倡之八味、六味；李中梓的弟子马元仪的《印机草》及尤在泾的《静香楼医案》则善用李中梓的脾肾双补法；《张氏医通》之医案及郑重光的《素圃医案》又皆承景岳温补之特色。温补之外，亦有不少各具特色的佳作，如王三尊《医权初编》之案，多得攻下而愈；沈鲁珍的《沈氏医案》，多用豁痰清火等。

清代中叶医案的发展，当以《临证指南医案》问世为界碑，此书之出，别开生面，一扫温补、经方派的旧例，使人耳目一新，不仅为温病的论治提供了丰富的实际病例，而且对临床各科贡献尤多。如论治妇科以调补冲任为法；治顽疾久痛以久病入络立说；治脾胃以养胃阴为特长；虚损以上、中、下入手，善用血肉有情之品等，而且用药轻清灵透，自成规矩，对后世医家的医疗风格及书案方式影响极大，是我国个案专著中现存版本最繁，版次最多的医案书籍。与叶氏同时的徐灵胎《洄溪医案》，治法灵活，不拘一格，妇科、外科，均所擅长；陈念祖的《南雅堂医案》具有学宗仲景擅用经方的特点；而薛生白的《扫叶山庄医案》、缪遵义的《松心堂医案》、吴瑭的《吴鞠通医案》又善治温病，风格逼近叶氏。故道光年间吴金寿集叶氏、薛氏、缪氏之散在病案而成《三家医案合刻》。治杂病有新安医派的《杏轩医案》，及学宗易水的《潜村医案》，其余如王九峰、齐有堂、高秉钧等人的各科医案，亦为佳作。

道光年以后，医案发展尤为显著，江浙一带，名医辈出。医案佳作非常普遍。主流大略有三：一是学宗叶、吴，善治温病，如王孟英、曹仁伯、黄堂、柳宝诒、邵兰荪、张千里、姚龙光、徐渔渡、何淡安、周小农、俞震等数十家的医案皆属之。二是宗孟河医派：时至晚清，孟河医派已至鼎盛时期，代表医家为费伯雄、马培之，当时名医出于马、费门下者不少。承费氏之学的，如余听鸿、陈景岐、费绳甫父子、薛逸仙等；承马氏之学的，如丁甘仁（再传至程门雪、章次公、黄文东等）、贺季衡、邓星伯、沈奉江、赵竹泉等，他们的医案用药善于化裁古方，平稳淳正，不趋奇异，治疗时疫，兼取叶、吴。马氏门人大多还精于外科，并且书案多医理文采并茂，对医案写作颇有影响。三是以江苏的陈、何二氏为代表的世医。陈氏医族至晚清陈莲舫御医已十九代，而何氏至晚清何长治已二十四世，代有名医，皆不乏佳案传世。他们的医案，治杂证用药稳健，平正轻灵。书案则按语平正，论理渊博，陈氏尤具宫廷医派的特色。

此外，如恽铁樵、张锡纯、陆渊雷等人的医案，衷中参西，另辟路径；余奉仙、曹颖甫、赵守真、范文虎、陈无咎等则善用经方，屡起沉疴。各地名医，如丹徒赵海仙、无锡张聿青、大麻金子久、四川冉雪峰、胥江张仲华、广州易巨荪等。再如上海名医、北京名医皆各领风骚，医案亦各有千秋。书案行文的手法则有正叙、倒叙、插叙、夹叙之异；分析病机有的删繁存精，有的细致入微；有书误案以为戒者；有以猎险而取胜者。各种风格，不一而足。

五、近现代

近代中医以其临床实践之有效性继续前进，中医医案的发展进入了鼎盛时期。医案专著空前增多，各种医学杂志、工具书所收医案亦不可胜记，这里有年代近资料容易保存原因，但更重要的是近代中医学以其临床实践之有效性仍然主导着中国医疗市场，医案就是这一历史事实的体现。

（一）医案研究类著作大量涌现

古今名医医案研究类专著之多不胜枚举，如清末江阴柳宝诒的《柳选四家医案》，乃汇尤怡、曹仁伯、张仲华、王旭高四家而成，后人尤称其选评皆善；吴人陆晋笙所集《重古三何医案》亦选择较精。民国时期，秦伯未先生的《清代名医医案菁华》，何廉臣编写的《全国名医验案类编》，冯伯贤的《上海名医医案选粹》均名重一时。新中国成立后，陈可冀《清宫医案研究》，余瀛鳌《现代名中医类案选》，董建华《中国现代名中医医案精华》以及易法银、胡方林《历代名中医医案精华》等，都从筛选、评析的角度研究古今医案。

近代医案著作，亦有以专题类案的医案专书，如清末民初张山雷的《湿温病古今医案平议》，为医案研究又启一法；余听鸿的《外证医案汇编》，集陈学山、薛生白、叶天士、缪遵义、徐灵胎的外证医案；陈景岐的《奇病治法三百种》，叶劲秋的《不药疗法验案》，姜佐景的《经方实验录》等皆效仿专题辑案法。

近代医家编著医学工具书如全书、类书、丛书，也很注意辑录医案。民国蔡陆仙编《中国医药汇海》，有医案部；周学海的《周氏医学丛书》，有医案三种；《黄寿南抄辑医书二十种》有医案八种；陆晋笙《鮒溪医述十五种》有医案三种；裘吉生的《医学丛书》41 种有医案四种；《三三医书》中有医案十种；《珍本医书集成》里有医案十五种；曹炳章的《中国医学大成》中有医案九种等。总之，近代医家对于医案工作的搜集、整理、研究、评按等各种编纂方法已初具规模。

医案专著和大型丛书的出版，为后人更好地总结和继承名老中医的学术思想打下了良好的基础。但同时也可以看到，这些工作更偏重医案的整理汇编，且较零散，尚未对新中国成立以来的名老中医医案进行系统的整理和挖掘，更没有完整统一的医案规范标准，存在着病名、药名、方剂、计量单位混乱的局面，使得医案的利用率不高。

（二）引入现代科技研究方法

利用计算机等现代科学技术，建立模拟诊疗系统，或利用挖掘数据、统计学方法从中找出规律，已经成为现代医案研究的常用方法。如 1981 年，北京西苑医院在中国科学院计算机技术研究所的协助下，搜集整理妇科名家钱伯煊所治 1200 多例妇女痛经医案，制成模拟诊疗系统，应用于临床。此后，关幼波治疗肝病，董建华治疗脾胃病，谢海洲治疗痹证与颅脑损伤后遗症，朱良春治疗风湿病等诊疗系统相继面世，取得了明显的医疗效益和社会效益。姜良铎在董建华的指导下，运用统计学原理对古今 700 多医家 10 009 则温病医案进行分析，著成《温病诊断指标及证治方药规律的研究》一文。黄羚等采用 TCMISS 软件进行组方数据分析，挖掘《临证指南医案·癥瘕》的组方用药规律，著成《基于数据挖掘和网络药理学的<临证指南医案·癥瘕>用药研究》一文。

大型中医医案数据库的建立，为中医药文献资源的继承和创新提供了一个共享平台。目前，张启明等尝试了一种对历代名老中医临床医案建立数据库并进行统计分析的方法，以期使分类、命名和诊断严重不统一的中医证候统计规范化，并能为中医教学、临床和科研提供参考数据。胡雪琴等针对词性标注容易引起语义缺失的问题，提出了以语义标注作为医案信息抽取规则的方案，找到了对医案数据库进行规范化处理的可行性方法。这必将使医案研究更好地指导和运用于临床，更好地为临床服务，也有利于名老中医学术思想和临床经验更好地发扬，开创中医医案研究的新局面。

（三）中医医案体例变化

近现代中医医案借鉴了西医病历的内容和格式，采取逐项记录的方式。自清末张锡纯《医学衷中参西录》率先将西方医学结合到中医诊疗中以来，由于西医学迅速发展，中西医结合类的医案开始出现，现代医案中采用西医病名和检验的内容逐渐增多，使现代中医医案的体例发生了许多变化，也为中医医案的研究开辟了新的课题。

（四）近现代名家对医案的认识

中医医案，《中医名词术语选释》谓："医案，即病案。是医生治疗疾病时辨证、立法、处方用药的连续记录。"干祖望认为，此说法未达意。应该是"通过医案，然后就能把辨证、立法、处方用药等思路旁白公开，使病家获得了知情权"。任何一个中医医案，都是中医理法方药的实际运用，在运用的过程中，既有中医的理论作为指导，更有医者本身的独到见解。故通过对同一类疾病医案的分析，可以归纳该医家对该病的临床诊断、治疗经验与学术观点；通过其对某一方药灵活运用的观察，可以总结该医家对这一方药的运用体会和独到见解；通过其对某一治则的广泛运用，可以体现该医家对中医理论的深化理解和独特观点。

中医医案不仅是中医理论的有力验证，也是中医理论不断发展的基础。医案之重要性在于把理论、学说、方药融成一体，是高深的理论与具体临床相结合的一座桥梁，集中地体现了中医治病的传统特色，因此，它是继承和发扬祖国医学的重要环节之一。正如近代著名的中医教育家张山雷在其主编的《古今医案平议》中指出："医书论证，但纪其常，而兼症之纷淆，病源之递嬗，则万不能条分缕析，反致杂乱无章，唯医案则互随见症为转移，活泼无方，具有万变无穷之妙，俨如病人在侧，声咳亲闻，所以多读医案绝胜于随侍名师而相与晤对一堂，上下议论，何快如之。"整理研究医案，不仅仅是说明或验证作者的理论与学说。一个医家的理论建树可能集中在某一方面，但他的医案所涉及的范围却可广泛得多，通过学习医案，从中提炼总结出新的理论与学说，这才是医案研究的意义所在。近代名医恽铁樵在当年激烈的中西医争论中，清楚地认识到整理医案的重要性。他说："我国汗牛充栋之医书，其真实价值不在议论而在方药，议论多空谈，药效乃事实。故选刻医案乃现在切要之图。"近哲章太炎先生曾说："中医之成绩，医案最著，欲求前人之经验心得，医案最有线索可寻，循此钻研，事半功倍。"邓铁涛教授亦指出："医案是中医学术的重要内容之一，历代医案文献对中医学之发展起到重要的作用。"由此可见，要挖掘中医宝库，总结前人经验，研究其学术思想，提高临床疗效，升华新的理论，从医案研究入手，不失为一捷径。因此，邓铁涛教授呼吁："撰写医案是中医学的优良传统，是中医之特色，应该继续予以发扬。"

由此可见，中医医案课程之所以要开设，这是由中医学科自身发展之需要而决定的。古今多少蜚声海内外的名医，毕生忙于诊务，无暇著书，他们的宝贵经验，却留于医案之中，这是中医治学的真凭实据，名家早有定论。至于有人认为临床总结至少要有一定数量的病例，要设对照组，进行统计学处理，才有意义，从而否定中医之个案总结，这是对中医缺乏全面了解的表现。应该说，真正有涵养的学者，非常重视疾病的个性化，正因为如此，最近国外西医界流行病学方面的专家，已开始对临床病例的个性及特殊性进行研究。中医医案作为祖国医学伟大宝库的重要组成部分，要发掘整理继承发扬，除传统的教学和科研手段之外，认真学习和研究古今各家医案，从中探索前人辨证立方之技巧，以拓展自身临床诊治之思路，实必不可少。

第二章　中医医案学习的目的意义

近年来，各中医院校陆续开展中医医案教学课程，我们认为，医案既是科技档案，也是图书资料，在中医学术研究和中医人才培养方面，均能发挥较大作用。

一、深化已得的理论知识

医案是临床实践的记录，相对客观地反映了中医治病的事实。有怎样的临床表现，用什么处方药物，取得了什么疗效，这些是事实。从某种意义上说，医案比中医理论性著作的价值更大些。可以说，医案就是宝贵的名医经验库。中医学术研究的许多课题，均可在这个经验库中搜寻检索。医案可向研究者提供疾病诊断、治疗、转归预后、流行病史以及医学史研究的资料，尤其是在研究各种方剂、药物的应用范围、应用指征、加减变化、配伍、剂量范围、剂型等方面，医案能发挥较大的作用。

我们所学的理论知识，如果不在临证中反复锤炼，理论与实践就会严重脱节，对于理论上本来就有争议的问题更会心存疑惑，莫衷一是。再者，书面理论，也不可能尽善尽美，有的片面主观，持一家之言，有的引证谬误，以讹传讹。实践是检验真理的唯一标准，因此，多读古今名家的医案，学习名医在临证中验证理论、辨识错讹、去伪存真、补充不足、发扬精华的精神，不仅能使学者少走弯路，而且能够不断在学习与实践中升华理论，获得真知灼见。

做一个合格的中医临床、科研、教学工作者需要读医案，因为医案最能体现名医临证匠心、苦心、细心。近代岭南儿科名医杨鹤龄，临证匠心独运，探索病源苦心研求，用药细心观察记录，是为一代名医风范。细读其《儿科经验述要》之医案，其分经用药、隔一隔二治法、外治法治疗内证、善用花类轻清之药，实在令人拍手叫绝。好的医案可使我们对未知的和认识模糊的各种概念逐渐地清晰完善起来，做到知常达变，它是基础理论的科学性与实际运用的艺术性两者的有机结合。

二、通过医案的经验进行理论升华

中医医案与西医学的病历档案不同。病历档案是记录患者健康状况和在疾病发生、发展以及诊疗全部过程中形成的，具有查考、利用价值，并按照一定要求集中、保管的各种诊疗资料。中医医案虽然也记录疾病过程的表现，但这是经过医生思维滤过的、诊断价值较大的症状与经过；医案并不要求把病人的症状及体征记述完整，而只要求把辨证论治的思路写清楚。所以，确切地说，医案是医生临床思维活动的记录，辨证论治过程的记录，是中医理、法、方、药综合应用的具体反映形式。因而，病历档案与病种的关系比较密切，而医案与医家的思维关系比较密切。中医将读名医医案作为提高临床辨证诊疗水平的方法之一，与此有关；同时由于中医医案反映医生临床思维，因此在学习的时候，就不能"以案论案"，而是需要抓住精华部分，进行理论总结、提高。清代医家吴鞠通，读叶天士《临证指南医案》，总结出温病名方"桑菊饮""银翘散""清营汤"，是为光辉典范。

三、加强对疾病方药的认识，丰富对证候的治疗措施

医案是医学家对疾病、方药认识的总结。多读、读通医案，可使我们对未知的和认识模糊的各种概念逐渐地清晰完善起来。

例如石瘕一证，历来多认为是瘀血积聚于胞宫所致的癥瘕一类的病患，至今中医界多存此种看法。但毛对山曾在医案中记载：元代南邑顾寿五妻王氏，至大辛亥年（1311年）怀孕，四十年未生产，亦无所苦，遗言必剖腹查看，其夫从她遗体腹中剖出一成形男孩，已坚如铁石。近人蒲辅周先生亦记有一孕妇流产后下一物如豆大，坚硬如石。而20世纪80年代我国电视报道，从一例妊娠35年未产的妇女腹中取出一化石胎儿的病例。以上病案说明，《黄帝内经》所说的石瘕应该是以化石胎儿为主证的一种疾病。该病生于胞宫，以腹大，月事不以时下，状如怀子为特征。为何有的孕妇妊娠竟会使胎儿钙化？其机理仍未明确，但是对石瘕一证的认识，通过病案的学习，显然能够提出明确的思路。

临床诊疗，想要做到知常达变，应当不断从医案中探求名医的治疗手法及其用药特色。例如现代名医邓铁涛抢救一例煤气中毒（一氧化碳中毒）深度昏迷患者，会诊时，因患者喉头水肿，吞咽反射消失，无法鼻饲，似已无法下手使用中药（注：当时因体内静脉压高于体外压力，西药也无法通过静脉输液进入体内）。但细分析，中医认为"心主神明""舌为心之苗"，况且五脏六腑都通过经脉直接或间接与舌相连，于是确定舌上给药法，用安宫牛黄丸溶水点舌；又因患者是吸入煤气而中毒，煤气乃温毒之邪气，温邪上受，首先犯肺，再逆传心包，蒙闭心窍，肺与大肠相表里，若能打通腑气，使邪毒从下而解，有助于通窍，又选用中药生大黄、崩大碗煎水保留灌肠之法，成功使病人从昏迷中苏醒。

四、从前人的经验与教训中获得感悟

每位临床医师治病有成功的也有失败的，名医也不可避免地会有失败案例，正因为如此，经验才是非常宝贵的。神农尝百草，一日而遇七十毒，我们的先人付出了莫大的代价，才获得中医药治病知识。近代名医章次公先生生前十分重视对失败案例的总结，指出这种总结"录之既自惕砺，且勉后学"。认真对待成功与失败两方面的经验和教训，不仅可以从医家成功中受到正面的教益，还可以从他们的失败中汲取反面教训。寻踪名医医案，可见诸家冰冻三尺、寝馈岐黄，皆有三折肱之感受。因此，多读医案，实际上是熟悉别人在实践中摸索的过程，借助他山之石砥砺自己。

古今名医，善于写案者多，善读案者亦甚多。怎样读好医案类书？医案类书大多以证类案，案后多有评说。一证完结，又有对该证所选诸案的综合分析，认真阅读这些按语评说是至关重要的。在此基础上再结合病案本身进行反复思考，对于医案研究，可以事半功倍，后面介绍医案的学习方法。

第三章 中医医案整理研究的方法

古人云："授人以鱼，不如授人以渔。"清代俞震《古今医案按》引孟子语曰："梓匠轮舆，能与人规矩，不能与人巧。巧者何？变通之谓也。"中医基础及各科理论即是我们的规矩，临床治疗的圆机活法即是巧。基础理论是对临证高度的概括，有时显得抽象，只能提纲挈领。学过中医也初涉临证的医生，往往感到病证千变万化，几乎少有像书本讲得那么规范的，症状也不像描述的那么典型，原方抄录，与临证难以吻合。甚至从事临床多年的人，有的也胶柱鼓瑟，疗效欠佳。因此，人们渴望能学到随证化裁，切合实用的临床治法和医疗经验。那么认真学习古今名医医案，恰能使理论与实践紧密结合起来，解决理论学习过程中不能深入的问题，这就需要我们讲究学习医案的方法。

一、医案整理应遵循的基本原则

1. 真实性

医案是中医临床实践的真实记录，故不容假造，任意删改。医案中有关症状、体征、处方、剂量、服法、效果等，应当尊重原始记录，不允许用过誉之辞来渲染夸张效果。文字表达用中医医学术语，不用文学语言，古人说"以治病求，不以文字求"，即是此意。

2. 利用性

医案整理不是古董欣赏，而是有其明确的目的。充分利用医案为今天的中医临床、教学和科研服务的精神，应贯穿医案整理的全过程，医案的选择、分类、加工、注按均应考虑到这一点。体现基础研究、文献研究为临床应用研究服务的方向。

3. 提高性

整理医案必须要把原始材料进行加工，进行理论升华。在保持原案辨证之法、处方用药等具体措施真实性的前提下，对原案可做适当的编辑技术上的加工，如加标点、改错正异等，以利阅读。此外，为求体例上的一致，病家姓名、处方书写、剂量单位等可采用同一格式。对于病证治法重复之处，应进行必要的精简。

二、医案整理的分类方法

关于医案的分类问题。如果整理的医案数量较多，则要考虑对它们进行分类。由于医案是在诊疗实践活动中自然形成的，本身并无类别之分，但整理之后，为了便于阅读和利用，可以按照医案的特点分别归成不同的类别。医案分类合理与否，直接关系到医案的利用。目前医案分类的主要形式有如下几种。

按病证分，如近代《丁甘仁医案》、现代"中国百年百名中医临床家丛书"等，均采用此种分类方式，现代医案多按现代医学诊断或中医病症名称来进行分类。

按五脏分，如《问斋医案》分脾、心、肺、肝、肾五部，各部再按病证分门。

按专科分，如《章次公医案》《蒲辅周医案》按内科、妇科、儿科等分类。

按人身部位分，主要是外科医案，如《外证医案汇编》分有项、面、口、背、肩臂、乳胁、腋肋、腹、前后阴、股腿胫足等类，每类冠以病名。

按医家分类。特点是充分显示医家的临证所长、学术特点、用药风格。如《临证指南医案》《吴鞠通医案》《李中梓医案》等。

为了克服传统分类方式的缺点，可采用关键词索引的办法。关键词是情报检索语言中主题语言的一种，是从文献内容中抽出来的，能概括表达文献内容的名词与术语。用关键词作为索引，能满足多元检索的要求，使读者从不同的侧面来查阅文献，提高文献的利用率。这些特点，对医案来说，是十分必要的。

三、整理研究医案要紧密联系中医各家学说

（一）中医各家学说与医案的关系

由于中医医案学是从中医各家学说衍生出来的一门课程，因此在学习过程中，必须紧密联系历代医家的学术思想进行研读。凡称名家，皆能在临床中认真总结经验教训，三折肱而后高屋建瓴，临证日久逐渐形成自己独特的学术风格，并在理论上有所建树，自成一家之言。他们的医案，确实能从临证角度印证自己的理论观点。熟悉古今各家的主要理论学说，方能帮助我们加深对具体医案的认识程度。因此医案与各家学说学习，二者必须有机结合，并行不悖，不得执一而偏，这样读案方能穷源及流，有所收获。

例如东垣病案，乍看每案的方药都相差无几，但其组方皆有三个特点，一是药方基本由补脾胃，升清阳，泻阴火药物组成，如《脾胃论》第一方补脾胃泻阴火升阳汤，方中以黄芪、人参、苍术、甘草益气健脾，柴胡、羌活、升麻升降清阳之气，黄芩、黄连、石膏泻阴火。二是处方药味虽多，主次分明，配伍讲究，所用药物相对集中，用药轻，以轻取胜，如《内外伤辨惑论》补中益气汤立方本旨，脾胃虚者，因饮食劳倦，心火亢盛，而承其土位，主药黄芪仅用钱半，人参、甘草一钱。三是慎用寒凉淡渗发汗辛热之药。这样的病案，如果不读东垣的脾胃内伤论，不了解脾胃气虚，导致湿气下流、阴火上冲、内伤热中，那就很难了解其中之真谛。

又例如张景岳医案处方，大都有熟地、人参，张景岳认为："故凡诸经阳气虚者，非人参不可；诸经之阴血虚者，非熟地不可。人参有健运之功，熟地禀静顺之德，此熟地之与人参，一阴一阳，相为表里，一形一气，互主生成，性味中正，无逾于此，诚有不可假借而更代者矣。"其左归右归，体现张景岳阴中求阳，阳中求阴的学术思想，所谓"阳中求阴，阴得阳升而泉源不绝""阴中求阳，阳得阴助而生化无穷"。

（二）名医原著与其医案的关系

名家医案，多深思熟虑，一方一药，皆有至理，而对于一病一证，某方某药的高度凝练

精湛见解，多有专论述及。再者前人医案，多不立病案专书，而是将医案附在医论著作之中，夹论夹案。因而该案必得结合有关论著方能体会深刻。

如张锡纯医案之中，不仅善用石膏治疗温热、发疹、痄腮等病，而且善用其调治水病，如用大量生石膏治毛印棠痰饮；治于某外感喘促；治袁简斋疟疾；治郭玉堂鼻渊；治王荷轩痢疾；治刘锡五腹痛三年不愈；治马叟痔疮；治吕氏幼童眼疾，蜚声医林。想要仔细地掌握这些医案之中使用石膏的治疗经验，则必须仔细阅读《医学衷中参西录·石膏解》。原文指出：①《神农本草经》认为石膏性微寒，原非大寒，其苦寒之性远不如黄连、黄柏。②石膏宜于产乳，共性纯良可知，故可多用于产后温病。③石膏善治外感实热，断无伤人之理，虚人外感发热，以人参佐之。④石膏善清头面、咽喉之热。⑤其药力常在上、中二焦，寒凉之性，不致下浸滑泄。⑥石膏宜生用，不可煅用，煅石膏只适宜金疮，煅之则宣散之性变为收敛，容易敛邪。⑦石膏质甚重，少用无效，必用一两以上方可祛热。⑧煎服法，宜将生石膏煎汤去渣，再入余药煎服。"石膏解"一文，将石膏的药效证治用法讲得清晰明白，再参考其他医家运用石膏之案来读，则知张氏用石膏之功力，有如冰冻三尺，非一日之寒。余师愚治斑疹，专以石膏清胃热。徐灵胎用清润药加石膏治朱宗臣阳痿。吴鞠通医案中有用石膏八两配方治何叟手足拘挛。如此前后贯通，辅以医论，再深奥难明之案亦可洞明于胸中。

（三）了解古今医案著作目录

据《全国中医图书联合目录》（1991年版）统计，历代医案著作有600多种，从编号10 015起至10 626，收录历代医案著作612种，可见历代中医医案文献著述是非常丰富的。上述医案大都是按照医案类书方式编著的。所谓医案类书，是按"分类隶事"的原则，将各种书中的病案搜集起来，按照病证、方剂、病因等名目，分门别类加以编排而成的研究医案的书籍。类书中任何一类病案已不是支离破碎的个案，而是既有个性又有共性，既有代表性又有系统性的一类病案的总结。作者往往在一类病案之后写出按语评价，或于一类病案之前提要钩玄，从而给读者提供登堂入室的钥匙。

四、整理研究医案要做好笔记

读医案要做好笔记，读案笔记是学生对所读医案进行思考、研究的结果。由于需要，就使读案所产生的感想、心得、意见更加条理化，思维更加缜密，对医案的印象更深，对名医学术思想与经验的理解也就更透。好的读案笔记就是一篇好的中医学术论文。现代学者黄煌曾根据医案内容、读案需要及目的，将读案笔记分为书评式、论证式、综述式、杂谈式与注按式五种形式。

1. 书评式笔记

读完某本医案后，觉得此本医案有向同道推荐阅读的价值，可写书评式笔记。书评式笔记要求比较全面地介绍医案的作者、成书年代、主要内容及特色、学习的意义以及不足之处等，要使读者了解这本医案好在什么地方，哪些是这本医案的特色。写好书评的关键是选好书。按照中医医案的概念及传统评价标准，好的医案要真实，要充分反映辨证论治的特点和名医独到的经验；相反，有的医案经整理者笔削或笔者为自炫而任意篡改、自我吹嘘，或医案的理法方药前后不贯穿，或用药平庸，即是劣作。此外，介绍与评价要客观，要实事求是。

2. 论证式笔记

通过医案的阅读，对某名医的学术思想及临床用药特点有了较深刻的理解，可写论证式笔记。论证式笔记以医案为素材，从中提炼概括论题与论点，使原来隐含在医案中的名医学术思想明朗化，使散在的医疗经验系统化。这类笔记常冠以"某某学术思想与经验探讨""某某医案探讨"等标题。

3. 综述式笔记

综述式笔记是对医案作综合归纳而形成的专题材料，尤其适宜于方药应用、病证治疗、剂型服法等经验总结。其格式不固定，一般而言，若写某病治疗经验总结的笔记，应以病因病机、诊断治法、方药为着眼点，即要摸清该医家对疾病是如何认识的，诊断上有何独到之处，常用哪些治法、哪些方剂，如何加减应用，在剂型、服法、药量、护理等方面有何经验。若写治法运用的综述，即应总结治法的适应证、立法之理、制方选药的特点等。若写方药应用的综述，则以方义、适应证、加减为着眼点，特别是适应证的辨别、加减以及剂量服法要写透。综述最后应加以总结，概括主题内容，并提出自己的见解。文中所引医案应标明出处，并酌情附一定数量的典型案例。

4. 杂谈式笔记

杂谈式笔记是用自己的话写下阅读后的认识、感想、体会、启发或收获的一种笔记体裁。这种笔记的题目宜小，挖掘宜深，观点宜鲜明清新。杂谈式笔记文体活泼不拘，涉及的范围和贡献越来越为医学工作者所重视。初学者读医案，往往一案一案地看，似乎觉得总是前面罗列一系列症状，后面书写一连串方药，看来看去并不见其中奥妙，此皆未得法之过，当然也有缺乏实践的原因未能领会。怎样才能提纲挈领，深入细致地阅读好大量的个案，从中学到各家临证治疗的精华呢？我们向同学们推介 2000 年由中国中医药出版社出版的"中国百年百名中医临床家丛书"，是书总结在过去的一百年近现代历史进程中，为中医药事业学术做出重大贡献、受到广大人民群众爱戴的一百名中医临床工作者的临证经验，采用"以病统论，以论统案，以案统话"方式，对名医医论、医案、医话加以串解，整理后之医案可读性强，于临床确有指导意义。

5. 注按式笔记

注按式笔记指采用在医案后加按语注解的形式写成的笔记。这种笔记是广大中医所习用的方法。可以选用理法方药俱佳的医案 1 则，在医案后面，对医案中涉及的中医理论、诊治思路、方药配伍、处方功效、医家经验用药及特殊用法用量等，详加批按，也可以选用医案数则，医案可以是同一医家诊治同一病的不同证型，也可以是不同医家对同一病症的诊治，也可以是同一方的不同医家运用案例等，一般是在全部医案后面加按语，对选录的几则医案诊治思路的不同之处，或是共同特色进行比较分析。注按式笔记可以对隐伏案中而不显的名医学术思想和经验进行阐发，还可以加以补充、发挥和引申。

五、读案方法介绍

读案方法，现代学者黄煌提出顺读法、逆读法、理读法、比较法、查阅法、统计法、推读法、评读法等学习方法，值得我们借鉴。

1. 顺读法

所谓顺读法，即依照医案书写的顺序，先读按语，了解症状、病因病机、诊断、治法以后，再看处方用药。此法适宜于读理法方药较严谨的实录式医案以及追忆式医案。

2. 逆读法

逆读法，即先看处方用药，以方测证，以药测证，然后再参考其按语。这种方法，对于一些按语简略，或仅列主证，或仅列主脉，或仅叙述病机而未载症状的医案最为适合。

3. 理读法

理读法，即按照中医理论，从案中记载的病名、病机、治法等来推测主证、主法，揣摩辨证论治、处方用药的思路与经验的方法。前人医案的写法与现在的病历记载有所不同，主要是根据现有症状，抓住辨证立法的关键，虽然记载较简略，但有理论依据可循。比如写"阳黄"，便是指目黄、小便黄、皮肤色黄鲜明等一系列湿热发黄证，而有时也提到未曾表现的症状以示鉴别。如以"小便不黄"来说明没有内热，以"大便不溏"来说明脾气尚健，以舌质的淡红、胖、老来说明症情的寒热虚实，作为用药的依据。还有一些众所周知的常法，医案中也不加复述，而记录的大多数是疑难的、复杂的、较特殊的、非典型的病证，因此按语中往往只述及医者识证、立法、用药的关键之处。因此，我们可以通过医理来推测其隐而未发的症状与治法。

4. 比较法

比较法，是建立联系、鉴别差异的方法之一。读案中的比较法，即通过两个以上的同类医案在主证、治法、方药上的相互比较，从而揭示作者辨证立法用药的主要经验与学术思想。我们知道，各案的具体内容是千差万别的，但是医案出于医家一人之手，医家的学术观点、治疗经验，必然反映在医案中；即便不是出于一时一人之手的同类医案，但只要是同一种疾病、同一张方剂、同一治法，其中也必然有着或多或少的联系。因而，当读案中见到个别医案记录分析欠详时，运用比较的方法，就能使散在于医案中的辨证、立法、处方、用药的点滴经验系统起来，加深认识；同时，也能比较客观地掌握某些疾病的变化规律，研究探讨名医的学术思想与用药特点。

5. 查阅法

查阅法，是想了解某个疾病的诊治规律时，有意识地去查阅同种疾病的医案或相关医案，特别是名家医案，了解其诊治该病不同证型的治法、方药。此法适用于学习者未入或初入临床，临床思维还没有完全建立起来的时候，能很好地学习名家诊治思路。

6. 统计法

统计法，为进一步了解与探讨医家处方用药的规律，可采用统计法，统计药物出现频度、配伍规律、主治范围、方与证及药与证的对应频度，剂量变化规律等。统计法也适用于疾病发病规律的研究，可以统计性别、年龄、发病季节、脉舌、体征、症状等的分布情况。例如，曾大方对《临证指南医案》作了统计研究（山东中医学院学报，1985年第 1 期 13 页），提示全书处方用药最少者 1 味，最多者仅 1 方达 21 味。全书 3002 张配制方中共用药 20 021 次，平均每方仅 6.67 味药，6 味方最多，共 1209 方（40.27%），其次为 8 味方，共 560 方（18.65%），10 味及 10 味以上方不过 174 方（5.80%），可见叶天士处方唯精专是求，有经方法度。又如痰饮门处方 88 张，用药 80 味，其中使用次数最多的前 12 味是茯苓（72 次）、桂枝（46 次）、生姜（41 次）、半夏（40 次）、甘草（30 次）、人参（29 次）、杏仁（18 次）、干姜（18 次）、白术（18 次）、白芍（17 次）、五味子（17 次）、附子（15 次）。而这些药物均是仲景治痰饮常用方苓桂术甘汤、真武汤、小半夏汤等的主要药物，无怪乎徐灵胎在评该门时赞曰："深得古人治法，最为卓识。"

7. 推读法

推读法，也称猜读法，即读完按语，便掩卷而思，料其用药，然后再与医案相比，求其差异，并找出其理由。这种方法可以使读者紧紧追踪医案的思路，并随时鉴别自己的见解，可以有效地训练自己辨证论治的技能，开拓思路。同时使读者一开始阅读就注意力集中，提高读案效率。

8. 评读法

评读法，即阅读时加以批注，或画符号，或三言两语直接写在书上。其内容为提要、钩玄、补充、引申、批驳、质疑、发挥、心得等。这种边读边划、边写边想的方法，是提高读案效率、效果和能力的有效方法。

当然，读案无定法，应当根据自己的特点和医案的具体情况而定。上述的八种方法，也不能互相割裂，须互为补充，交叉使用。

第四章 近现代名老中医医案的研究价值

中医医案学从秦汉时期名医医疗活动实践的记录，到明代医案专著的出现，经历了以史书记载为主、医书以论附案或以方类案直至医案专著出现等不同的发展阶段。明清以后乃至近现代，中医医案的发展进入了鼎盛时期，出现了诸如《名医类案》《续名医类案》《古今医案按》《寓意草》《静香楼医案》《临证指南医案》《柳选四家医案》《清代名医医案菁华》《全国名医验案类编》以及如《丁甘仁医案》《蒲辅周医案》《岳美中医案》等众多医案专集，从临证实录的角度充分展现了中医名家的学术思想特点和精湛的诊疗技术。古今许多蜚声海内外的名医，毕生忙于诊务，无暇著述，他们的宝贵经验，或以门诊病历的方式，或由门人侍诊笔录及追述整理，或经患者保存等而留于医案之中。这是中医学术精华至为珍贵的部分，是名医治学的真凭实据。无论是疗效卓著的验案，还是误诊误治的教训，对于临床都弥足珍贵。尤其是近现代，为适应现代临床的需要，名医医案在编写体例和研究方法上都有较大变化和发展。因此，要继承老中医学术经验、提高临床辨证诊疗水平，从近现代名老中医医案入手学习和研究，不失为一条捷径。

一、医案学习可弥补院校教育的不足

医学以人为研究对象，既不同于数理化等纯自然的学科，又有别于哲学艺术等人文领域。它不仅要求医者具有扎实的理论，更需要高超的医术和熟练的技能，也离不开医患间的沟通技巧，否则就不可能采集到真实、完整的临床资料，制订出合理有效的诊疗方案。这就突显了医学的实践性，而中医则更是如此。古代的医学教育以师带徒或家传的方式为主，学生边实践边学习理论知识，并在实践中体会和升华医学理论，进而形成自己的辨证诊疗思路。然而，现代中医的培养已迥异于传统单一的师承授受的模式，现代中医药学教育是遵循现代办学模式进行的，理论学习多，临证机会少，学生无法在实践中真切地理解和体会所学的中医理论；中医药学在语言方式、思维方式、理论结构上都与现代社会和现代科学有着相当大的区别，对于从小接受现代科学知识的中医学生来说，是难以在短时间内深入理解的，尤其是中西并举，更使学生无法很好地掌握中医学的精髓，无法建立中医的思维方式，更难以应用中医思维方式去认识疾病。在这种情况下，中医院校的毕业生要发挥自身的特长，锻炼提高临床水平，并非易事。因此是否善于借助前人的经验，站在前人的肩膀上前进，便成为成功的关键因素之一。

读案则医家审症、辨证、立法、遣方、用药均历历在目，有如随名师侍诊，亲聆教诲。故读案成为医疗经验积累之重要途径。

二、医案研究可服务于现代临床

熟读王叔和，不如临证多。中医之学，贵在实践，积累经验，熟读素灵，口悬仲景，苟非躬身苦验，亦难精术济人。医案作为医家临床诊疗之实录，是医家学术思想的主要载体。医案不仅是医家临床实践的真实记录，也是其临床思维活动的记录。任何一个中医医案，都是中医理法方药的实际运用，在运用的过程中，既有中医的理论作为指导，更有医者本身的独到见解。故通过对同一类疾病医案的分析，可以发现该医家对该病的临床诊断、治疗经验与学术观点；通过其对某一方药灵活运用的观察，可以总结该医家对这一方药的运用体会和独到见解；通过其对某一治则的广泛运用，可以体现该医家对中医理论的深化理解和独特观点。

整理研究医案，不仅仅是说明或验证作者的理论与学说。一个医家的理论建树可能集中在某一方面，但他的医案所涉及的范围却可广泛得多，通过学习医案，从中提炼总结出新的理论与学说，提高临床辨证论治水平，这才是医案研究的意义所在。近代医学家恽铁樵在当年激烈的中西医论争中，清楚地认识到整理医案的重要性。他说："我国汗牛充栋之医书，其真实价值不在议论而在方药，议论多空谈，药效乃事实。故选刻医案乃现在切要之图。"近代学者章太炎先生亦曾说："中医之成绩，医案最著，欲求前人之经验心得，医案最有线索可寻，循此钻研，事半功倍。"

三、中医类案研究的优势

中医以其综合辨证论治，强调因人、因时、因地、因证制宜而著称。当面对同一种疾病，甚至面对同一个病人，不同的医生可能会开出不同的方药；同样，同一张处方治疗不同的疾病，可能会产生不同的效应。这也是不加变化的专病专方不可能产生良好疗效的主要原因。由于缺乏完整、系统、有组织的研究，缺乏与现代临床密切相关的针对性的研究，目前中医医案的研究主要还是停留在一家一案的规模上，因此，中医医案常常被认为可重复性差，只能代表一家之言而束之高阁，无法充分发挥其应有的临床指导的效用。由此可见，开展中医类案的研究势在所需。

（一）类案研究乃现代临床发展的趋势

中医医案的分类方式多种多样，有以方、以病、以家等进行分类的。其中最受临床医家喜爱的是临床病证分类法，《名医类案》《临证指南医案》及现代全国范围或某一区域的名家医案集等，均为此类医案的典范。近现代以前，所谓的病名病证，是较为纯粹的传统中医病名，相对统一，如咳嗽、心悸怔忡、水肿、痹证、痿证等，这是与当时的临床实际密切相关的。而近现代的医案病证分类，因现代医学病名与传统中医病名的差异，医案病名分类变得错综复杂，有的以传统病名分类，有的以现代病名分类，有的则两者交互出现，标准不一。而医案研究的最终目的是为临床服务。现代临床的现实是，一个已明确诊断为"肝硬化"的患者绝不会以"臌胀"求诊；一个没有任何症状的 HIV 阳性者，任何人都会联想到艾滋病；一个尚未确诊的初诊者，哪怕在中医院亦必须进行现代医学的检查和诊断。那么，除去少数无法明确诊断而沿用传统中医病名的案例外，大部分中医医案以现代病名归类就成为一种不可避免的趋势。

病名的统一固然重要，但更重要的是对疾病诊疗规律的探讨。目前在各种全国中医教材中，临床各科病证的辨证分型基本还是以传统中医病名为基础总结出来的，与现实临床的差距颇大。以水肿为例，与中医水肿病有关的现代病种所涉甚广，若仅按传统的阳水、阴水分型，就有可能使中医辨证论治缺乏针对性而流于复杂低效。因此，笔者认为现代中医亟须整理归纳总结出一套系统而完整的、现代病名下的中医辨证论治规律，而这一套规律的形成仍主要有赖于临床医案的总结。

（二）从类案中可寻求疾病治疗的共同规律

中医经过几千年的反复验证，尤其是近几十年来利用现代科学的手段所进行的研究，其科学性是毋庸置疑的。而科学是反映自然、社会、思维等的客观规律的知识体系。也就是说科学的中医是有规律可循的，它反映了人体的生理、病理及疾病发生发展、治疗的客观规律。中医与西医最大的不同点之一，就是中医对这些规律的总结和掌握，来源于临床实践而不是动物实验。

对同种疾病的若干验案进行横向研究，从中探求治疗该种疾病的共同规律，一直以来都是中医辨证论治研究的主要方法之一。如张仲景从外感病（尤其是外感伤寒）中总结出来的六经辨证规律；叶天士从外感温热病中总结出来的卫气营血辨证规律；李东垣从内伤热中证中总结出来的补中升阳泻火的用药规律；以及内、外、妇、儿临床各科各种病证的辨证分型规律等。通过把不同师承、不同地域、不同对象的同一疾病的验案归总起来，所寻求出来的共同的辨治规律，必然具有普遍意义，从而克服了所谓的中医案例可重复性差的弊病。因此在把握一定规律的基础上进行个体化的研究才更有利于中医辨证论治的发展，才更有利于使未知的和认识模糊的各种概念、疾病逐渐地清晰和完善起来。

（三）类案可展现各家的独特与专长

没有共性也就无所谓特性，特性只有在共性中才能充分展现其独特的魅力。如肾病综合征的中医治疗，临床普遍认为，其发生机理，以脾肾二脏功能失调为重心，以阴阳气血不足特别是阳气不足为病变根本，以水湿、湿热及瘀血等邪实阻滞为病变之标。全国名医王与贤有一案例，以滋肺化源法，药用百合、知母、元参、二冬、沙参、生地、白芍、茅根、川楝子，治疗一位任姓农民之肾病综合征取得良好效果，他体会：在临床上有一类顽固性水肿，用常法治疗很难奏效，而用滋肺化源法治疗，取得了很好的疗效，此类水肿患者，大都有胸满心烦、口燥咽干、发热等症状。这则医案，在一系列调理脾肾阳气为主的医案中读起来特别让人回味无穷、印象深刻。又如在众多医家以温经活血通络为主要治法的硬皮病医案中，名老中医邓铁涛之软皮饮（六味地黄丸加阿胶、百合、太子参）所治之案例更显匠心独运。因此，在类案中研读各家的经验，既能更好地体会各家之长，又可避免以偏概全。

综上所述，中医医案研究只要与临床密切结合，为临床所用，就一定能重现辉煌，并使中医理论得到充实与升华，亦为中医后学者迈向成功打下坚实的基础。

第五章　近现代名老中医临床思维方法举隅

一、阴阳五行辨证思维法

阴阳五行学说是中国古代的一种宇宙观和方法论,体现了自然哲学与中医学的有机结合,具有朴素的辩证思想。虽然对五行学说的评估存在着不同的意见,但毋庸置疑的是,阴阳五行学说在中医学形成和发展过程中的重要地位,它广泛系统地贯穿于中医学的各个领域,形成了中医学所特有的理论体系和方法。阴阳相互依存、相互制约的对立统一思想,作为中医学的指导思想和全部学术思想的理论基础,深深地融入了中医从古到今历代名家的临床辨证思维之中。而金、木、水、火、土的五行模式,通过五行之间的生克乘侮,从唯物的、辩证的视角,揭示了自然界事物、人体生理病理、中医学内部各方面之间相互联系、相互制约、相互转化的关系,从而形成了中医临床思维的又一特色。

阴阳分析,是指对患者纷繁复杂的体征和症状,从中医八纲（阴阳、表里、寒热、虚实）入手,在总体上,以宏观的角度去把握病证的本质、主流以及趋向,确定患者病证的性质。如《素问》所言:"阴阳匀平,以充其形,九候若一,命曰平人""阴平阳秘,精神乃治。阴阳离决,精气乃绝"。以阴阳之盛衰、平衡与否来区分人体的生理或病理。"阴胜则阳病""阳胜则阴病""阴盛则寒""阳盛则热"就成为中医对疾病的最基本分类。因此也就形成了中医临证"察色按脉,先别阴阳"不可或缺的基本思路。

临床实践中的错综性、多样性,表现在各种病证的交织、各种症状的并存、各种因素的影响等。五行学说、五行制约法为我们提供了一种执简驭繁的思维模式,五行学说从不同角度、不同层次,揭示不同脏腑、不同器官组织之间的相互影响、相互制约的有机联系,为中医临床思维又提供了一种多端性思路。"见肝之病,知肝传脾,当先实脾"是张仲景运用五行学说于临床的经典范例。由此可见,五行学说不仅演绎了五脏六腑之间、脏腑与体表孔窍之间生理上相互联系的规律,亦通过脏腑在病理过程中的相互关联、彼此影响,预示了疾病发生发展的潜在可能性。而对于一些中医古籍未见记载的当代所遇之病证,五行制约学说同样发挥着不容忽视的作用。

案1　任应秋案

严某,男,56岁,农民,住山西曲沃县史村公社。就诊日期:1975年11月6日。

先患头晕,继则突然昏仆,不省人事,牙关紧闭,面白昏暗,口角流涎,左半身瘫痪,四肢不温,口眼歪斜。先送县医院救治,不见好转,人劝其转送稷山县医院扎头皮针。经两日针刺,牙关松动,仍呈半昏迷状态,两侧瞳孔大小不等,对光反射减弱,诊断为脑出血（内囊出血）。医院病房来请会诊。诊其脉浮细而弦,舌淡苔薄。元阳虚损,盛阴闭塞清窍之候。先用辛温开窍法。以细辛一钱煎汤化开苏合香丸一钱,灌服。3小时内灌两次,下午3时左右，逐渐苏醒，并有饥饿感。随即用豨莶至阳汤，重用川附片为三钱，红花为二钱，以其阳虚诸证颇著，而又偏于左半身也。连续进本方 11 剂，约 2 周左右，基本恢复正常，唯行动时左侧尚有沉滞感而已。

豨莶至阳汤，主治中风的阳虚证，方药：九制豨莶草一两，黄芪三钱，天南星二钱，白附子二钱，川附片二钱，川芎一钱，红花一钱，细辛五分，防风二钱，牛膝二钱，僵蚕一钱，苏木二钱。

案 2　吴佩衡案

杨某，男，31 岁。

1973 年 3 月，病已廿日。始因微感风寒，身热头痛，连进某医方药十余剂，每剂皆以苦寒凉下并重加犀角、羚羊角、黄连等，愈进愈剧，犹不自反，殆至危在旦夕，始延吴诊视。斯时病者目赤，唇肿而焦，赤足露身，烦躁不眠，神昏谵语，身热似火，渴喜滚汤水饮，小便短赤，大便数日未解，食物不进，脉浮虚欲散。此乃风寒误治之变证，外虽呈一派热象，是为假热，内则寒冷已极，是为真寒。设若确系阳证，内热熏蒸，应见大渴饮冷，岂有尚喜滚饮乎？况脉来虚浮欲散，是为元阳有将脱之兆，苦寒凉下，不可再服，唯有大剂回阳收纳，或可挽回生机。病象如此，甚为危笃，急宜破阴回阳，收敛浮越，拟白通汤加上肉桂主之。

处方：附片 60g（开水先煮透），干姜 60g，上肉桂 10g（研末，泡水兑入），葱白 4 茎。

拟方之后，病家畏惧姜、附，是晚无人主持，未敢煎服，次晨又急来延诊，吴仍执前方不变。并告以先用上肉桂泡水试服之，若能耐受，则照方煎服，舍此别无良法。病家乃以上肉桂水与之服，服后，旋即呕吐涎痰碗许，人事稍清，自云心内爽快，遂进上方。

服 1 剂，病情有减，即出现恶寒肢冷之象，午后再诊，身热约退一二，已不作烦躁谵语之状，且得入寐片刻，乃以四逆汤加上肉桂主之。

处方：附片 100g（开水先煎透），干姜 36g，甘草 12g，上肉桂 10g（研末，泡水兑入）。

服后身热退去四五，脉象略有神，小便色赤而长，能略进稀粥。再剂则热退七八，大便始通，色黑而硬。唯咳嗽多痰，痰中带有血色。病家另延数医诊视，皆云热证，处方总不离苦寒凉下之法。由于先前所误之鉴，又未敢轻试。其后因病者吃梨一个，当晚忽然发狂打人，身热大作，有如前状，又急邀吴诊治，始言吃梨之事。

视之，舌白苔滑，仍喜滚饮。此阳神尚虚，阴寒未净，急须扶阳犹恐不及，反与滋阴清凉之水果，又增里寒，病遂加重。即告以禁食生酸水果冷物及清凉苦寒之药为幸。仍主以大剂回阳祛寒之剂治之。

照第二方加倍分量，并加茯苓 30g、半夏 16g、北细辛 4g，早晚各服 1 剂，共连服 6 剂。

3 日后再诊，身热已不作，咳嗽已止，饮食增加，小便淡黄而长，大便转黄而溏。又照方去半夏、细辛，加砂仁、白术、北口芪，每日 1 剂，连服 10 余剂，诸病俱愈，其后体健胜于前。

案 3　吴佩衡案

马某，男，30 岁。

1920 年 3 月患瘟疫已七八日，延吴诊视，见其张目仰卧，烦躁谵语，头汗如洗，问其所苦，不能答。脉象沉伏欲绝，四肢厥冷，遍身肤冷，唇焦齿枯，舌干苔黑，起刺如铁钉，口臭气粗，以手试之，则觉口气蒸手。小便短赤点滴，大便燥结已数日未通。查其前服之方，系以羌活、紫苏、荆芥、薄荷、山楂、神曲、枳实、厚朴、栀子、黄连、升麻、麻黄及葛根诸药连服4剂。辛散发表过甚，真阴被劫，疫邪内壅，与阳明燥气相合，复感少阴君火，热化太过，逼其真阴外越，遂成此热深厥亦深，阳极似阴证。苟不急为扑火，待至真阴灼尽，必殆无救。

拟方：大黄（泡水兑入）26g，生石膏30g，枳实15g，厚朴15g，芒硝10g，知母12g，生地60g，黄连10g。

服1剂，病情如故。服2剂，大便始通，连下恶臭酱黑粪便，臭不可当，其后口津略生。又照原方再服第三剂，大便始渐黄而溏，舌苔稍润，唯舌中部黑苔钉刺仍硬。然唇齿已不枯焦，略识人事，始知其证，索饮而渴，能进食稀粥少许。

照前方去枳实、厚朴，加天冬、麦冬各15g，沙参20g，生地12g，甘草6g，将大黄分量减半。连进4剂后，人事清醒，津液回生，苔皮渐退而唇舌已润。唯仍喜冷饮，继以生肺散加味养阴生津而清余热。

处方：人参15g，寸冬15g，当归10g，生地15g，杭芍15g，五味子3g，生石膏10g，黄连5g，甘草6g。

连进3剂而愈。

案4　章次公案

曹某，男。

形寒骨楚，风寒束于太阳之表，不更衣7日，仲景有桂枝汤加大黄之例，腠理不得疏泄也。今师其意。

方药：川桂枝3g（后下），生麻黄3g，蔓荆子3g，羌活9g，生锦纹3g（锉细末分吞），郁李仁12g，杏仁泥18g，晚蚕沙9g（包），粉甘草3g。

案5　施今墨案

文某，男，38岁。

1周之前，暴感风寒，左臂骤然作痛，咳嗽剧烈，夜不安枕，经服药及针灸治疗，未见显效，昨晚忽又咳血，大便4日未下。体温38℃。舌苔黄，脉浮紧。

辨证立法：脉象浮紧，浮则为风，紧则为寒，风寒痹阻，经络左臂骤痛。肺主皮毛，风寒客肺症见咳嗽。大便不通，内热甚炽，遂致咳血。基本以五解五清法治之。

处方：赤芍6g，白芍6g，炒川桂枝4.5g，炙苏子10g，炙白前6g，片姜黄10g，炙紫菀10g，炙前胡6g，白杏仁10g，炙麻黄3g，嫩桑枝30g，苦桔梗4.5g，大蓟炭6g，白苇根15g，黄芩10g，小蓟炭6g，白茅根15g，炙甘草3g，紫雪丹3g（温开水分两次冲服）。

二诊：前方服2剂，发热退，臂痛减，咳嗽见好，未吐血，大便已下。

案6　施今墨案

张某，男，50岁。

1周前，晚间外出沐浴，出浴室返家途中即感寒风透骨，汗闭不出，当夜即发高烧，鼻塞身重，周身酸楚，服成药，汗出而感冒未解，寒热日轻暮重，口干便结，胸闷不欲食。舌苔黄厚，脉洪数有力。

辨证立法：浴后感寒，腠理紧闭，阳气不得发越，遂致高热，虽服成药，汗出而寒邪化热不解，必清里以导邪出，拟七清三解法治之。

处方：杭白芍 10g（桂枝 5g 同炒），淡豆豉 10g，酒条芩 6g，炒山栀 6g，紫油朴 4.5g，全瓜蒌 24g，炒枳壳 4.5g，杏仁泥 10g，薤白头 10g，苦桔梗 4.5g，白苇根 15g，炙甘草梢 3g，白茅根 15g，大红枣 3 枚，鲜生姜 3 片。

案 7　蒲辅周案

薛某，女，2 个月。1961 年 3 月因发热、烦躁、喘促而住入某医院。

住院检查摘要：两肺满布水泡音，体温 39℃，脉搏 180 次/分，呼吸 80 次/分，面青，口唇青紫。临床诊断：重症肺炎。

病程与治疗：会诊时，患儿身热无汗，烦躁不安，喘促而面青暗，舌淡，苔白微腻，脉浮数。属受风寒，肺卫郁闭。治宜辛温解表。

处方：麻黄三分，杏仁八分，甘草二分，前胡五分，桔梗五分，僵蚕一钱，葱白（连须）一寸。

次日复诊：患儿体温微降，手心润，面已红润，微烦躁，喘促减，舌质微红，腻苔减，脉细数。原方加生石膏一钱，再服一剂。

三诊：热退，喘平，烦止，微咳有痰，舌淡无苔，脉滑。此表邪已解，肺胃未和。宜以调和肺胃、清气化痰善其后。

处方：法半夏一钱，化橘红八分，甘草三分，川贝母一钱，杏仁一钱，竹茹一钱，枇杷叶三钱。

服后，诸症悉愈，观察 2 日出院。

案 8　蒲辅周案

朱某，男，29 岁，住某医院已 6 日，诊断为流行性乙型脑炎。住院检查摘要略。

病程与治疗：会诊前曾用大剂辛凉苦寒及犀、羚、牛黄、至宝之品，但高烧不退，四肢微厥，神志如蒙，时清时昏，目能动，口不能言，胸腹濡满，下利稀溏，随矢气流出，量不多，尿不利，头汗出，漱水不欲咽，口唇燥，板齿干，舌质淡红，苔白，脉象寸尺弱，关弦缓。经会诊，分析脉证虚实互见，邪陷中焦之象，与邪入心包不同，引用吴氏《温病条辨》所谓"湿热上清未清，里虚内陷"的治法，主以人参泻心去枳实易半夏之辛通苦降法。

处方：人参 9g，干姜 6g，黄连 4.5g，黄芩 4.5g，法半夏 9g，白芍 12g。

服后尿多利止，腹满减，全身汗出，热退。但此时邪热虽去，元气大伤，而见筋惕肉瞤，肢厥汗出，脉微欲绝，有阳脱之危。急以生脉加附子、龙、牡回阳固阴。

处方：党参 30g，麦冬 15g，五味子 6g，熟川附子 6g，生龙骨 24g（打），生牡蛎 18g（打）。

浓煎徐服，不拘时，渐能安眠，肢厥渐回，战栗渐止，神志略清，汗出减，舌齿转润，阴回阳生，脉搏徐复。后以养阴益胃，兼清余热，用三才汤加枣仁、阿胶、石斛数剂，一切正常。停药观察，嘱以饮食休息，观察数日痊愈出院。

案 9　言庚孚案

江某，男，30 岁，干部。初诊日期：1974 年 1 月 2 日。

婚后 2 年，未能有子，甚为苦闷，同房之时，阴器不用，胁肋胀痛，腰膝酸软，心悸不寐，形寒肢冷，纳谷不馨，便溏，溲黄，辗转求医，屡投补肾壮阳之剂，未见效验。诊其脉弦细，舌苔薄白。夫妻失和，忧郁伤肝，肝气郁滞，足厥阴之筋病，是以阴器不用，阳痿成矣。治当疏理肝气，以兴阳事。方拟逍遥散加减。

处方：正柴胡 10g，杭白芍 12g，全当归 10g，云苓 12g，炒白术 10g，苏薄荷 5g，金铃子 10g，小茴香 3g，炙甘草 6g。

1975 年 11 月近访，上方 4 剂，阳痿霍然而愈，药后 1 年，得一男孩。

案 10　张羹梅案

杨某，男，26 岁。初诊日期：1963 年 2 月 2 日。

主诉：腹部胀满 4 个月，伴消瘦。

病史：1962 年 9 月起，腹部逐渐胀大，肌肉消瘦而体重增加，住某区中心医院，经腹腔镜检查，并做病理切片，证实为"坏死后肝硬化"。曾用中西药物治疗，效果不好，转来本院。腹部检查：肝大一指半，质硬。脾大约四指，有腹水征。肝功能检查：胆红素为 1.5mg%，麝香草酚浊度试验 15U，麝香草酚絮状试验（+++），脑磷脂胆固醇絮状试验 24 小时（++++），硫酸锌浊度试验 20U，高田试验（+），总蛋白 6.5g%，白蛋白 3.6g%，球蛋白 2.9g%，谷丙转氨酶 70U/L。

诊断：坏死后肝硬化。

中医辨证：面色黧黑，腹部膨胀，目中黄，精神疲惫，胃纳不馨。脉弦细而数，苔薄腻。肝失疏泄，郁而侮土，脾土受损，水湿不化，郁而化热，湿热交蒸，发为黄疸。水湿停积，聚而不散，则成腹水。方以疏肝郁，健脾运，化水湿。

处方：柴胡 4.5g，赤白芍各 9g，枳壳 6g，白术 9g，仙半夏 9g，广陈皮 4.5g，大腹皮 12g，方通草 3g，冬瓜皮 12g，生甘草 3g，茯苓皮 15g。

转方 4 次共服 35 剂。

二诊：1963 年 2 月 27 日。叠进四逆散解郁，五皮饮利水，腹水虽退，但出现肝肾阴亏，舌质红，尖碎裂，苔薄腻，脉弦细。面色黧黑，腰胁胀痛。改方以滋肾养肝为主，佐以疏肝健脾。

处方：熟地 9g，丹皮 9g，山药 9g，山萸肉 9g，五味子 3g，人参鳖甲煎丸 9g（吞），软柴胡 4.5g，赤白芍各 9g，党参 9g，炙黄芪 9g，焦白术 9g，茯苓 9g，炙甘草 3g。

疗效：上方加减，服至 1963 年 3 月 23 日，肝功能复查：胆红素 0.15mg%，麝香草酚浊度试验 24 小时（+），硫酸锌浊度试验 12U，高田试验（±），谷丙转氨酶 24U/L。再以上方加减服至 4 月 15 日。肝功能复查已基本正常。面部黧黑渐朗，腹胀渐减，纳谷渐馨，精神有显著好转。服至 6 月 24 日，肝功能检查已完全正常，自觉症状已完全消失。先后于 1963 年 12 月 2 日、1964 年夏随诊两次，肝功能均在正常范围内，无自觉症状，但脾大未消退，已恢复工作。

案 11　孔伯华案

庞某，七月十八日。

肝木乘脾，运化遂差，饮食不为肌肤，精力渐疲，言语时或错乱，气机为阳邪所郁，脉来弦细，右寸关较弱，左关独盛。先为滋柔，兼益脾肺。

处方：生珍珠母八钱（先煎），生石决明八钱（先煎），灵磁石四钱（先煎），鸡内金三钱，合欢皮三钱，干百合五钱，炒山药三钱，炒谷芽三钱，炒稻芽三钱，朱茯神三钱，朱莲心二钱，芡实米三钱，砂仁二钱（用盐水炒），生甘草五分，旋覆花一钱（布包），代赭石一钱,知母三钱,去刺白蒺藜三钱,川黄柏二钱,藕一两。

案 12　施今墨案

林某,男,40 岁。

病已经年,初起四肢乏力,头晕而痛,逐渐皮肤颜色变黑,尔后口腔、舌尖、齿龈亦均发黑,腰酸腿软,心慌气短,睡眠多梦,食欲欠佳,饭后恶心,大便日行二三次,溏便,经沈阳医大检查,诊断为艾迪生病(原发性慢性肾上腺皮质功能减退症)。舌尖色黑,薄有苔,六脉沉弱无力。

辨证立法:肾者至阴也,其色为黑。故肤色如墨,其病在肾。《普济方》载:"肾病其色黑,其气虚弱,呼吸少气,两耳若聋,腰痛,时时失精,饮食减少,膝以下清冷。"治宜强腰肾,调气血法。

处方:川杜仲 10g,生地炭 15g,沙蒺藜 10g,川续断 10g,熟地炭 15g,白蒺藜 10g,破故纸 10g,五味子 5g,山萸肉 12g,怀山药 30g,酒川芎 5g,酒当归 10g,苍术炭 6g,云苓 10g,炙黄芪 20g,白术炭 6g,云茯神 10g,炙甘草 3g。

二诊:服药 6 剂,自觉身体较前有气力,大便亦好转,每日一次软便,食欲增强,仍遵原法丸药图治。

处方:紫河车 60g,山萸肉 60g,上肉桂 15g,大熟地 60g,鹿角胶 60g,金石斛 60g,川附片 30g,破故纸 30g,酒川芎 15g,酒当归 30g,酒杭芍 60g,川杜仲 30g,沙苑子 60g,炙黄芪 60g,冬白术 60g,川续断 30g,云苓 30g,云茯神 30g,旱莲草 30g,车前子 30g,血余炭 30g,春砂仁 15g,山楂炭 30g,焙内金 30g,粉丹皮 30g,陈广皮 15g,建泽泻 30g,炙甘草梢 30g。

共研细末,怀山药 600g 打糊为小丸,每日早晚各服 10g,白开水送。

三诊:丸药一料,3 个月始服完。皮肤黑色减退,口腔、舌尖、齿龈均已不黑,精神体力大为好转,小便亦不深黄,腰酸、腿软、心跳气短等症大减,再用丸剂,以冀愈可。

处方:肉桂 15g,制附片 30g,大熟地 60g,山萸肉 60g,丹皮 30g,建泽泻 30g,云苓 30g,云茯神 30g,黄芪 60g,怀山药 120g,酒当归 30g,酒川芎 15g,白术 60g,酒杭芍 60g,鹿角胶 60g,金狗脊 60g,远志 30g,紫河车 60g,五味子 30g,旱莲草 30g,龙骨 60g,沙蒺藜 30g,白蒺藜 30g,干姜 30g,姜黄 30g,炙甘草梢 30g。

共研细末,炼蜜为丸,每日早晚各服 10g,白开水送。

二、整体联系辨证思维法

中医学运用朴素的唯物主义和辩证思想揭示了自然与人体、人体健康与疾病之间普遍联系、相互制约的关系,强调地域环境、季节气候、时辰变化、身体素质对疾病发生发展的影响。

一切事物都处在不断变化发展之中,人体的生理功能和病理变化亦处在不断的发展变化之中,在中医的认识中,这种变化是连续而有规律的,如关于人体生理功能的脏腑学说、经络学说、气血精津学说、气机升降学说等,关于人体病理变化的八纲辨证、脏腑辨证、六经辨证、三焦辨证以及卫气营血辨证等,从不同的侧面、不同的角度、不同的层次挖掘人体生理病理的规律,进而为临床辨证施治提供系统的理论依据。

同病异治、异病同治是中医辨治迥异于西医治疗的显著特征之一。在中医眼中，人体作为一个复杂开放的系统，与外界、与其他的个体之间时刻在进行着时空上信息的交换，每个个体之间存在的差异是多样和多变的。因此，中医更重视个体化的辨证治疗，更强调具体问题具体分析这一辩证法的精髓思想。当然这也就增加了中医诊疗经验传承上的难度。

治病必求其本。"头痛医头，脚痛医脚"的机械治疗思路，历来为中医名家所摒弃。中医习惯于把人体看作一个不可分割的整体，脏腑、经络、皮毛、肌肉、筋骨等相互联系、相互影响。阴阳合一、形神合一、精气合一、表里合一。在治疗疾病的过程中，中医往往强调患者机体内在本质的变化，因而就有了脉证相符或脉证不符、舍脉从证或舍证从脉的不同，提出因人、因地、因时、因证制宜的辨证思想，使中医的辨证论治灵活多变，随证变化而加减变通，个性化治疗的特点非常突出。

案 1　吴佩衡案

魏某，男，25 岁，原昆明市红十字会医院五官科主任。1958 年 12 月 30 日门诊。

患肝炎已半年余，右胁内疼痛，双目白睛发黄，色晦暗，面色亦黄而带青色，大便时溏，小便短少，其色如茶，右胁肋下触之有硬块作痛，此乃肝脏肿大疼痛。脉缓弱，舌苔白而厚腻，舌质边夹青色。此系里寒内盛，土湿木郁，肝木不得温升所致。法当温化寒湿，疏肝达木以治之，拟方茵陈四逆汤加味。

处方：附片 60g，干姜 30g，佛手 10g，败酱 10g，苡仁 20g，川椒 3g（炒去汗），上肉桂 5g（研末，泡水兑入），茵陈 10g，甘草 5g。

二诊：服 3 剂后，脉象沉弱而带弦长，厚腻舌苔已退其半，舌已转红，小便色转清，较前长，胁下疼痛大有缓减。继上方加减主之。

处方：附片 100g，干姜 30g，桂枝 30g，茯苓 30g，甘草 6g，川椒 6g（炒去汁），青皮 10g，北细辛 10g，茵陈 15g，上肉桂 6g（研末，泡水兑入）。

三诊：服上方 4 剂后，胁痛肝大已减去十之六七，脉转和缓，舌质红，苔薄白而润。面目黄色退净，小便清长，饮食如常。继服下方 8 剂后，即告痊愈。

处方：附片 100g，干姜 40g，延胡索 10g，茯苓 36g，广木香 5g，上肉桂 10g（研末，泡水兑入），北细辛 10g，甘草 10g。

案 2　蒲辅周案

肖某，男，49 岁。1964 年 2 月 8 日会诊。

右胁胀已 1 周，周身无力，低烧，胃脘痞满，食欲不好，肠鸣，便溏不爽，色青黑，肝在肋下 1.5cm，转氨酶 535U/L，白细胞总数 4×10^9/L，诊断为急性无黄疸性肝炎，舌苔黄腻，脉沉迟无力。由于肝气郁结，湿热阻滞，面色灰暗，胃气损伤已重，治宜通阳利湿，调和肝脾。

处方：厚朴一钱半，茯苓一钱半，泽泻一钱半，广陈皮一钱，桔梗二钱，砂仁一钱（打），广木香八分。

复诊：面色灰暗减退，腹胀、肠鸣消失，饮食略增，精神稍转好，大便趋于正常，小便微黄，右胁尚觉不舒。转氨酶 400U/L。脉寸尺沉细，两关弦细微数，舌红苔薄微黄腻。治宜调肝和脾，清利湿热。

处方：赤茯苓三钱，生白术一钱，泽泻一钱，猪苓一钱，滑石三钱（布包煎），山茵陈二钱，石斛三钱，豆卷三钱，通草一钱，藿香一钱，黄连五分（吴萸水炒），焦三仙各三钱，乌梅二枚。

三诊：服药后食欲见好，大便已正常，小便微黄，尚觉头晕，脉濡，左关微弦数，舌苔减。治宜茵陈四苓散合越鞠丸加味。

处方：茵陈三钱，连皮茯苓三钱，生白术二钱，猪苓一钱半，香附一钱半，建曲二钱，川芎一钱半，焦栀子一钱，荷叶三钱，石斛三钱，通草一钱，麦芽二钱，泽泻一钱半。

四诊：头晕减，微有恶心，肝区微痛，二便正常。脉右三部和缓有力，左寸尺弱，左关弦大，舌正苔黄白腻。宜调肝胆和脾胃。

处方：柴胡一钱半，枳实一钱半，杭白芍二钱，炙甘草一钱，法半夏三钱，黄连八分，吴茱萸三分，川郁金二钱，制香附一钱半，茯苓三钱，竹茹三钱，陈皮一钱半。

调治后转氨酶恢复正常出院。

案3　蒲辅周案

闵某，男，9岁。1964年4月19日初诊。

腮腺炎发病已1周，两侧肿痛，体温40℃，用金银花、菊花、连翘、板蓝根等清热解毒药，高热、肿势未能控制，请蒲老会诊：头胀身重，困倦无力，不思饮食，小便短黄，脉浮濡而数，舌苔黄腻。春雨连绵，由湿热内蕴上蒸。治宜通阳利湿。

处方：藿香三钱，佩兰二钱，杏仁二钱，连皮茯苓三钱，苡仁四钱，前胡一钱，僵蚕二钱，苦桔梗一钱，生甘草五分，通草一钱，淡豆豉三钱，葱白三寸（后下）。2剂。

4月22日复诊：服药1剂后，周身微汗出，体温下降，小便利，肿势明显消散，头胀身重随减。服2剂后体温趋于正常，饮食增加，脉濡微数，舌尖略红，黄腻苔退而未净，病势大减，余邪未净。

原方去豆豉、葱白，加苇根四钱、炒栀子一钱，继服2剂而愈。

案4　黄文东案

秦某，女，49岁，工人。初诊日期：1975年6月21日。

全身浮肿已八九年，腹胀，食后更甚。身重无力，大便溏，小便甚多，每逢夏季加甚，冬日较舒。曾经中西医治疗，均未见效。舌质淡，苔灰厚腻，脉濡细，由于脾虚湿重，气机运行失常，充满于肌肤，因而发生浮肿。治以健脾燥湿为主，用胃苓汤加减。

苍白术三钱，川朴一钱半，茯苓四钱，炙甘草一钱半，桂枝一钱半，木防己四钱，赤芍四钱，槟榔一钱半，焦神曲四钱。14剂。

二诊：1975年7月5日。腹胀浮肿已减，舌苔厚腻微黄未化，二便通利。仍守原法。

前方加藿香、佩兰各三钱。7剂。

三诊：1975年8月2日。服药时断时续，病情尚不稳定。近来浮肿减轻，二便通调。舌苔薄黄，脉濡细。仍守原法。

前方去川朴。14剂。

四诊：1975年8月30日。浮肿基本退尽，略有轻度腹胀。精神已振，纳食有时欠香，舌苔薄腻中黄，脉濡细已较有力。余湿未清，脾胃功能渐复，从初诊以来，单服中药治疗，病情已趋稳定。仍拟前法加减。

初诊方去槟榔，加陈皮三钱。

案 5　吴佩衡案

甘某，男，年 20 岁，云南姚安县人，住昆明市武成路。体素健壮，1928 年 6 月 12 日，值暑热天气，外出旅行，汗多渴饮，因畏热贪凉，遂避暑休息于大树阴凉之下，汗出则腠理疏泄，复被凉风吹袭感冒而起病，初起即懔懔憎寒，口渴思饮，头身不适，返家后渐次发热，渴饮更甚，头身疼痛，小便短赤，延余诊视，脉来弦浮而数，面赤唇红，舌红而燥，良由酷暑伤阴，邪热内壅，复被表寒闭束，腠理不通而成表寒里热之证。拟仲景麻黄杏仁甘草石膏汤表里两解以治之。

处方：生麻黄 10g，生石膏 24g（碎，布包），杏仁 10g，甘草 10g。

6 月 13 日复诊：服上方 1 剂后即汗出淋漓，发热退，头体疼痛已愈，继以清热养阴之剂肃清余热，拟方人参白虎汤合生脉散。

处方：沙参 20g，生石膏 15g（碎，布包），知母 12g，寸冬 15g，生地 12g，甘草 6g，粳米 10g。

6 月 14 日复诊：原已脉静身凉，今又身反灼热，渴饮更甚，唇焦舌干而起芒刺，脉来洪数，何以服清热养阴之剂，病反沉重，邪热更甚，是投药失宜，抑或余邪再燃？询及由来，病者三四日大便不通，经亲友介绍服通便丸一包，内有巴豆温下等药，服后大便虽泻通数次，但反而热势再张而成状，始知为错服温热丸药所致。当即急以人参白虎汤加重分量，并加黄连、麦冬、玄参以清心肺之热而滋水生津，佐绿豆以解巴豆之热毒。

处方：土人参 24g，生石膏 36g（碎，布包），知母 12g，黑玄参 12g，川黄连 6g，寸冬 24g，小绿豆 15g，生甘草 6g，白粳米 12g。

6 月 15 日复诊：此方服后，尽然汗出热退，口津回生，舌苔芒刺变软，小便色虽黄赤，但已较长，脉沉细而带数象，手心尚热，仍喜冷饮。此乃大病已退，邪热未净，真阴尚虚，再以养阴生津而清余热治之。

处方：黑玄参 12g，生地 15g，寸冬 15g，知母 12g，沙参 15g，杭芍 15g，石膏 12g（碎，布包），小绿豆 10g，甘草 6g。

6 月 16 日复诊：脉已和缓，手心热退，渴饮止，津液满口，小便清长，神食较增，继以生脉散加芪、当归、杭芍，2 剂而痊。

处方：沙参 15g，寸冬 12g，五味子 3g，当归 12g，口芪 24g，杭芍 12g，甘草 6g。

甘某暑证痊愈后，随即介绍其同窗学友李某来诊。李亦患暑证，病已六七日，脉来浮洪，面赤多汗，壮热烦渴而喜冷饮。唇焦舌红苔白而燥，食物不进，小便短涩而赤。曾服黄连、黄芩、枳壳、栀子、连翘、薄荷、木通、滑石、藿香、香薷等药无效，此系暑邪伤阴，津液枯燥，内热如焚，误服此等苦燥辛散之剂，更增伤津耗液之弊。虽有苦寒之药夹杂其方，犹如杯水无力以救车薪，遂拟人参白虎汤加味治之。

处方：沙参 24g，生石膏 60g（碎，布包），知母 12g，寸冬 24g，生地 15g，玄参 12g，杭芍 12g，甘草 6g，粳米 12g。

次日复诊：1 剂后即汗出淋漓，邪热溃退，真阴来复，唇舌较润，烦渴已减少，小便转长，但色仍赤。继以清暑解热、养阴生津之法，原方加减主之。

处方：沙参 15g，石膏 12g（碎，布包），寸冬 12g，五味子 3g，知母 10g，杭芍 12g，尖贝 10g，竹叶 5g，甘草 6g。

上方服后，脉静身凉，舌润和，口津生，烦渴止，小便清长，食量渐增，以生脉散加当归、杭芍、生地，连服 2 剂，邪去正安，食增神健而愈。

案 6　何任案

徐某，女，38 岁。初诊日期：1976 年 4 月 8 日。

夙有肺疾，头晕乏力，夜寐欠佳，纳滞，大便烂，以健脾益肺为主。

处方：北沙参 9g，平地木 15g，党参 12g，鸡血藤 30g，泡远志 4.5g，杞子 12g，炙甘草 6g，白术 12g，茯神 12g，糯稻根 9g，焦枣仁 12g，阿胶 12g。7 剂。

复诊：1976 年 4 月 15 日。药后夜寐已安，头晕疲乏等均瘥，纳已展，大便转常，原方意进。

处方：北沙参 9g，平地木 16g，党参 12g，鸡血藤 30g，泡远志 4.5g，杞子 12g，阿胶 12g，山药 15g，炙甘草 6g，茯神 12g，焦枣仁 30g，红枣 30g。7 剂。

案 7　刘渡舟案

张某，男，36 岁。

素有饮酒癖好，因病心下痞满，时发呕吐，大便不成形，日三四次，多方治疗，不见功，脉弦滑，舌苔白。

辨证为酒伤脾胃，升降失调，痰从中生，痰饮使胃气上逆而呕吐，脾虚气寒则大便不成形，中气不和，气机不利，故作心下痞。

处方：半夏 12g，干姜 6g，黄芩 6g，黄连 6g，党参 9g，炙甘草 9g，大枣 7 枚。

服 1 剂，便泻出白色黏液甚多。呕吐遂减十分之七，再 1 剂，痞与呕吐俱减，又服 2 剂，则病痊愈。

案 8　王显夫案

陆某，男，18 岁。

起病已 10 余日，邪尽化热，体温 40℃有零，而面容苍白，四肢寒冷，皮肤微热，脉沉细而数，舌苔焦黑无液，神志昏迷，谵语，鼻煽，气急而微，口甚渴，肢体震颤；胸腹间白痦隐约不明，色灰白无光彩，小溲赤，便不行。病邪已从营分深入厥阴，阴液将绝，元气将脱，勉拟一方冀挽回于万一。观此病，前医处方类同，似乎不谬。余方仅加人参、枫斗二味。

处方：吉林参 6g（另煎兑），鲜生地 15g，黑山栀 12g，炒丹皮 12g，羚羊片 2.4g，鲜沙参 12g，连翘 12g，薄荷叶 1.8g，龙齿 15g，石决明 30g，桑叶 9g，葱白头 2 个。

另用老枫斗 3g（煎汁代茶）。

服药后，震颤、谵语、气急均较平定，鼻灰亦淡。体温略又降。吐黏痰，略有咳嗽，病邪已有外达之机，遂以原方加青蒿、竹茹、天竹葵三味，连服 1 剂，得微汗，四肢为其调治，月余而愈。

案 9　赵炳南案

胡某，男，31 岁。初诊日期：1964 年 7 月 11 日。

主诉：全身起风疙瘩已 14 年，近 3 日来发作。

现病史：全身出风疙瘩已 14 年，每至春秋即发，阴天加剧，作痒，时隐时现，曾于某医院治疗，诊断为荨麻疹。服抗过敏药后即减轻，停药后仍复发。近 3 日来全身发冷、瘙痒明显，伴有腹痛，大便溏泻，胸闷，否认寄生虫史。

检查：躯干、四肢散发大小不等、形态不一的粉红色斑，稍隆起，部分皮疹融合成片，有搔痕、血痂。

脉象：细数。

舌象：舌苔白，舌质淡红。

西医诊断：慢性荨麻疹急性发作。

中医辨证：腠理不固，外感风邪。

立法：疏风，止痒。

方药：麻黄一钱半，荆芥穗二钱，防风二钱，杏仁泥二钱，白鲜皮五钱，地肤子四钱，僵蚕三钱，桑白皮二钱，秦艽五钱，金银花七钱，茵陈蒿三钱，丝瓜络三钱。

1964年9月23日，经服药34剂，皮疹由大渐小，由多渐少，逐渐消失，痒感亦除，经复查已无皮疹出现，症获痊愈，于1964年10月20日患者来信说：自痊愈后已半年未再复发。

案10　岳美中案

患者，女，40岁，印度尼西亚人。于1955年曾患胆囊炎，切除胆囊后，常有消化道功能紊乱现象及口腔黏膜溃疡。近两年来口疮频作，每因吃煎熬熏炙多油的食物或劳累后即发作，下肢无力，月经35日一行。1962年2月14日初诊，脉象左尺较右尺浮大。此乃肾阴不足，虚火上浮之候。法当滋阴降火，以六味地黄汤加减。

处方：生地12g，萸肉6g，山药6g，丹皮6g，泽泻6g，茯苓9g，竹叶9g。

水煎服，每日1剂，投5剂。

1962年2月20日诊：口疮大减，体力较前增加，大便一日一行，脉象同前。原方加黄柏1.5g、玉竹9g以清肾火，又服5剂。

1962年2月28日诊：原发口疮已愈，虽吃油煎食物及劳累，左侧舌边有欲生口疮之征象，但未形成。脉象同前，仍以前方加减服之。其后虽因工作繁忙，舌边稍感不适，但未发生溃疡，至4月2日，口腔虽仍有不适感，但已月余未发口疮。此久亏不可连补之候，故嘱其常服六味地黄丸，以善其后。

案11　施今墨案

邱某，男，24岁。

患神经衰弱已数年，头痛不能看书，睡眠不实，多梦。近半年来腰酸，易倦，经常遗泄。舌苔正常，六脉软大微数。

辨证立法：肾为精气都会关司之所，相火听命于心，神有所思，君火不降，智有所劳，肾阴不升，心失其命，肾失其守，故多梦而常遗泄，腰为肾府，肾亏则腰酸，脉象软大是属虚损之象，拟抑相火以敛阴，补心阴以滋肾，宜服丸药缓图。

处方：刺猬皮30g（煅），白蒺藜60g，珍珠母30g，生牡蛎30g，石莲肉30g，炒远志30g，川杜仲30g，紫贝壳30g，五味子15g，五倍子15g，肥知母30g，金樱子120g，黄柏皮30g，粉丹皮30g，益智仁15g，缩砂仁15g，鹿角胶30g（另烊兑入），酸枣仁30g，朱茯神30g，炙甘草30g。

共研细末，蜜丸如小梧桐子大，早晚各服10g，白开水送服。

二诊：服丸药3个月，诸症均见好转，但遗精尚未痊愈，再用丸方，以收全功。

处方：黄菊花 30g，刺猬皮 60g，生龙骨 60g，石决明 60g，白蒺藜 60g，石莲肉 30g，生牡蛎 30g，炒远志 30g，五味子 15g，五倍子 15g，制首乌 30g，枸杞子 60g，桑螵蛸 30g，酸枣仁 60g，紫贝齿 30g，缩砂仁 15g，益智仁 60g，朱茯神 30g，鹿角胶 30g（另烊，兑入），川黄柏 30g，粉丹皮 30g，白莲须 30g，肥知母 30g，炙甘草 30g。

共研细末，金樱子膏 480g，炼蜜 420g 合为丸，如小梧桐子大，每日早晚各服 10g，白开水送下。

案 12　程门雪案

田某，男，54 岁。初诊日期：1958 年 4 月 7 日。

水不济火，引动肝阳上亢，失眠多梦，头痛偏左，舌红中剥，脉细弦数，法当滋水济火，平肝潜阳。

大生地三钱，天麦冬各三钱，细石斛三钱，珍珠母六钱（先煎），煅龙齿四钱（先煎），辰茯神四钱（先煎），炒枣仁二钱，夜交藤四钱，夜合花二钱，炒杭菊三钱，嫩钩藤三钱（后下），炒丹皮一钱半。

案 13　施今墨案

马某，男，20 岁。

病将 1 年，初起时自感情欲易动，见异性阴茎勃起，深以为苦，逐渐尿道经常流黏性物，努力排便时亦由尿道滴出黏液，腰酸无力，势成漏精，迫切求治。舌苔正常，六脉细数。辨证立法：相火妄动，欲念时起，见色即遗，无力固摄。拟抑相火、固肾精为治。

处方：桑寄生 25g，砂仁 5g，金狗脊 15g，盐知母 6g，白蒺藜 10g，炒丹参 10g，盐黄柏 6g，沙蒺藜 10g，炒丹皮 10g，石莲肉 20g，五味子 10g，生熟地各 6g，芡实末 15g，五倍子 10g，金樱子 10g。

二诊，服药 4 剂，腰酸见效，漏精也少，近来心情稳定，欲念减少，非如前时常心猿意马之状。

处方：前方加莲须 10g、益智仁 10g。

再服数剂。

三诊：服药 6 剂，自觉心神安稳，杂念全消，漏精间或有之，拟用丸方巩固。

处方：二诊方加 3 倍量，共研细末，金樱子膏 600g 合药为丸，如小梧桐子大，早晚各服 10g，白开水送服。

案 14　蒲辅周案

董某，女，22 岁。1973 年 9 月 22 日因慢性肾炎急性发作而住院。

经中西医积极治疗后，于 1974 年 3 月以后肾炎基本好转。但于同年 2 月 9 日起反复出现周期性发热，每次高热连续 7～10 日，最高达 41.2℃，一般在 38～39℃，一日中体温高峰无定时，有时早晨最高，有时中午最高，发热期间一日中体温最低时也可降至正常。发热时伴有腰及双膝痛较甚，两腿发沉、发酸、无力，恶心，纳差，食后上腹痛，口苦，心烦，心慌，气短，手足心热，汗出以面部及上半身为多，也偶有头痛、咽痛等症，两次发热间隔约为 13～16 日。

患者所在地区为波状热高发病区，有接触牲畜排泄物史。实验室检查：白细胞及血小板正常，血沉 101～130mm/h。两次查血未找到狼疮细胞及血寄生虫。谷丙转氨酶 210U/L，其他肝功能正常。波状热血清凝集试验：第一次玻片法 1∶50 凝集，试管法 1∶40 凝集，第二次玻片法 1∶40 凝集，试管法 1∶20 凝集。布氏杆菌皮内试验 12 小时（±），24 小时基本消退。血培养（−）。X 线胸片及消化道造影均阴性。骨髓穿刺检查大致正常。按波状热用多种抗生素治疗，未见明显疗效，中医曾用清热解毒法，后改为在发作时用达原饮加味，不发热时先用补中益气汤，后又改为参芪、知柏、麦味地黄汤加味，虽发热程度较前有些减弱，但仍有周期性发热。

于 1974 年 8 月 7 日请蒲老会诊，患者发热 39℃，头痛，腰膝关节痛，多汗，纳呆，恶心。脉弦数，舌边红，苔黄白腻。蒲老意见，结合脉证，起病前又曾受寒、受湿，分析病因、病史，由受寒湿引起，经过治疗，肾炎虽有好转，但寒湿之邪仍未去净，并有化热的趋势。现正当暑天，治此病有困难，按患者病情，应用五积散合四妙丸加泽泻、木瓜，共为粗末，每包一两，用纱布包煎 1~2 包。因近来天气较热，不能用上方，待气候凉爽后再用。目前阶段宜用下方：

茵陈三钱，青蒿三钱，泽泻一钱，苍术一钱，黄柏一钱，苡仁四钱，牛膝一钱，木瓜一钱，荷叶二钱，神曲二钱。

服 1 个月后，再服五积散加味方。

8 月 13 日：药后已不发热，诸症减轻。今日尿酚红试验，两小时排泄总量 65%。尿常规：蛋白质微量，无红细胞及管型，血清肥达试验（−），继服上药。

8 月 19 日：11 日来未再发热，自觉轻度腿软及腰痛，一般情况见好。血、尿、便、胆汁培养均无细菌生长，胆汁常规检查无异常。继服上药。

8 月 31 日：从 8 月 26 日开始，每晚又发热，在 37℃ 以下，仅 28 日晚上为 38.5℃，伴腰酸，膝及肘关节痛，30 起已退热。脉沉细，舌正苔薄等。仍服前方。

9 月 5 日：药后将近 1 个月，这次发热间隔 19 日，发热 4 日，高峰为 38.5℃，只一两小时便降。余均在 37.6℃ 以下，病情大为好转。发热时尚伴有关节痛及腰痛，但无明显纳减，也无心悸、气短等症。按原计划，每日用五积散两包，纱布包煎，加黄柏七分、泽泻一钱、木瓜一钱、牛膝一钱、生苡仁二钱，共煎两次，总量为 400~500mL，分 3 次服，可连服 1 个月。

9 月 28 日：近来已 30 日未发热，情况良好，尚有腰膝轻痛，夜间四肢胀，其他无不适。原方继服，加木瓜丸，早晚各服一丸。

10 月 8 日：仍有轻度腰腿痛，已 40 日未发热。复查尿常规正常，血沉 25mm/h。脉沉细，舌正苔微黄。由于木瓜丸缺药，仍用原方继服。

11 月 29 日复诊：近来波状热补体结合试验阴性。患者情况良好，已 3 个月未发热而出院。

案 15　岳美中案

李某，女，10 岁。病孩由其父抱持而来，合眼眵糊，伏在肩上，四肢不自主地下垂软瘫，如无知觉状。其父代诉：病已 3 日，每到中午午时和午夜子时左右，即出现上述症状，呼之不应，但过一时许，即醒起如常人。岳见病状及聆病情亦感茫然，讶为奇症。乃深加思考，得出子时是一阳生之际，午时是一阴生之际。子午两时正阴阳交替之候，而出现痴迷及四肢不收之病状，则治疗应于此着眼，但苦无方剂，辗转思维，想到小柴胡汤是调和阴阳之方剂，故投以二剂试治。不意其父隔日来告服药二剂，已霍然如常人，即拟上学读书云。

三、逻辑辨证思维法

逻辑思维是指人们在认识过程中借助于概念、判断、推理反映现实的过程。逻辑思维方法，则是根据事实材料，遵循逻辑规律、规则来形成概念、做出判断和进行推理的方法。主要有形式逻辑的方法，如比较、分析、综合、抽象、概括、演绎和归纳；辨证逻辑的方法，如分析和综合相结合的方法、逻辑的和历史相结合的方法。

中医传统临证思维中的一个基本方法，就是根据客观现象，即病人的症状和体征，判断其所患何证、辨证分型如何等，最终确定临床的选方用药。然而，在日常门诊的工作过程中，要在短时间内准确而全面地判断病情，并非易事，这就要求临床医生能在不充分的条件下做出必要的判断。因此，在正确判断和错误判断之间，就不可避免地重复着这样一个过程：判断由较肤浅逐步走向较深入；判断由基本正确走向更加全面。这样一个认识深化的过程突出地体现在了名老中医们临证经验不断积累的过程中。

前贤们在几千年与疾病的斗争中，总结了一套较完整的防病治病理论和经验。是对某一疾病的主要本质特征及主要发生发展转化规律的反映，即所谓的典型症状和规律。然而，疾病的错综复杂，往往给临床医生的判断设置了各种障碍；典型与非典型并行；典型与非典型交织；典型被非典型淡化；甚至典型被非典型掩盖等。从而出现似是而非、真假莫辨的局面。因此，名老中医们在临证中充分运用逻辑思维的手段，或透过现象看本质；或抓住主要矛盾及矛盾的主要方面；或采用非此即彼的排他法；或亦此亦彼的兼容法；或整体分解的分析法；或联系统一的综合法；或从个别事实到一般规律的归纳法；或由普遍原理到特殊结论的演绎法等，使其能在纷纭繁复的现象中，抽丝剥茧，抓住疾病病机症结之所在，大大地提高临床的疗效。

案1　戴丽三案

杨某，女，15岁。

病已1周，初病发热，呕吐，泻利，头痛，恶寒，曾先后延医诊治无效。现呕逆不止，腹痛硬满，面赤，烦躁。仍感头痛，恶寒，手足僵冷。查其以前所服诸方，均以小柴胡汤为基础，甚至加三棱、莪术攻伐，服后月经适来，病更加剧。察其脉细而欲绝，舌淡紫，与上述病情合参，乃寒入厥阴，其病在肝。肝与胆相表里，肝寒而气郁不开，则影响于胆，气逆不降，故呕逆不止。厥阴为风木之脏，木郁克土，故腹痛硬满。寒入于阴，则阳浮于上，故面赤。吐泻后，阳气与津液俱伤，心肾不交，水火离隔，故烦躁。厥阴外证未解，故头痛、恶寒。肝脾不和，阳明不能达于四肢，故手足僵冷。小柴胡汤乃和解少阳之方，其所以误者，因惑于发热、呕吐，未注意尚有太阳表证之头痛、恶寒，阳明之下利也。若当时投以葛根汤，两解太阳、阳明之邪，则其病早愈。由于越经用药，引邪深入，柴、芩皆清泻肝胆之品，反复用之，攻伐太过，以致病情加剧。幸患者年轻，生机旺盛，正气尚能支持，急投以《伤寒论》当归四逆加吴茱萸生姜汤加味。

处方：当归12g，桂枝9g，炒杭芍12g，炒吴萸6g，细辛2g，通草6g，炒小茴6g，砂仁6g，川黄连3g，炙甘草6g，烧生姜3片，大枣3个。

方中当归、桂枝、杭芍温经活血，细辛散少阴之寒，吴萸、生姜散寒止呕，炙甘草、大枣补中生血，通草通经络利关节，尤在泾谓本品有"通脉续绝之功"，加小茴、砂仁以理气通滞而止痛，少加黄连，配吴萸，取"左金"之意，以平肝而为反佐。

上方服后，次日来诊，呕逆全止，肢已转温，面赤、烦躁、腹痛均减，续处以吴萸四逆汤。

处方：黑附片60g，炒吴萸9g，干姜12g，炙甘草6g。

此方本可先用，其所以不先用者，在于本病既经误治克伐，不但厥阴外证未解，且使肝血为寒所凝而不能畅运，故先予当归四逆汤温血达表，以作向导，继以吴萸四逆汤，温中扶阳，驱除浊阴，如此施治，始可引邪向外一举而平，故服第二方后，诸症悉除，且满身出现红斑，此病邪由里达表，已收预期之效，乃因势利导，以四逆汤振奋阳气，驱邪外散，遂告痊愈。

案2 衣震寰案

高某，女，32岁，鸡西市照相馆职工。于1971年3月4日就诊。

1968年5月因产后体弱缺乳，自用民间方红糖、蜂蜜、猪油各两合温顿服。由于三物过腻，勉强服下2/3，其后即患腹泻。经某医院诊断为"胃肠神经官能症"，3年来，中西医多方治疗未效。其面色苍白无华，消瘦羸弱，轻度浮肿，体倦，询晨起即泻，日三五行，腹泻时腹无痛感，辘辘有声，短气，口干不饮，恶心不吐，上半身自汗，头部尤著。诊其右脉沉伏微细，左略兼细滑之象，舌苔白滑。当时误认此证是久泻脱阴脱阳，即用大剂六君子汤加减，重用人参，以为中气复健，证或可挽，不料服后转剧。

复诊：药后心下满痛愈增，腹泻加剧，达日十余行。脉证合参，一则其证固虚；二则心下满痛拒按是留饮结聚属实；三则口虽干而不欲饮，属饮阻气化，津不上承；四则身半以上自汗属宿饮阻膈，阳不下通，徒蒸于上；五则脉沉伏而左兼细滑，是伏为饮阻，滑为有余，里当有所除。细询之，泻后反觉轻松，心下满痛亦得略减，继则复满如故，如此反复发作，痛苦不堪。宗《金匮要略》："病者脉伏，其人欲自利，利反快，虽利，心下续坚满，此为留饮欲去故也，甘遂半夏汤主之。"随定下留饮一证，投甘遂半夏汤一剂：

甘草10g，半夏10g，白芍15g，蜂蜜50g，甘遂3.5g。

先煮甘草、半夏、白芍，取汁100mL；合蜜，将甘遂研末兑入，再微火煮沸，空腹顿服之。

三诊：药后腹微痛，心下鸣响加剧，2小时后连泻七八次，排出痰浊水样便，泻后痛楚悉除，自觉3年来从未如此轻松，后竟不泻，调养1个月，康健恢复工作，追访未复发。

案3 朱南山案

姜某，女，42岁，生8胎，末次人工流产手术后，月经初尚正常，4个月后，忽然行经过多，形成崩漏，持续五六个月，淋漓不断，形瘦，心跳，失眠，腰酸，心中懊恢。复刮子宫2次，崩量更多。西医认为必须切除子宫，方能止血，患者不愿，转请中医治疗。服补气益血止涩药多剂，未见功效，乃来先君处求治。所述症状，如头晕眼花、腰酸肢软、精神疲倦等，多属虚象。唯按其小腹，则坠隐作痛，切其脉则虚细而涩。先君认为久病血出甚多，固属虚亏，但其内尚有残余瘀滞未化，因此新血未能归经，前服补养固涩剂未能见效，关键即在虚中有实，遂处将军斩关汤方：

熟军炭3g，巴戟天9g，仙鹤草18g，茯神9g，蒲黄炒阿胶9g，黄芪4.5g，炒当归9g，白术4.5g，生熟地各9g，焦谷芽9g。

另用藏红花0.9g、三七末0.9g。上两味用红茶汁送服。

甫服一剂，崩即停止，再经调理，恢复健康。

案 4　施今墨案

艾某，男，28 岁。

1 年多来遍身痛楚，天气变化，症更加重，历经大连、哈尔滨、沈阳等地医院诊疗，诊为风湿性关节炎。经常有疲劳感，体力日渐不支，饮食二便尚属正常。舌苔薄白，六脉沉软无力。辨证立法：工作生活地处阴寒，汗出当风，病邪乘虚而入，积蓄日久，治未及时，风寒之邪由表及里，邪入日深，耗伤气血，六脉沉软无力，为正气不足之象，正虚邪实，当以搜风、逐寒、益气、活血治之。

处方：川附片 15g，乌蛇肉 30g，杭白芍 10g，制全蝎 4.5g，川桂枝 10g，酒地龙 10g，酒川芎 4.5g，西红花 3g，酒当归 12g，酒玄胡 6g，生熟地各 6g，石楠藤 12g，北细辛 3g，炙甘草节 10g。

二诊：初服 2 剂无效，继服 2 剂，周身如虫蚁蠕动，疼痛有所减轻，遂又连服 4 剂，自觉全身较前清爽舒畅，但仍易感疲劳。患者疼痛减轻，周身清爽，是风寒之邪已被驱动；仍感疲劳，乃正气不足。拟加用益气之药，扶正祛邪，一鼓作气以收全功。

处方：前方去红花、延胡索，加党参 15g、黄芪 30g、姜黄 10g，附片加至 30g。

三诊：服药 6 剂，疼痛减轻甚多，精神转旺，嘱再服 10 剂后，原方加两倍改为丸药再服。

案 5　印会河案

一孟姓男病人，年 20 余，本院学生，患神志昏乱，时或侵人。同学七八人守护，动遭其打。余第一次视诊时，病人根本不接受，询知数日来未见病人大便，且知其有失眠史，故仍按顽痰怪证、痰火内结论治，用礞石滚痰丸治之。初用半包（9g），便未行，第二次增至一包（18g），又未见有大便，神志昏昧，烦躁不眠，一如既往。因病人年轻体壮，虑有病重药轻之弊，乃增用礞石滚痰丸至一包半（27g），数小时后得便，病人随即神倦思眠，诸症渐减，后遗失眠多梦，经调治而瘥。休学 1 年，次年复学，顺利毕业，未再发病。

案 6　何世英案

庞某，女，4 个半月。于 1970 年 7 月 1 日入院。

发热、腹泻、呕吐 10 余日，近 5 日病情加重。入院 5 日来仍发热，腹泻也未减轻，昨日达 22 次，有时呕吐，口不渴。自昨日禁食 12 小时。要求中医会诊，在止泻方面积极发挥中药作用。

7 月 6 日中医会诊所见：精神弱，面色暗，前囟及眼窝凹陷。腹部胀满，肠鸣音弱。大便呈淡黄色稀便，量多，尿少。舌质红，舌苔白腻而黏；脉象濡而数，体温 39℃。

辨证：暑湿夹食作泻（西医诊为中毒性消化不良，有脱水征）。

治法：清暑解毒，利湿止泻。

方药：六一散 12g，藿香、葛根各 4.5g，云苓、大腹皮、炒扁豆各 6g，姜厚朴、苏叶各 3g。

7 月 7 日复诊：今日热退，身有微汗，未呕吐，腹胀减轻，尿渐增多。大便每日 10 次（禁食下），色质略有好转。口润，舌已不黏腻。证属暑湿渐化，脾虚益显，拟集中药力，健脾止泻。

方药：党参、云苓、炒白术、炒泽泻、广陈皮、白扁豆、莲子肉各 9g，炙甘草 3g，炒山药 12g，六一散 9g，大腹皮 6g，苍术 4.5g。

7月 9 日复诊：精神好，纳可，腹胀消失。昨日大便 10 次，午夜至今晨大便 2 次，水分已少，尿量增多。脱水征（+），已停止静脉滴注。

方药：党参、云苓、炒泽泻、补骨脂、炒白术、炒薏米各 9g，炙甘草 3g。每日 1 剂。

7月 13 日复诊：一般情况好，面色红润，精神好。大便日二至三次，色质正常。通知出院。

案 7 叶熙春案

蒋某，男，18 岁。

春温壮热，一候未解。烦躁不安，渴喜多饮，面赤口臭，舌唇焦燥，时有谵语，不思纳谷，大便八日未解，曾服辛凉之剂未效。脉象滑数，舌苔黄糙而燥。

辨证：春温腑实。

治法：清上泄下，宜凉膈散化裁。

处方：青连翘 9g，黑栀 9g，淡子芩 6g，知母 12g，生锦纹 6g，元明粉 4.5g（冲），全瓜蒌 9g，炒枳壳 4.5g，花粉 6g，生甘草 2.4g，原干扁斛 9g（劈，先煎）。

二诊：前方服后，今晨便下燥矢甚多，壮热略减，已能安寐，唇舌之燥不若前甚。脉数苔黄，阳明腑实虽清，而经热未解，久热阴液初劫，再拟养阴清热泄之。

处方：生石膏 30g（杵，先煎），知母 9g，西洋参 6g（先煎），原干扁斛 9g（劈，先煎），花粉 9g，鲜生地 24g，青连翘 9g，淡芩 4.5g，生甘草 2.4g，川贝 9g，全瓜蒌 12g。

三诊：服人参白虎汤加减，身热顿减，渐思纳谷，舌苔薄黄，脉见小数，伏邪已得外达，再拟清养胃阴，以撤余邪。

处方：太子参 6g（先煎），原干扁斛 9g（劈，先煎），知母 12g，生石膏 24g（杵，先煎），鲜生地 24g，淡子芩 4.5g，青连翘 9g，生甘草 1.5g，冬瓜仁 12g，川贝 4.5g，云苓 9g。

前方进 2 剂，身热退尽，后以原方去淡芩、石膏，加麦芽，续服二三剂，渐次而愈。

案 8 程门雪案

姚某，男，成年。初诊日期：1955 年 2 月 16 日。

病起 5 日，身热高亢，得汗不解，头痛，胸闷泛恶，肠鸣泄泻，苔腻口苦，脉浮濡滑数。春温之邪夹湿滞互阻，肠胃运化失常，症势鸱张，毋忽。

处方：清水豆卷 12g，黑栀 6g，银柴胡 3g，薄荷叶 3g（后下），辰赤苓 9g，块滑石 12g，福泽泻 6g，金银花炭 12g，煨葛根 4.5g，制半夏 4.5g，姜川连 0.9g，酒炒黄芩 4.5g，甘露消毒丹 15g（包煎）。1 剂。

二诊：热势较低，泄泻已瘥，腹痛未尽，胸闷泛恶见减，夜不安寐，苔腻口苦，脉濡滑数，春温湿滞互阻，肠胃三焦不和，再投葛根芩连加味，原方出入为继。

处方：煨葛根 4.5g，水炒川连 1.2g，酒炒黄芩 4.5g，清水豆卷 12g，黑栀 6g，银柴胡 3g，辰赤苓 9g，块滑石 12g，福泽泻 6g，金银花炭 12g，焦六曲 9g，甘露消毒丹 15g（包煎）。1 剂。

三诊：泄泻止，身热退，胸闷，泛恶亦轻，夜寐较安，苔薄，脉濡小数。再以原方出入，以尽余波。

处方：清水豆卷 12g，黑山栀 4.5g，银柴胡 3g，霜桑叶 9g，辰赤苓 9g，块滑石 12g，福泽泻 6g，炒银花 12g，象贝母 9g，薄橘红 4.5g，生苡仁 12g，梗通草 3g，甘露消毒丹 12g

（包煎）。3 剂。

四诊：从略。

五诊：用三仁汤合桑菊饮。此时大邪已去，汗泻之后，自然疲乏，对余邪只需用轻扬之品；化里湿仅投以芳香轻宣以尽余波。无须再用重药，以免耗伤体力。

案 9　何任案

刘某，女，17 岁。初诊日期：1964 年 8 月 7 日。

痛经已有四五载，均为经来第 1 日作痛，经色暗黑有块，无胸闷，腰不酸，苔薄白，脉微弦，以疏理肝脾、调和气血为治。

处方：当归 9g，台乌药 4.5g，白术 6g，柴胡 3g，制香附 9g，生姜 1 片，黄芩 3g，炒赤芍 9g，生草 4.5g。4 剂。

二诊：1964 年 8 月 10 日。药后无何不适，续用原方。

处方：当归 6g，制香附 9g，甘草 4.5g，栀子 6g，砂仁 3g（杵），绿萼梅 4.5g，丹皮 3g，柴胡 3g，赤白芍各 4.5g。5 剂。

三诊：1964 年 8 月 17 日。本次月经比上次早，腹不痛，4 日而净。

处方：绿萼梅 4.5g，白术 6g，路路通 9g，制香附 4.5g，陈皮 6g，小青皮 4.5g，玫瑰花 5 朵。4 剂。

四诊：1964 年 8 月 24 日。右下肢酸痛，以疏理为治。

处方：秦艽 6g，丝瓜络 9g，生草 6g，桑枝 9g，伸筋草 9g，川断 6g，白术 6g，新会皮 4.5g。3 剂。

五诊：1964 年 9 月 4 日。经行仍有腹痛，经色暗有块，治以理气行血，调肝为治。

处方：当归 6g，台乌药 4.5g，制香附 9g，柴胡 3g，甘草 4.5g，赤白芍各 4.5g，延胡索 6g，丹皮 3g，绿萼梅 4.5g，砂仁 3g（杵），失笑散 9g（包煎）。3 剂。

服完续服丸剂：

四制香附丸 150g（每日早晚各一次，每次 9g）；失笑散 24g（每日吞一次，每次 9g）。

六诊：1964 年 9 月 21 日。右下肢仍有酸痛，经行时腹痛已有好转，仍以原法兼舒络治之。

处方：秦艽 6g，丝瓜络 9g，川断 6g，桑枝 9g，伸筋草 9g，生草 6g，陈皮 4.5g，白术 6g。3 剂。

另配：

四制香附丸 150g（每日早晚各一次，每次 6g）；失笑散 180g（每日服一次，于经前服，痛时滚开水冲服 18g，分 2 次服）。

七诊：1964 年 10 月 19 日。痛经显见好转，本次月经 7 日行，基本应期，续丸剂图之。

处方：四制香附丸 150g（每日早晚各一次，每次 6g）；失笑散 24g（分包），每于经行腹痛时滚开水冲服 1 包。

八诊：诸症均然，仍投上方之丸散剂，以资巩固。

案 10　何任案

许某，女，28 岁。初诊日期：1975 年 4 月 17 日。

经来小腹胀痛，色紫暗，有血块，且淋漓多日，脉涩，舌见紫筋。以活血调经为治。

处方：当归 9g，干地黄 12g，赤白芍各 9g，桃仁 6g，制香附 9g，川芎 4.5g，延胡 6g，红花 4.5g，逍遥散 12g（包煎）。5 剂。

二诊：1975 年 4 月 22 日。服药第 3 日经行色暗，而量不多，腹痛减轻，续宜疏调。

处方：当归 9g，干地黄 12g，川芎 4.5g，白芍 9g，制香附 9g，红花 4.5g，丹参 9g，鸡血藤 9g，桃仁 6g。5 剂。

案 11　施今墨案

杜某，男，26 岁。

昨晨起发热恶寒，头晕而痛，身肢酸楚，旋即下利赤白，里急后重，日行 20 余次，腹痛，不欲食，小便短赤。舌苔薄白而腻，脉浮滑。

辨证立法：头痛寒热，表邪方兴，小便短赤，湿郁热蕴，里急后重腹痛下坠，积滞未消。以疏表利湿为法治之。

处方：川桂枝 3g，赤白芍各 6g，银柴胡 3g，炒香豉 12g，吴萸 5g（黄连 5g，同炒），蔓荆子 6g，赤茯苓 10g，煨葛根 10g，赤小豆 20g，炒红曲 6g（车前子 10g，同布包），姜川朴 5g，山楂炭 10g，炒枳壳 5g，炙甘草梢 3g，晚蚕沙 6g（血余炭 6g，用布包）。

二诊：药服 2 剂，寒热晕痛已解，大便脓血减少，已成溏便，日行四五次，微感腹痛里急，小便现赤涩。表证已罢，着重清里化湿，消导积滞。

处方：苍术炭 6g，赤茯苓 10g，青皮炭 5g，白术炭 6g，赤小豆 20g，广皮炭 5g，扁豆衣 6g，血余炭 6g（车前子 10g，用布包），扁豆花 6g，吴萸 5g（黄连 5g，同炒），酒黄芩 6g，炒建曲 10g，焦薏仁 15g，川厚朴 5g，煨葛根 10g，炙甘草梢 3g，白通草 5g，杭白芍 10g（土炒）。

服 2 剂，愈则停诊。

案 12　邹云翔案

唐某，女，20 岁。

一身悉肿半年，同时经闭，用疏风宣肺、通阳利水等法少效。面部浮肿，腹部有移动性浊音，下肢按之没指，形体消瘦，面色暗黄，脉细弱，尿蛋白（+++）。此属血化为水，治当活血化瘀。

处方：生黄芪 9g，桂枝尖 4.5g，赤芍药 9g，西当归 9g，燀桃仁 9g，杜红花 4.5g，川芎 4.5g，马鞭草 15g，路路通 9g，福泽泻 9g，泽兰草 15g。

上方服 1 个月，腹水及下肢浮肿逐渐消退，面色转红润，但月经尚未来潮。尿检：蛋白（++），红细胞（+），颗粒管型（+）。以原方加大黄䗪虫丸 9g，一日分 2 次吞服。1 周后，月经来潮，色紫量多，夹有血块。经来之后，水肿迅速消退。

尿检结果好转：蛋白（+），红细胞管型（-）。治法转从气血双调，培补正气。后来信云，尿蛋白已消失，完全恢复健康。

案 13　任应秋案

盛某，女，28 岁，河津县某工厂职员。初诊日期：1974 年 10 月 16 日。

主诉：1972 年刚好是农历冬至那天，突然发生背部酸痛，当时腰部亦僵直不能活动，从此便卧床休息。第 3 日从臀部开始又发生较剧烈的疼痛，并逐渐向下沿着大腿后侧、腘窝、小腿外侧扩散，一般都呈持续性的钝痛，但一阵阵地又有如针刺样的疼痛。于是更不能活动了，如勉强行走等，疼得更厉害。右侧轻，左侧重，所以只能取右侧卧位。膝关节只能弯曲，不能伸直，伸直即疼痛。经西安第二医院诊断为坐骨神经炎，西医用普鲁卡因做神经周围封闭，可以缓解短时间的疼痛，终究得不到根除，又改用针刺治疗，针环跳、八髎、承扶、委中、阳陵泉等穴，先后针了 3 个月左右，针后即疼痛减轻或不痛，2 日以上不针，疼痛仍然如故，有人建议手术治疗，患者不愿意。

脉来弦紧，舌淡苔薄滑，腰、股、腘窝、腓肠肌、外踝后、足小趾、足掌心等处均有明显的压痛，无论卧、坐、站立，都有减痛姿势。卧则向健侧，屈膝关节，站立时身体向健侧倾斜，更不能取坐位。左侧下肢在髋、膝关节处微屈而足跟不着地。这正是《素问·痹论》"尻以代踵，脊以代头"的表现。喜暖恶寒，凡疼痛处用热敷则减，气候变凉或刮风，疼痛则加剧。痛甚时，身上微出汗。为风寒邪气滞于太阳、少阴两经之候。《灵枢·经脉》说："膀胱足少阳之脉，……从腰中下夹脊，贯臀入腘中，……下贯踹内，出外踝之后，循京骨，至小趾外侧。……肾足少阴之脉，起于小趾之下，邪走足心，出于然谷之下，循内踝之后，别入跟中，以上踹内，出腘内廉，上股内后廉，贯脊，属肾，络膀胱。"患者痛处，与两经经脉循行路线完全相符，结合恶寒喜热、脉来弦紧、舌苔薄滑诸症，其为风寒痹着无疑。用辛温行痹法，拟麻黄附子细辛汤加味。

处方：麻黄三钱，川附片三钱，北细辛三钱，穿山龙一两，桂枝三钱。清水煎，去滓，热服 3 剂。

风寒邪气痹着于足太阳膀胱和足少阴肾经，便以麻黄、桂枝宣散太阳经的风寒，附片、细辛温化少阴经的风寒。重用穿山龙一味，善走两经的大经小络，尽除其深入的风寒邪气，并能温养肾和膀胱。药理实验证明：穿山龙在体内，可能具有类似甾体激素（如可的松）样的作用。对凡因风、寒引起的肢节疼痛症，均有显著效果。

10 月 20 日复诊：疼痛已减轻大半，并稍能行动，唯腰部时有发凉的感觉，仍僵直，不能左右转侧，从臀部以下，疼痛的程度虽减轻，但有麻木感。脉来沉弦，舌质淡，苔少。是入于经脉的风寒已去，而肾和膀胱精气虚损的现象则大露。《素问·脉要精微论》说："腰者，肾之府，转摇不能，肾将惫矣；膝者，筋之府，屈伸不能，行则偻附，筋将惫矣；骨者，髓之府，不能久立，行则振掉，骨将惫矣。"所谓"肾惫""筋惫""骨惫"，无非就是说精气的衰惫。精衰无以温煦经脉，是以关节失灵，不能运动自如。当填精充气，温补肾脏，用桂附地黄丸加减。

处方：熟地黄五钱，山茱萸五钱，白茯苓三钱，泽泻四钱，怀山药六钱，肉桂二钱，川附片三钱，威灵仙六钱，淫羊藿六钱，补骨脂四钱。清水煎，去滓，热服，3 剂。

桂附地黄丸，本为温补精气的要方，以其毫无虚火的表现，故去丹皮。再加入威灵仙专走膀胱，补骨脂专走肾，淫羊藿专走筋骨，使补益精气诸药得以充分发挥作用，而三药又都是助阳益精之品，更能显其相得益彰之妙。

10 月 24 日三诊：患者竟大摇大摆地走来了。腰以下的疼痛完全消除，腰亦能运转自如。唯脉尚沉细，肾膀胱精气尚有继续温补的必要。嘱其将上方再煎服 3 剂外，同时另买 6 剂，共研细末，炼蜜为丸，每丸重三钱，每服一丸，每日入睡前，用淡盐开水送服一次，坚持把丸药服完，则疗效庶几得以巩固。

案 14　赵炳南案

关某，女，35 岁。初诊日期：1965 年 8 月 13 日。

主诉：颈部、两下肢皮肤瘙痒变粗糙已 1 年多。

现病史：1 年多以前开始颈部、两下肢皮肤瘙痒，逐渐发展至全身，皮肤变粗变厚，晚间瘙痒加重，致使不能入睡，饮食、二便尚正常。曾经多次治疗不效，即来门诊治疗。

检查：颈部及双下肢伸侧面和躯干部，有散发铜钱大之皮损，肥厚角化，边缘不整齐，皮纹变深，颜色较正常皮肤稍暗，表面有菲薄落屑，皮损周围可见散在抓痕、血痂。

脉象：沉弦。

舌象：舌苔薄白。

西医诊断：泛发性神经性皮炎。

中医辨证：汗出当风，风邪客于肌肤。

立法：活血散风止痒。

方药：全虫 9g，干生地 15g，当归 12g，赤芍 9g，白鲜皮 15g，蛇床子 9g，浮萍 6g，厚朴 9g，陈皮 6g，炙甘草 9g。

外用止痒药膏、黑豆软膏。

前药连服 9 剂，痒止，皮损变薄，后以紫云风丸巩固疗效，5 日后已基本治愈。

案 15　张赞梅案

邬左，46 岁，教师。

胃痛持续年余，中西药物治疗罔效，经胃肠钡餐检查发现有胃溃疡及胃黏膜脱垂症。半月来胃脘部剧痛，如锥刺刀割，发作有节律性，食后更甚，痛有定处，胃部坚硬拒按，泛恶，大便硬而黑（隐血+++）。舌质紫暗，边有瘀斑，苔薄，脉弦涩。久痛入络，瘀血内结中焦。拟辛通胃络，活血化瘀。

处方：丹参、当归、桃仁、三棱、莪术、九香虫、刺猬皮、五灵脂、生大黄各 9g，红花 6g，乳香、没药各 4.5g，全瓜蒌 12g。

药后大便日行 3 次，胃部坚硬顿消，5 剂后胃痛已止，大便隐血转阴。原方去大黄，续服 7 剂而愈。

案 16　刘天鉴案

颜某，男孩，1 岁多。

1956 年 9 月间，突然高热呕吐泄泻，经县人民医院作急性肠胃炎治疗 3 日，呕泻均止，转向心烦扰乱，口渴索饮，四肢厥冷，其母抱往医院陈医处诊治。陈医以吐泻后四肢逆冷，以为阴寒内盛，拟桂附理中汤，因病势较急，就商于予。予视之，手足虽厥冷如冰，扪其胸部跳动急促，肤热灼手，触其腹部亦如炕。予曰：初病即手足逆冷，桂附理中是为正的，此发病 3 日之后，手足厥冷，桂附理中不可轻试，况患儿舌深绛，溲短赤涩，大便不滑泄，粪呈黑黄色，又带有窘迫，时索冷饮，烦扰不宁，是为阳邪厥逆也，宜四逆散。陈医惑其四肢冰冷，疑四逆散不能胜任。适彭医至，复邀参看此证，彭医亦赞同用四逆散，非急服不可。遂投以此药。服尽 1 剂，夜半手足阳回，心亦不烦，尚能安睡，继以原药 2 剂而得痊愈。

案 17　章庆云案

张某，女，50 岁。

初诊：1957 年 4 月 23 日，胃脘胀满，饥而不能进食 1 个月余，每日吃一两亦感困难，夜寐不安，易怒，苔薄质淡，脉细。曾服大黄苏打片后，腹泻，体重下降。钡餐检查发现胃下垂6cm，胃张力较低。证属中气不足，气滞不畅。治当补中益气，理气畅中。

处方：炒党参9g，黄芪9g，当归9g，八月札9g，厚朴花2.4g，砂仁3g（后下），沉香1.2g，清炙草9g，钩藤9g，磁石30g，宁志丹9g（包）。

二诊：1957年5月8日。服药10余剂，效果不显。胃脘胀满，进食困难依然，苔薄质淡，脉细。体弱气滞湿阻，姑拟芳香化湿，理气畅中，以观动静。

处方：苏藿梗各9g，佩兰9g，厚朴2.4g，苍术4.5g，八月札9g，白豆蔻3g，徐长卿9g，半夏4.5g，白芍9g，生姜9g，六曲9g，清炙草4.5g。

三诊：1957年5月16日。饥仍不能进食，食则胀满益甚，情绪急躁易怒，苔薄脉细。未见好转，日久气滞郁而伤阴。应予养胃阴，清胃热之剂。

处方：生地9g，麦冬9g，升麻9g，当归9g，竹叶9g，连翘9g，黄连2.4g，丹皮9g，炙甘草9g，麻仁丸4.5g（吞）。

连服22剂，症状逐渐改善。于6月4日门诊随访，病号每日进食3两，脘已不胀。

案18　黄寿人案

张某，女，48岁。

两年来失眠健忘，彻夜难寐。曾服镇静剂、谷维素等，收效甚微；用天王补心丹、朱砂安神丸亦不见效。症见烦热、心慌、头晕、腰酸。舌尖红，脉细数。系心、肝、肾阴虚不足，虚热内扰，神明不安。治当滋补肝肾，佐清内热，以三子养阴汤加减。

处方：女贞子、枸杞子、沙苑子、杭菊花、酸枣仁、川黄连、大生地、杭白芍、柏子仁。

二诊：上方进5剂，睡眠即有好转，近因劳累，失眠又发，且纳少神疲，舌红，脉弦细。仍宗上方加减。

处方：枸杞子、女贞子、沙苑子、杭菊花、杭白芍、川黄连、大生地、酸枣仁、柏子仁、炒二芽。仍进5剂。

药后夜寐转安，食纳略增，继宗原法调理。

黄氏认为失眠病，当分清寒热虚实，而临床以虚热证为多见。盖心属火，肾属水，水升火降则阴阳平衡，神安而能寐。若肾水不足，则心火独亢，神动而失眠，乃虚热失眠证的基本病理。因此治疗上，黄氏主张清心滋肾并举，标本兼顾，所以服药不久而痼疾能除。

案19　施今墨案

林某，男，40岁。

病已经年，初起四肢乏力，头晕而痛，逐渐皮肤颜色变黑，尔后口腔、舌尖、齿龈亦均发黑，腰酸腿软，心慌气短，睡眠多梦，食欲欠佳，饭后恶心，大解日行二三次，溏便，经沈阳医大检查，诊断为艾迪生病。舌尖色黑，薄有苔，六脉沉弱无力。

辨证立法：肾者至阴也，其色为黑。《素问·五运行大论》曰："肺生皮毛，皮毛生肾。"故肤色如墨，其病在肾。《普济方》载："肾病其色黑，其气虚弱，呼吸少气，两耳若聋，腰痛，时时失精，饮食减少，膝以下清冷。"治宜强腰肾，调气血法。

处方：川杜仲10g，生地炭15g，沙蒺藜10g，川续断10g，熟地炭15g，白蒺藜10g，破故纸10g，五味子5g，山萸肉12g，怀山药30g，酒川芎5g，酒当归10g，苍术炭6g，云苓10g，炙黄芪20g，白术炭6g，云茯神30g，炙甘草3g。

二诊：服药 6 剂，自觉身体较前有气力，大便亦好转，每日一次软便，食欲增强，仍遵原法丸药图治。

处方：紫河车 60g，山萸肉 60g，上肉桂 15g，大熟地 60g，鹿角胶 60g，金石斛 60g，川附片 30g，酒川芎 15g，酒当归 20g，酒杭芍 60g，川杜仲 30g，沙苑子 60g，炙黄芪 60g，冬白术 60g，川续断 30g，云苓 30g，云茯神 30g，旱莲草 30g，车前子 30g，血余炭 30g，春砂仁 15g，山楂炭 30g，焙内金 30g，粉丹皮 30g，陈广皮 15g，建泽泻 30g，炙甘草梢 30g。

共研细末，怀山药 600g，打糊为小丸，每早晚各服 10g，白开水送。

三诊：丸药一料，3 个月始服完。皮肤黑色减退，口腔、舌尖、齿龈均已不黑，精神体力大为好转，小便亦不深黄，腰酸、腿软、心跳气虚等症大减，再用丸剂，以冀愈可。

处方：肉桂 15g，制附片 30g，大熟地 60g，山萸肉 60g，丹皮 30g，建泽泻 30g，云苓 30g，黄芪 60g，怀山药 120g，酒当归 30g，酒川芎 15g，白术 60g，酒杭芍 60g，鹿角胶 60g，金狗脊 60g，远志 30g，紫河车 60g，五味子 30g，旱莲草 30g，龙骨 60g。

共研细末，炼蜜为小丸，每日早晚各服 10g，白开水送。

四、继承与创新辨证思维法

中医的辨证论治体系，是历代中医学家们长期与疾病斗争的经验积累。其形成的过程，是根据病人外部的症状和体征，以及用药后的治疗效果等归纳总结出对疾病病因病机的认识及其治疗用药的规律。其学术发展的轨迹与直接探查人体内部结构、药物化学成分的西方医学有着显著性的差异。

随着社会日新月异的发展，科学技术的飞速进步，疾病谱的不断变化以及对人体和疾病认识的深入，中医临床辨证中亦出现了明显的变化，在继承传统的基础上，现代中医家不断进取，新领域、新规律、新理论、新方法的不断拓展，对原有理论中的谬误进行质疑，使原有正确的理论进一步完善；在一些未知的领域中进行开拓和创新。赵金铎老先生曾说过："若理论上不学前人，临床上无方无药，则勾绳皆废，流散无穷；相反，若囿于经典，生吞活剥，势必思想僵化，作茧自缚。"因此，中医历代传人在提高中医疗效，促进中医理论发展的道路上不断努力，不断探索。

案 1　关幼波案

孙某，婴儿，3 个月。

出生后半个月皮肤、巩膜开始黄染，大便白如牙膏。1971 年 11 月 1 日经某医院检查：总胆红素 6.82mg%，黄疸指数 79U，谷丙转氨酶 150U/L，麝浊 3U。该院诊断：黏液性（不全）阻塞性黄疸。

同年 11 月 18 日来诊。症见吐奶，皮肤、巩膜发黄，小便深黄，指纹沉紫，舌苔白。辨证为湿热中阻，瘀热发黄。立法为清利湿热，芳化活血。

方药：茵陈 9g，郁金 3g，酒芩 6g，土茯苓 6g，藿香 3g，杏仁 5g，橘红 3g，赤芍 6g，藕节 6g，泽兰 6g，车前子 6g（包）。

患儿以上方为主间断服汤药 30 剂。服药期间于 1972 年 1 月复查，谷丙转氨酶 303U/L，总胆红素 0.69mg%，黄疸指数 7U。同年 4 月 7 日复查，谷丙转氨酶降为 193U/L，总胆红素少于 0.3mg%，黄疸指数 4U。黄疸全部退尽。1972 年 6 月，谷丙转氨酶已正常。

案 2　关幼波案

赵某，女，52 岁。

乏力、食欲不振半月多，周身皮肤瘙痒，腹胀难眠，小便黄，经某医院检查：凡登白试验，直接立刻反应，总胆红素 12mg%，黄疸指数 120U，麝浊 15U，麝絮（+++），谷丙转氨酶 36U/L（正常值 0～21U/L）。诊断为急性黄疸性肝炎。

患者舌苔白根黄，脉弦滑。辨证为湿热中阻，瘀热发黄。立法为清利湿热，芳化活血。

方药：茵陈 90g，酒芩 9g，尾连 6g，香附 9g，公英 30g，藿香 9g，赤芍 15g，佩兰 9g，杏仁 9g，橘红 9g，泽兰 15g，小蓟 15g，车前子 12g（包），六一散 12g（包）。

患者以上方为主治疗一个半月，在原医院复查：总胆红素 0.3mg%，麝浊 2 单位，麝絮（-），谷丙转氨酶 16.4U/L。

案 3　关幼波案

李某，男，24 岁。

肝脾肿大伴有黄疸 1 年半。1962 年 2 月因患牛皮癣在某医院治疗，服用白血宁、山道年、砷剂等药物 2 年之久。1964 年 1 月发现口腔糜烂、恶心、头晕、食欲不振、皮肤发黄、两胁刺痛、大便稀、小便黄。检查：肝大（肋弓下 1.5cm），有明显压痛，脾可触及，总胆红素 6.5mg%，黄疸指数 71.4U，谷丙转氨酶 690U/L，麝浊 12U，酚四溴酞钠试验 60%。肝穿刺诊断为"中毒性肝炎"。遂用氢化可的松等药物治疗，黄疸不退，反见腹水，半年内曾查十次肝功能，均未改善。关老医生于 1964 年 6 月 5 日参加会诊。

症见两胁刺痛，胃脘闷胀，泛恶，厌油，食欲不振，口苦，头晕，皮肤瘙痒，夜寐不安，小便短赤，大便不爽，全身和面目皆黄如橘皮色，神疲形瘦，舌苔薄白，语言有力，尺肤不热，脉沉滑。辨证为湿邪中阻，瘀血发黄，久病自虚。立法为清热祛湿，芳化活血，佐以益气养血。

方药：茵陈 60g，金银花 30g，公英 30g，川连 5g，郁金 9g，香附 9g，藿香 9g，杏仁 9g，橘红 9g，赤芍 15g，泽兰 9g，生芪 15g，焦术 9g，当归 12g，白芍 15g。

停用西药，改用中药治疗。服 19 剂后，谷丙转氨酶为 130U/L，麝浊 6U，总胆红素 2.5mg%。于前方将茵陈减为 30g，金银花、公英各 15g，黄芪加至 30g。继服 14 剂后，患者无明显不适症状，饮食、二便正常，苔净，脉象滑，肝脾未触及，谷丙转氨酶为 138U/L，麝浊 6U，总胆红素 1.35mg%，酚四溴酞钠试验 10%。再以上方略作加减，巩固疗效，于 8 月 4 日肝功能正常出院。

案 4　关幼波案

韩某，男，33 岁。

疲乏、食少伴反复黄疸 1 年余，1 年前开始食欲不振，厌恶油腻，疲乏无力，尿黄，目黄，黄疸指数 13U。某医院诊断为毛细胆管炎。近 1 年内每半个月至 20 日出现一次。巩膜黄染及小便深黄，反复不愈。患者舌苔薄白，脉弦细滑。辨证为湿热未清，瘀阻中焦，脾失健运，久则气虚血滞。立法为清热祛湿，芳化活血，佐以益气养血。

方药：茵陈 60g，酒芩 9g，公英 15g，通草 3g，藿香 15g，杏仁 9g，橘红 9g，香附 9g，泽兰 15g，生芪 15g，砂仁 6g，焦术 9g，杭芍 30g，当归 12g，车前子 12g（包）。

服上方数十剂后，患者精神体力好转，食欲增，腹胀已除，小便清，大便调。黄疸指数

5 单位。服药期间未见黄疸出现，后以原方重用生芪调理，病未复发。

案 5　刘奉五案

苏某，女，29 岁，已婚，门诊简易病历。初诊日期：1974 年 10 月 28 日。

主诉：产后闭经 2 年半。

现病史：患者于 1972 年 5 月 26 日妊娠足月分娩。产前 10 多日发生子痫，抽搐 2 次，产时神志不清，产后因大出血（休克），而致贫血。产后 10 日即无乳汁，无法哺乳，以后逐渐出现头发、腋毛、阴毛脱落，倦怠无力，气短，腰酸，纳差，性欲减退，阴道分泌物减少，全身畏寒，下肢不温，记忆力减退，血压也偏低（血压 100/60mmHg）。

妇科检查：外阴经产型，阴道前壁膨出，阴道皱襞小而光，穹窿空，宫颈小、圆，子宫前倾、萎缩，约玉米粒大小，质硬活动，无压痛，附属器（－），激素水平轻中度低落。

舌象：舌质淡。

脉象：沉细无力。

西医诊断：席汉综合征。

中医辨证：产后气血两虚，肾气亏损。

治法：益气养血，滋补肾气。

方药：党参 9g，当归 9g，川芎 4.5g，熟地 9g，炒白芍 9g，菟丝子 9g，覆盆子 9g，枸杞子 9g，五味子 9g，车前子 9g，仙茅 9g，仙灵脾 15g，怀牛膝 9g。

治疗经过：1974 年 11 月 4 日，服药 8 剂后，自觉食纳、气短、乏力好转。

上方加巴戟天 15g、肉苁蓉 15g、黄芪 15g。

11 月 16 日，继服上方 10 剂后，自觉体力增强，食纳增加，有时小腹隐痛，并自觉小腹发凉，舌质偏淡，脉沉细。

上方再加肉桂 3g。

1974 年 11 月 27 日，上方服 18 剂后，诸症均好转，但仍有小腹隐痛，四肢不温，舌质微淡，脉沉细。

方药：党参 9g，黄芪 15g，当归 9g，川芎 6g，菟丝子 15g，覆盆子 9g，枸杞子 15g，五味子 9g，车前子 9g，仙灵脾 15g，巴戟天 9g，怀牛膝 15g，熟附片 9g，制香附 9g。

1974 年 12 月 25 日，前方共服 34 剂，自觉症状基本消失，于 1974 年 12 月 15 日月经来潮，量中等，色稍暗红，行经 6 日，无其他不适。毛发未再脱落，阴道分泌物增加，性欲增加，食纳尚好，睡眠尚可，二便自调，仍觉下肢发凉，舌质偏淡红，左脉缓，右脉弦略滑。

上方去熟附片，再服 5 剂。

1975 年 1 月 29 日复诊时称：于今年 1 月 11 日在医院检查，宫颈光，正常大小，子宫软如枣大。阴毛现已稀疏长出，阴道黏膜润滑。1975 年 1 月 25 日来月经，量中等，行经 4 日。

方药：党参 9g，黄芪 15g，当归 9g，白芍 9g，川芎 6g，熟地 9g，菟丝子 9g，覆盆子 9g，五味子 9g，枸杞子 12g，车前子 9g，仙茅 9g，仙灵脾 15g，巴戟天 15g，肉苁蓉 15g。

另用 5 剂研末炼蜜为丸，每丸重 9g，日服 2 丸，以巩固疗效。

案 6　杜雨茂案

某某，女，50 岁，干部，住咸阳市公路段。

1987 年 9 月 2 日初诊：多食易饥 2 年余。患者 2 年多以前忽感食难用饱，日进食四五顿仍有饥饿感。每于夜间醒来还要加餐。一昼夜进主食量由原来的 0.5kg 增至 1kg 多，近已增至 1.5～2kg，体重却逐渐减轻。曾在西安市几家医院门诊及住院治疗，经多种检验排除了糖尿病及甲状腺功能亢进等。西医未能确诊，中医治疗近 1 年，效亦不著，遂失去治疗信心。近年未再治疗。近因病情有加重趋势，日进 2kg 多仍时感饥饿，四肢乏力，故来求治。察患者体瘦，面色略暗，大便自罹病以来一直干燥，脉弦细，舌淡红，苔灰白，尿黄，大便干结如粟。阅其以往服过之药方，多为滋补之剂。分析此病多食而不多饮，尿黄而量不多，时历两载有余，体虽瘦而不致形削，且尚可坚持轻工作，别无它苦。究属何疾？偶思《素问·气厥论》中"大肠移热于胃，善食而瘦入，谓之食亦"正与此病相合。此患者胃热则消谷善饥，大肠有热则便结，但因脾气虚弱，虽纳谷较多而不能很好地消化吸收其精微，故肌肉失养而形体反瘦。治宜清胃润肠，佐以健脾，方用白虎合四君子汤化裁：

知母 10g，生石膏 25g，炙甘草 3g，薏苡仁 25g，升麻 9g，火麻仁 25g，党参 15g，白术 12g，茯苓 12g。12 剂，水煎服，每日 1 剂。

二诊：1987 年 9 月 30 日。服上药后，饥饿感减轻，夜间不需加餐，大便转润，但停药后诸症复如前。用上方加黄芩 9g、枳壳 9g、地骨皮 12g，水煎服，每日 1 剂。

三诊：1987 年 10 月 14 日。服上药 12 剂，疗效不显，且感口渴，脉弦缓，舌红苔薄白。考虑前方虽对证而清泄胃肠邪热之力不足，故拟用小承气汤、白虎汤及四君子汤合方化裁：

酒军 6g，枳实 10g，厚朴 12g，知母 10g，生石膏 30g，炙甘草 6g，薏苡仁 30g，白术 12g，沙参 15g，麦冬 12g。水煎服。

四诊：1987 年 11 月 8 日。上方连用 18 剂。服 6 剂后即显效。继服 12 剂，诸症逐渐消除，饭量正常，日进主食 0.5kg 左右，大便转常。近 20 日来体重较前增加 5kg，精神明显好转。唯劳累后感气短，脉弦细而滑，舌红苔薄白。病已告愈，为巩固疗效计，宗前法，增养阴以防燥热复作之品，调理善后。

处方：麦冬 10g，天冬 10g，丹参 18g，女贞子 12g，酒军 6g，枳实 10g，厚朴 12g，知母 10g，生石膏 30g，炙甘草 6g，薏仁 30g，白术 12g。6 剂，水煎服。

服完上药后，精神转佳，遂停药观察。至今 2 个月余，前病未再复发，体健如常。

按：食亦病，临床极为少见，历代论述也鲜。观其症状，多食易饥，身体消瘦，颇似现代医学之糖尿病及甲状腺功能亢进。但血糖、尿糖、胰岛素、T_3、T_4 等各项检验皆在正常范围，实难确诊，无从治疗。患者起病之初，证候表现有如下特点，一是多食易饥，身体消瘦，大便干燥，一是西医各项有关检查均在正常范围，无法确诊。虽住院治疗亦无从着手，病情难遇。中医辨证颇似消渴（中消），但细审之，亦非。消渴病是以多饮、多食、多尿、身体消瘦为特征。虽有上、中、下消之分，实际上三多症状往往同时存在，仅在表现程度上有轻重之不同。中消是以多食易饥为主，而多饮、多尿次之。本案仅仅多食易饥，并未有多饮、多尿。相反，小便色黄而短小，与消渴之中消自是不同，亦难确诊。无怪乎屡经易医，治疗近年而无效。关键在于认证不准，首定该病即中医之食亦。又从"大肠移热于胃"着手，联系大便干燥，舌、尿黄等，确立胃肠燥热之病机。

案 7　赵锡武案

邓某，女，48 岁，于 1963 年 6 月 15 日住院。

浮肿已半年，1 周来加重而入院。患者于 1961 年元旦感冒后，开始咳嗽气短，下肢浮肿，经治疗后好转，但常心悸，2 个月前开始症状又加重，动则心悸气短，下肢逐渐浮肿，心下痞满，咳嗽吐白痰，尿少，既往有慢性咳嗽史，X线胸部摄片：右心室段显著延长膨隆，两肺广泛性索状及斑片状模糊阴影。心电图为肺型P波。西医诊断慢性气管炎、阻塞性肺气肿、慢性肺源性心脏病、心力衰竭3度。中医辨证：心肾阳虚，痰湿阻遏，肺气壅塞。宜温阳宣肺，豁痰利湿，真武汤加开鬼门法治之。

处方：附子6g，杭芍9g，白术9g，云苓12g，甘草9g，麻黄3g，生石膏12g，生姜9g，杏仁9g，白茅根30g，车前子15g（包），大枣5枚（擘）。

上方服3剂后，尿量显著增加，每日达1500～1900mL，下肢浮肿明显减退，用至第5剂后肿退，仅小腿略肿，咳嗽减轻，故上方中加入宽胸理气之品：厚朴6g，陈皮6g。服第6剂后浮肿消失，心率减慢，两肺底部可闻及湿啰音，考虑还有胸闷气短咳嗽等症，上方去白茅根、厚朴、车前子，加入止咳降气之苏子9g。再服5剂后咳嗽已止，仅微有气喘，心下稍有满，又以厚朴麻黄汤清肺泻热、豁痰平喘之剂，服药1周后，诸症均除，心率83次/分，食纳正常，二便自调，故出院返家。

案8　印会河案

张某，男，46岁。

在中印边境自卫战中被炮弹炸伤头部，迅即发生癫痫，10余年来，先由半个月发一次，发展到一日发生数次，抽搐动风，日甚一日，曾在一次打开水途中昏倒，由于水瓶震裂，开水溅身而发生烫伤，来京前经一般理伤续骨方如复元活血汤等治疗，效果不明显，乃改用抵当汤加味。

水蛭12g，虻虫9g，桃仁12g，大黄9g，䗪虫9g，地龙15g，僵蚕9g，全蝎6g，蜈蚣2条，花蕊石20g。

初用时有二三日发作转甚，续即逐渐变轻而稀。约服药30剂后，即已不见复发。继续观察4个月，病情一直稳定，乃同意病人回原籍休养，以上方制成蜜丸，继续服药以巩固疗效。并嘱其回乡后如有变化，可再来信考虑改方，至今已一去五载，未见来信。

案9　万友生案

李某，男，35岁。初诊：1980年11月24日晚7时30分。

患者自幼体弱多病，常感头昏乏力，容易失眠，多愁善感。近因精神受到刺激，失眠1周，且低热不退，乃于1980年10月16日住入某医院。入院后，查血发现幼淋巴细胞0.42，白细胞2.9×10^9/L，骨穿确诊为"急性淋巴性白血病"。接受化疗一个疗程后，并发大叶性肺炎，高热不退，白细胞降至0.6×10^9/L。经用多种抗生素和清肺消炎中西药治疗无效，体温持续在40℃上下不退。现虽高热而多汗肢冷，背心微寒，面白如纸，唇舌亦淡白，神疲肢倦，卧床不起，少气赖言，声低息微，脉虚数无力。并伴咳嗽胸痛，咯铁锈色痰，恶心厌食。从其主证来看，显属气虚发热，法当甘温除热，乃急投补中益气汤：

黄芪、党参各50g，白参、白术各15g，洋参、升麻、柴胡、陈皮、炙甘草各10g。2剂。

二诊：1980年11月28日晚6时40分。

上方因有争议，延至26日才开始服用，前日体温降至38.7℃，昨日体温降至38.3℃，精神稍有好转，无任何不良反应。今日医院停药观察，体温又升至38.7℃。

守上方加重柴胡15g，更加青蒿15g，再进3剂。

11月31日上午患者家属告知，上方因配药困难，直至昨日下午5时才服下，当晚7时体温 38.8℃，9 时下降至 38.1℃，直至今晨未再上升，精神见好。

三诊：1980 年 12 月 1 日晚 8 时 50 分。体温下降至 38℃ 以下（早晨、中午 37.9℃，下午 37.4℃），精神转佳，今晨起坐竹椅上良久（从 11 月 7 日高热起，一直卧床，从未起坐过），说话声音渐扬，食欲亦见好转，昨日恶心减少，今日未再恶心。守上方再进 4 剂。

四诊：1980 年 12 月 5 日晚 7 时。体温下降至 37.5℃（今晨 37℃），精神日益好转。唯仍咳嗽胸微痛，咯少量铁锈色痰。守上方加减：

黄芪、党参各 50g，红参、白术、柴胡、炙甘草、桔梗各 10g，当归、升麻、陈皮、橘络、丝瓜络、枳壳、洋参各 10g。再进 4 剂。

五诊：1980 年 12 月 9 日。体温正常已 3 日，精神、饮食、说话恢复正常，咳嗽胸痛明显减轻。守上方加减以竟全功。

本案守上方加减调治到 1980 年 12 月 28 日，咳嗽胸痛全除，铁锈色痰消失，经透视复查肺炎痊愈。转年复查血象，其中白细胞已上升到 $3.9×10^9/L$，幼淋巴细胞为 0.01，患者上班工作。

案 10　邓铁涛案

娄某，男，15 岁。初诊日期：1971 年 12 月 7 日。

病史：患者于 3 个月前感冒发热后，突然出现左眼睑下垂，早上轻，晚上重；继则眼球运动不灵活，上、下、内、外运动范围缩小。约经月余，右眼睑亦下垂，并有复视现象。经某医院检查，X 线片示胸腺无增大，用新斯的明试验确诊为"重症肌无力"。经抗胆碱酯酶药物治疗无效而来就诊。

诊查：症见眼睑下垂，眼球运动不灵活，运动范围缩小，复视，身体其他部位肌肉未见累及，饮食、睡眠、呼吸、二便、肢体活动均正常，仅体力较差，舌嫩无苔而有裂纹，脉弱。

辨证：证属脾肾两虚，脾虚为主。

治法：以补脾为主，兼予补肾。

处方：黄芪 10g，升麻 9g，白术 12g，菟丝子 9g，党参 15g，桑寄生 18g，当归 12g，石菖蒲 9g，柴胡 9g，首乌 9g，橘红 4.5g，紫河车 15g，大枣 4 枚。

每日服 1 剂，另每日开水送服六味地黄丸 18g（1 次顿服），并配合针刺脾俞、肾俞、足三里等穴。

二诊：1972 年 3 月 2 日。经上述治疗 3 个月后，病情稍有好转，原晨起后约半小时即出现眼睑下垂，现眼睑下垂时间稍推迟，余症同前。

上方黄芪倍量，每周服 6 剂，每日 1 剂。另每周服后方 1 剂。处方：党参 9g，云苓 9g，白术 9g，炙甘草 6g，当归 6g，熟地 15g，黄芪 12g，白芍 9g，五味子 9g，肉桂心 1.5g，麦冬 9g，川芎 6g。

补中益气丸 12g，另吞服。

上法治疗月余，症状明显好转，晨起眼睑正常，可维持至下午 3 时左右，两眼球活动范围增大，复视现象消失。

三诊：1972 年 6 月 6 日。服前方药 3 个月，除左眼球向上活动稍差外，其余基本正常。舌嫩苔少有裂纹，脉虚。治守前法。

处方：黄芪 60g，白术 12g，党参 15g，当归 12g，柴胡 9g，升麻 9g，杞子 9g，大枣 4 枚，阿胶 3g，橘红 3g，紫河车粉 6g（冲服）。

每周 6 剂，每日 1 剂。另每周服下方 1 剂。

处方：杞子 9g，云苓 12g，怀山药 12g，丹皮 9g，山萸肉 9g，熟地 12g，生地 12g，巴戟天 6g。

四诊：1973 年 3 月。服前方药半年多，两眼球活动及眼裂大小相同，早晚无异。嘱服上方药 2 个月以巩固疗效。

追踪观察 13 年，病无复发。

案 11　何炎燊案

吴某，男，51 岁，某市干部。

一向体健，善哕嗜酒。1992 年初，自觉右胁不舒，扪之有癥块，惧患肝癌。西医诊之，肝在肋下 3.5cm，质中等，光滑无压痛。B 超示：脂肪肝。血检（摘要）：胆固醇 9.0mmol/L，三酰甘油 3.62mmol/L，肝功能正常。西医用降脂药治之半年，肝在肋下 4cm，患者又生恐惧，10 月 8 日专程来莞就诊。

其人形体壮硕，觉右胁轻度癥胀，无其他症状，脉弦滑有力，舌苔黄腻。何氏谓此乃甘肥无厌，多逸懒动所致。若能节制饮食，坚持运动，不需服药。患者谓慕名远道而来，岂有不用药之理，于是授楂曲平胃散一方予之：

苍术 15g，厚朴 10g，陈皮 7g，甘草 5g，山楂 30g，神曲 15g，鸡内金 15g，麦芽 30g，枳实 15g，莱菔子 15g，草决明 30g，泽泻 15g，郁金 10g。水煎两次，早晚分服，每周二三剂。

3 个月后，患者再来，喜形于色，出示某医院检查，肝在肋下 2.5cm，质稍软，胆固醇 8.2mmol/L，甘油三酯 2.8mmol/L，谓已戒酒节食，体重减轻 4.5kg，再求处方，乃拟一丸方授之：

苍术 150g，厚朴 100g，陈皮 80g，甘草 60g，山楂 200g，神曲 150g，鸡内金 150g，麦芽 300g，莱菔子 150g，鳖甲 250g，三七 150g，白术 200g，茯苓 200g，草决明 200g。

共为细末，米糊为小丸，或打成药片，饭前服 6g，日 3 次。

1995 年春节来访，肝在肋下 1cm，质软，胆固醇 7.2mmol/L，三酰甘油 1.42mmol/L，病已基本治愈，仍间歇服食丸方，以巩固疗效。

按：脂肪肝乃肝内脂肪变性，原因甚多，以营养过剩，肥胖，少动为主。此案患者则兼而有之。此病虽预后良好，然亦有少数患者出现门静脉高压而演变成肝硬化者，故不能等闲视之。

此病属中医之癥瘕，然病因病机与肝硬化、肝癌不同，彼乃邪毒内蕴，阻塞血络成瘀，此乃厚味伤脾，脾失健运而生痰湿。治法以健脾燥湿消滞为主，平胃散乃健脾燥湿之主方，雷少逸之《时病论》增入山楂、神曲、鸡内金，更能消积滞，化肉食。昔年，何氏曾用此法消胎气有效，故用之治脂肪肝。然患者必须戒酒节食、多动，始能奏效也。

下篇

医案导读

　　随着时代的变迁、环境的变化，药物种类、人类社会以及疾病谱等不断变化，本篇内容以近现代，尤其是首批全国老中医药专家学术经验继承工作指导老师的医案为主，并涉及一些在中医临床某领域有突出成就的其他医家的医案。这些医家多出生于民国时期，按传统中医培养模式培养，有较深厚的传统中医思维；又有大型医院工作的经历，对现代医学有一定认识，其所治疗的病证与现代临床之疾病谱甚为接近，大多具有中西医两套诊断体系，而在治疗用药中又能充分体现中医的真正精华。因此，选择这批老中医的医案，我们既可以学习其传统中医辨证思维，又可以培养现代临床疾病辨治思路。同时本篇医案要求在诊断上有较明确的现代医学诊断，从常见病多发病入手，选取治疗此病确有经验的近现代名医的代表性验案。通过对同种疾病的若干验案进行横向研究，从中探求治疗该种疾病的共同规律。

目的要求

　　1. 通过对近现代名老中医临证医案的学习和理解，掌握临床常见病的中医诊疗规律，从而更有效地提高临床和科研水平，弥补院校教育不足。

　　2. 从临床常见病入手，通过类案的总结和证治源流的梳理，从中探求该种疾病的用药规律和名医临证辨治思路，为理论与临床之间搭起一座桥梁，深化已学的理论知识，推动传统中医与现代临床相结合。

　　3. 在类案中研读各家的经验，体会各家的独特与专长，探索名医辨证立方的技巧，领悟中医辨证论治的精髓，培养辨病思维和辨证用药临床思维能力。

第六章　急性上呼吸道感染案

急性上呼吸道感染是指鼻腔、咽或喉部急性炎症的概称，是呼吸道最常见的一种传染病。常因为病毒，少数由细菌引起。患者不分年龄、性别、职业和地区。不仅具有较强的传染性，而且可以引起严重并发症。

急性上呼吸道感染在祖国医学中主要属于"伤风""伤寒""感冒"范畴，临床上常见有鼻塞流涕、咽喉疼痛、咳嗽咳痰、头痛发热、肢体酸楚、食欲不振等症状。本病一般病情较轻，一周可愈，少有严重并发症，其中的"时行感冒"则症状严重，易引起流行，须及时防治。

一、证治源流

中医对急性上呼吸道感染的认识源远流长，《黄帝内经》中即有与其相关的主因与主症，宋代杨士瀛始提"感冒"之名。现就历代医家对"伤风""伤寒""感冒"等论述进行梳理，分述如下。

（一）《黄帝内经》提出主因及主症

早在秦汉时期的《黄帝内经》即对伤风进行了描述。《素问·骨空论》："风从外入，令人振寒，汗出头痛，身重恶寒，治在风府，调其阴阳，不足则补，有余则泻。"这里说出了伤风的主症有振寒，汗出头痛，身体沉重。《素问·风论》："风之伤人也，或为寒热。"也说明伤风会有发热恶寒的表现。《素问·热论》："伤寒一日，巨阳受之，故头项痛腰脊强。"强调了伤寒后头疼腰痛的主症。《素问·太阴阳明论》："伤于风者，上先受之。"总结出伤风后主要出现身体上部的症状。《素问·刺法论》："余闻五疫之至，皆相染易，无问大小，病状相似，不施救疗，如何可得不相移易者？岐伯曰：不相染者正气存内，邪不可干，避其毒气。"《灵枢·百病始生》："风雨寒热不得虚，邪不能独伤人。卒然逢疾风暴雨而不病者，盖无虚，故邪不能独伤人。此必因虚邪之风，与其身形，两虚相得，乃客其形。"这些表明疫病、伤风的主因是正气不足，故邪气得虚而入，客于人体，发为症状。

（二）《伤寒论》为感冒辨证论治奠定基础

1. 认识到感冒有虚实之别

《伤寒论·辨太阳病脉证并治》有"太阳病，发热、汗出、恶风、脉缓者，名为中风。太阳病，或已发热，或未发热，必恶寒、体痛、呕逆、脉阴阳俱紧者，名为伤寒"。提到中风与中寒有汗出之不同，汗出为虚，无汗为实，并且有脉缓与脉紧之别。

2. 创立感冒常用方剂

《伤寒论·辨太阳病脉证并治》："太阳中风，阳浮而阴弱，阳浮者，热自发；阴弱者，汗自出。啬啬恶寒，淅淅恶风，翕翕发热，鼻鸣干呕者，桂枝汤主之。"又有："太阳病，头痛发热，身疼腰痛，骨节疼痛，恶风无汗而喘者，麻黄汤主之。"创立了感冒常用方剂，即中风虚证用桂枝汤，伤寒实证用麻黄汤。

（三）《诸病源候论》首次论述时气病的特点及服药等预防法

《诸病源候论·时气候》有"时行病者，是春时应暖而反寒，夏时应热而反冷，秋时应凉而反热，冬时应寒而反温，此非其时而有其气，是以一岁之中，病无长少，率相似者，此则时行之气也"。指明时行病是非其时而有其气，进而发病，并且时气病不分长幼，发病症状相似。书中还论述了时行病的发病规律："时行病始得，一日在皮，二日在肤，三日在肌，四日在胸，五日入胃，入胃乃可下也。"时行病与普通触冒风寒不同，与病温相似。"从立春节后，其中无暴大寒，不冰雪，而人有壮热为病者，此则属春时阳气，发于冬时，伏寒变为温病也。从春分以后至秋分节前，天有暴寒者，皆为时行寒疫也。一名时行伤寒。此是节后有寒伤于人，非触冒之过也……其病与温及暑病相似，但治有殊耳。"面对时行病，可以预服汤药，"夫时气病者，此皆因岁时不和，温凉失节。人感乖戾之气而生病者，多相染易，故预服药受为方法以防之"。书中又有养生方导引法云："清旦初起，以左右手交互从头上挽两耳，举，又引鬓发，即面气流通，令头不白，耳不聋。又，摩手掌令热，以摩面从上下二七止。去奸气，令面有光。又，摩手令热，摩身体从上至下，名曰干浴。令人胜风寒时气，寒热头痛，百病皆愈。"这些汤熨针石，补养宣导之预防法，很值得后人借鉴。

书中还强调多种时气病反复之候。如时气劳复候："夫病新瘥者，血气尚虚，津液未复，因即劳动。更成病焉。若言语思虑则劳于神，梳头澡洗则劳于力，未堪劳而强劳之，则生热。热气还经络，复为病者，名曰劳复。"时气食复候："夫病新瘥者，脾胃尚虚，谷气未复。若即食肥肉、鱼鲙、饼饵、枣、栗之属，则未能消化，停积在于肠胃，使胀满结实，因更发热，复为病者，名曰食复也。"此外还有房劳导致疾病反复等，故而病后调养的重要性可见一斑。

（四）《仁斋直指方》首见感冒作为症状名出现

宋代杨士瀛《仁斋直指方·诸风》载："参苏饮：治感冒风邪，发热头疼，咳嗽声重，涕唾稠黏。此药大解肌热，宽中快膈。或欲成劳瘵，潮热往来，并能治之。"本书中第一次见到感冒作为症状之名出现。此后"感冒"一词越用越广，直至今天妇孺皆知。书后部分其他方剂的适应证也提到了感冒之名，如"冲和散《简易方》治感冒风湿之气，头目不清，鼻塞声生，肢体倦怠，欠伸出泪""大展砂丸清头目，化痰涎；及感冒风寒，声重，头目昏眩，项背拘急，皮肤瘙痒，并皆治之"。

（五）元代朱丹溪确定感冒的治疗大法

1. 始把感冒作为病证名

《丹溪心法·头痛》有"如感冒头痛，宜防风、羌活、藁本、白芷"，这是感冒首次作为病证名出现。

2. 确立感冒的治疗大法

《丹溪心法·中寒》有"伤风属肺者多，宜辛温或辛凉之剂散之"。此话虽短而简略，但是意蕴丰富，伤风主要病位在肺，风寒者宜辛温解表，风热者宜辛凉解表，这已成为后世医家治疗感冒的临床准则。

（六）明清对感冒证治的总结与完善

明清感冒与伤风互称，感冒一词越来越流行，中医界出现了专门讨论感冒的专篇，辨证越来越重视虚人感冒和时行感冒。并且伴随着温病学的发展，诸多医家对温病证治不断补充论述，由于温病早期症状多表现为时行感冒，时行感冒的理法方药日臻完善。

1. 感冒始作为病名使用

明代吴昆《医方考·感冒门》："叙曰：六气袭人，深者为中，次者为伤，轻者为感冒，今世人之论也，古昔明医未尝析此。昆也生乎今之世，则亦趋时人之论矣，故考五方以治感冒。"五方包括香苏散、芎苏散、十神汤、参苏饮、藿香正气散。这是感冒第一次作为一个病名并被专门立篇讨论。

2. 张景岳论述外感有轻重之别以及重视未病先防

张景岳在《景岳全书·伤风》中有论"伤风之病，本由外感，但邪甚而深者，遍传经络，即为伤寒；邪轻而浅者，止犯皮毛，即为伤风"。指出伤风在皮毛肌表，伤寒乃是邪气入里，遍传经络，二者伤风轻，伤寒更重。"有以衰老受邪，而不慎起居，则旧邪未去，新邪继之，多致终身受其累，此治之尤不易也"。年老之人，加上起居不慎，容易导致感冒咳嗽，缠绵不愈。"盖凡风邪伤人，必在肩后颈根、大杼、风门、肺俞之间，由兹达肺，最近最捷，按而酸处，即其径也。故凡气体薄弱，及中年以后血气渐衰者，邪必易犯，但知慎护此处，或昼坐则常令微暖，或夜卧则以衣帛之类密护其处，勿使微凉，则可免终身伤风咳嗽之患"。所以为防外感，要慎起居，并且顾护肩后、颈根等处，令其微暖，不可着凉。

3. 虚人感冒

（1）肺脾气虚

《证治汇补·伤风》："虚邪贼风，阳先受之。伤于风者，上先受之。盖肺主皮毛，脾主肌肉，气卫于外，风邪不能为害。惟脾虚而肌肉不充，肺虚而玄府不闭，则风乘虚入。"清代李用粹阐明虚人感冒主要是肺脾不足，导致肌肉皮毛不实，风邪易袭，发为感冒。"总治：有汗当实表，无汗当疏邪。内热当清火。实表不可大补，疏邪不可太峻，清火不可太凉。若肺虚伤风者，先与祛邪，遂即养正。先后缓急，不可偏废"。指明感冒的具体辨证论治法，并提出用药不可太过的注意事项，对于肺虚感冒，要先攻后补，攻补兼施。"久虚宜补：如虚人伤风，屡感屡发，形气病气俱虚者，又当补中，而佐以和解。倘专泥发散，恐脾气益虚，腠理益疏，邪乘虚入，病反增剧也"。李用粹认为久虚感冒，一定要在发散外邪的同时，注重补中益气，通过补土生金，肺气也会得到补养。

《类证治裁·伤风》："总之，伤风须察其六淫兼症，且经疏解后，若仍恶风自汗，但当调卫和营，八珍汤。或表虚，易感受风邪，必固实腠理，玉屏风散。斯为善后之防矣。"林珮琴提出可以用八珍汤气血双补，调和营卫，抑或用玉屏风散强实腠理。

（2）阴阳之虚

林珮琴在《类证治裁·伤风》提出："体虚者，固其卫气，兼解风邪，恐专行发散，汗多亡阳也。如体虚感风，微觉寒热，参归桂枝汤加陈皮。"通过发汗来发散表邪，为防汗多亡阳，可在桂枝汤的基础上予以化裁，补气生阳。

《医学心悟·医门八法》论汗法："又阳虚者，东垣用补中汤加表药。阴虚者，丹溪用芎归汤加表药，其法精且密矣。总而言之，凡一切阳虚者，皆宜补中发汗。一切阴虚者，皆宜养阴发汗。"程国彭总结阳虚宗李东垣的补中汤加减，阴虚用朱丹溪的芎归汤变化。

（3）血虚

唐容川在《血证论》中设"感冒"专篇，提到"血家最忌感冒，以阴血受伤，不可发汗故也"。但是血虚之人又极易感冒，"然血家又易感冒，以人身卫外之气生于太阳膀胱，而散布于肺，血家肺阴不足，壮火食气，不能散达于外，故胃气素虚，易召外邪，偶有感冒，即为头痛、寒热、身痛等证"。血虚之人，治疗之法与常人不同，"若照常人治法，而用麻桂、羌、独愈伤肺津，肺气益束而不能达，不惟涸血分之阴，愈以助气分之邪矣。治惟和解一法，为能补正祛邪，宜先生其津，使津足而火不食气，则肺气能达于皮毛，而卫气充矣。次宜疏理其气使血分和则不留邪为患，而外邪自解矣"，因此"宜小柴胡汤加杏仁、荆芥、防风、紫苏主之"。

4. 时行感冒

（1）陶华提出病因及四季发散之法治之

《伤寒全生集·时气》："时气者，乃天时暴厉之气流行人间，凡四时之令不正者，则有此气行也。若春应温而反寒，夏应热而反凉，秋应凉而反热，冬应寒而反温，此时行不正之气也。"陶华指出时行感冒乃四时不正之气，即暴厉之气在人群中流行所致。并且治法上"不可与伤寒同治，惟发散之药则同矣"，列举出"春感寒邪在肝，升麻葛根汤，夏感凉邪在心，调中汤，秋感热邪在肺，苍术白虎汤，冬感温邪在肾，葳蕤汤……若表不愈者，用羌活冲和汤、正气散、冲和羌活散、芎苏散，选而用之"。

（2）吴又可首倡"达原饮"治疗时气初起

《温疫论》："温疫初起，先憎寒而后发热，日后但热而无憎寒也。初得之二三日，其脉不浮不沉而数，昼夜发热，日晡益甚，头疼身痛。"这是邪气初袭，时感初发，憎寒发热，或但热不寒，身体疼痛。"其时邪在伏脊之前，肠胃之后。虽有头疼身痛，此邪热浮越于经，不可认为伤寒表证，辄用麻黄、桂枝之类强发其汗。此邪不在经，汗之徒伤表气，热亦不减。又不可下，此邪不在里，下之徒伤胃气，其渴愈甚。宜达原饮"。邪气非表非里，不可用麻桂发汗，亦不可下，宜用达原饮，其中槟榔、厚朴、草果疏利邪气，使邪气溃败，速离膜原，是以为达原也。知母、白芍滋阴和血，黄芩清燥热，甘草和中。

（3）叶天士主以辛凉治疗时邪初感

叶天士《温热论》中有"温邪上受，首先犯肺，逆传心包。肺主气属卫；心主血属营。辨营卫气血虽与伤寒同；若论治法，则与伤寒大异"。明确表明感受温邪的时行病与伤寒之治法迥异。"盖伤寒之邪，留恋在表，然后化热入里；温邪则化热最速"。伤寒留恋在表，温邪很快化热入里。"未传心包，邪尚在肺。肺合皮毛而主气，故云在表。初用辛凉轻剂。挟风加薄荷、牛蒡之属；挟湿加芦根、滑石之流。或透风于热外；或渗湿于热下。不与热相搏，势必孤矣"。治疗时邪初感，邪气在表、在肺，则用辛凉轻剂，根据情况加减，使热不与它邪相兼。

（4）吴鞠通对温邪初受的总结

吴鞠通在《温病条辨》中有"温病由口鼻而入，自上而下，鼻通于肺，始手太阴"，指明温邪侵袭上焦，从口鼻而入，犯肺伤人。"温为阳邪，此论中亦言伤风，此风从东方来，乃解冻之温风也，最善发泄。阳盛必伤阴，故首郁遏太阴经中之阴气，而为咳嗽、自汗、口渴、头痛、身热、尺热等证"，总结温邪犯肺的初期症状，与时行感冒颇为一致。"太阴风温、温热、温疫、冬温，初起恶风寒者，桂枝汤主之；但热不恶寒而渴者，辛凉平剂银翘散主之"，治疗上提出如果有恶寒则用桂枝汤，不恶寒则用银翘散辛凉发散。

（5）徐大椿指出时行杂感不同于伤寒

《医学源流论·伤风难治论》："凡人偶感风寒，头痛发热，咳嗽涕出，俗语谓之伤风。非《伤寒论》中所云之伤风，乃时行之杂感也。人皆忽之，不知此乃至难治之疾，生死之所关也。"徐大椿明确说明触冒时气所致的时行杂感并非普通感冒，其治疗难度大，病情较重，甚至导致死亡。

（6）林珮琴首次提出"时行感冒"之名

林珮琴在《类证治裁·伤风》中第一次明确提出"时行感冒"之名，"时行感冒，寒热往来，伤风无汗"，并列举"参苏饮、人参败毒散、神术散"可用于治疗时行感冒。

二、医案选读

（一）按中医院校六版系列教材证型分类

1. 风寒证

案1　胡希恕案

陈某，男，24岁。

患者打篮球后用凉水洗澡，次早感恶寒身热（体温38.6℃），无汗，头痛，身酸痛，口不渴，舌苔薄白，脉浮紧。此属太阳表实证，治以发汗解表，与麻黄汤：

麻黄三钱，桂枝二钱，炙甘草二钱，杏仁三钱。

上药急煎即服，并加盖棉被得微汗出，热渐退，未再服药，调养两日自愈。

案2　张伯臾案

白某，女，55岁。

初诊：1972年7月19日。体温39.3℃。消化道出血后，体虚未复，又感风邪，营卫不和，发热4日不退，恶寒，有汗不解，口不渴饮，苔薄白，脉浮小数。虽在夏令炎热，仍应桂枝汤加味。

处方：川桂枝 15g，炒白芍 9g，生甘草 4.6g，鲜藿香、鲜佩兰叶各 3g，茯苓 9g，白蔻壳 8g，鲜荷梗 1 支。2 剂。

二诊：1972 年 7 月 21 日。体温 36.8℃。恶寒身热，一剂即退，但仍汗多，疲倦，脉细弱，舌淡红。风邪已解，营卫未和，正气未复，再拟桂枝加人参汤，扶正以止汗。

处方：川桂枝 4.6g，炒白芍 9g，生甘草 4.6g，孩儿参 12g，浮小麦 30g，炒防风 6g，陈皮 4.5g。1 剂。

三诊：1972 年 7 月 22 日。汗出已止，已思饮食，但面色萎黄，难眠，脉细弱，舌淡红。客邪退后，气血两亏，心脾同病，神不守舍，故再调养心脾而补气血。

处方：党参 9g，黄芪 12g，炒白术 9g，茯苓 9g，炙甘草 6g，炒当归 9g，炒枣仁 9g，炙远志 4.6g，鸡血藤 16g，制首乌 16g，陈皮 4.6g。4 剂。

按： 患者由十二指肠球部溃疡并发出血而住院，服黄土汤血止后，继发寒热，经四环素、青霉素等治疗热不退。患者失血之后，可知营血已伤，表气亦弱。今又复感风邪，故症见发热恶寒、有汗不解等表虚营卫不和之象，虽为血虚，又值夏令炎热，而仍予桂枝汤加芳香之品，祛风辟秽，一剂而热退，风邪得解，继以桂枝加人参汤续调营卫而补其虚，最后用理心脾，补气血之剂而收功。由此可见，伤寒论方不拘于治疗伤寒，桂枝汤虽为温药，亦不忌血家，不限四季，只须脉症符合，便可对症用方。

2. 风热证

案 1　蒲辅周案

韩某，男，74 岁。1960 年 3 月 28 日初诊。

昨晚发热，体温 38.5℃，微咳，咽红，今晨体温 37.9℃，小便黄。脉浮数，舌赤无苔。属风热感冒，治宜辛凉。

处方：桑叶 6g，菊花 6g，牛蒡子 6g，连翘 6g，桔梗 4.6g，芦根 16g，僵虫 6g，竹叶 6g，生甘草 3g，香豆豉 9g，薄荷 2.4g（后下），葱白 3 寸（后下）。

水煎 2 次，共取 200mL，分早晚 2 次温服，连服 2 剂。

3 月 30 日复诊：服药后热退，体温 36.4℃，感冒基本已愈，治宜调和肺胃，兼化痰湿。

处方：瓜蒌壳 6g，橘红 6g，川贝母 4.5g，前胡 4.6g，云苓 9g，天冬 9g，竹茹 6g，枇杷叶 9g，芦根 12g。

水煎 2 次，共取 160mL，兑蜂蜜 30g，分早晚 2 次温服，连服 2 剂。

按： 肺为娇脏，清虚而处高位，选方多宜清轻，不宜重浊，这就是治"上焦如羽，非轻不举"的道理。患者脉证属风热感冒，故用桑菊饮合葱豉汤辛凉透表，宣肺化痰，治疗而愈。

案 2　张菊人案

李某，1954 年春就诊。

温邪初起，头昏发热，舌苔厚腻，肢体酸痛，小溲深黄，大解未通，右脉浮洪，口作干。宜清化宣通。

处方：薄荷 4.6g，金银花 9g，连翘 9g，黄芩 9g，竹叶 9g，滑石 9g，大青叶 9g，黑栀子 9g，枳实 6g，郁金 4.6g，瓜蒌 30g。

服药后汗出甚透，身热即退，大便通调，口不渴，小溲浅黄，脉已平静，唯头尚不清，胃纳不佳，肢体无力。再以上方去大青叶，并将枳实减去 1/4，瓜蒌减去 1/5，服后即愈。

按：此例感冒为风温之邪袭于肺卫，温热病邪渐入于里而致，故治以宣透之薄荷、连翘、竹叶、金银花、瓜蒌，清化之大青叶、黑栀子、黄芩、滑石，以及调畅气机助邪解除之枳实、郁金。温邪得以透解，则症自愈。

3. 暑湿证

案1　张伯臾案

张某，女，13岁。

初诊：1976年8月12日。体温40.0℃。恶寒高热无汗，体温达40.0℃以上已5天，初起头痛，现已止，口干不多饮，腹胀便溏，咽红而痛，脉浮小数，舌边红苔薄白。暑温外受，兼有蕴湿，拟解表清暑化湿。

处方：陈香薷4.6g，淡豆豉9g，扁豆衣9g，厚朴6g，炒黄连4.6g，大腹皮12g，鲜藿香、鲜佩兰叶各9g，炒黄芩9g，广木香4.6g，焦楂曲各9g，生米仁30g。1剂。

二诊：1976年8月13日。汗出身热未退，便溏一次，脉舌如前。前方去陈香薷。1剂。

三诊：1976年8月14日。昨夜汗出颇畅，今晨身热虽减未退，咽痛亦轻，昨晨大便一次质软，口干减，舌尖红，苔白腻前半已化，脉小数。暑湿有从外解之象，再拟清化。

处方：清水豆卷12g，生山栀9g，金银花12g，连翘12g，鲜藿香、鲜佩兰叶各9g，茯苓9g，炒黄芩9g，川朴花6g，炒米仁18g，扁豆花9g，六一散18g。包煎，2剂。

按：古人认为湿邪黏滞不易速去，本病为感受暑湿之邪，初起即恶寒高热，曾用多种抗生素治疗无效，于发热第5天收入住院。初用黄连香薷饮加味，得汗后热不退，故去香薷，再用清暑化湿之剂，乃于第4天寒热退清。

案2　何世英案

李某，男，6岁。1974年8月17日初诊。

持续高热39.5～40.5℃，2周不退。在原籍某县医院及部队医院诊治，除血培养外，有关化验检查都做了，但未确诊。根据胸片，怀疑结核而来院就诊，留门诊观察。第1天因胸片不能肯定结核病，故未收入结核病房。因怀疑流行性乙型脑炎而做腰穿，结果脑脊液正常。第2天由结核科会诊，考虑结核病可能性大，但未明确诊断。第3天到中医科门诊。

当时检查，体温40℃，日夜持续稽留。精神可，不咳，不吐，口渴喜饮水。无头痛，无咽痛，二便正常。头有汗，颈以下无汗。周身淋巴结不增大，心肺未闻及异常。舌质红无苔，脉弦滑而数。血象：白细胞总数$1.5×10^9$/L，中性粒细胞百分比0.37。辨证：暑热感冒。治则：清暑解表。

处方：益元散15.6g，香薷4.7g，薄荷叶4.7g，青连翘12.5g，荷梗16.6g，粉丹皮9g，白茅根31g。

1974年8月21日复诊：前天下午4时服药，至晚10时后热退，一直到今晨已一天半未发热。体温稳定在36.5～36.6℃，一般情况好，脉转滑缓。本日处予下方2剂带回原籍。

处方：荷梗9g，青连翘9g，六一散9g，白茅根31g。

按：本例为暑湿内伏，风邪外束，故见高热稽留，颈以下无汗等证。用祛暑解表的香薷配薄荷以透邪。用益元散、荷梗等清暑，佐连翘、丹皮、茅根清热。用药精练紧凑，做到汗不伤津，清不伤正。

案3　何炎燊案

叶某，男，7岁。1994年7月10日初诊。

初因发热不退，曾入某医院治疗，经全面检查无异常，诊断为流行性感冒。西药用抗病毒及静脉滴注等法，又结合中药治疗，用白虎、芩、连等药，治之7天未效，乃来就何氏诊。

病孩面赤，神烦，壮热（40.2℃），无汗，胸痞，肌肉酸痛，溺黄，口苦不渴，舌黄，脉数，寸浮关滑。此暑热仍在肌表，予清络饮合鸡苏散：

丝瓜络、荷叶、金银花、淡竹叶、萹蓄花各15g，西瓜皮、滑石各25g，甘草5g，薄荷7g。

小孩服药后，黄昏时微汗溅然，体温稍降，又将药渣再煎服一次，入夜汗出溱溱，热随汗退，翌晨已退至37.5℃，脉转大数，口渴思饮，再予竹叶石膏汤2剂病愈。

4. 表寒里热证

案1　胡希恕案

张某，男，44岁。

患者自昨日来，恶寒，无汗，项背强，头痛，腿痛，口唇干，舌苔薄白，脉浮紧。证属太阳阳明合病，与葛根汤加石膏：

葛根三钱，桂枝三钱，麻黄三钱，白芍三钱，生姜三钱，大枣四枚，炙甘草二钱，生石膏一两。

上药服1剂，感冒证解。

案2　郭士魁案

汲某，女，37岁。1979年2月7日初诊。

患者发热恶寒2天，无汗，头痛，全身骨节酸痛，咳嗽，痰少，喉间发堵。检查：体温38.9℃，舌质正常，苔白厚腻，脉浮数。郭老辨证：外感风寒化热。宜辛温解表，稍佐清热解毒。

处方：苏叶6g（后下），杏仁10g，前胡10g，牛蒡子12g，板蓝根15g，荆芥穗6g，薄荷6g（后下），陈皮10g，大青叶15g，甘草6g，芦根12g。

进前方1剂，诸症大减，体温降至37.4℃。2剂后体温正常，全身痛除，患者只感胸闷，腹不适，下气多，便干纳差，脉滑数，苔黄厚腻。治以和中健胃化滞。

处方：藿香10g，厚朴10g，苏叶6g（后下），大腹皮10g，焦山楂10g，白芷6g，陈皮12g，神曲15g，莱菔子10g，马尾连10g，甘草6g。

进前方2剂，胸闷腹胀除，大便已解，食欲进步，治愈上班。

本例为外感风寒化热，以苏叶、荆芥穗辛温解表；杏仁、前胡宣肺止咳；板蓝根、大青叶、牛蒡子、薄荷清热解表；芦根养阴清肺；陈皮、甘草调理脾胃，服1剂后体温基本消退，2剂后体温正常，又以和中健胃化滞之剂调理之。

（二）疑难病案

1. 体虚外感证

案1　胡希恕案

许某，男，47岁。

患者感冒 2 天，右头痛，自觉无精神，两手逆冷，无汗恶寒，口中和，不思饮，舌质淡，舌苔薄白，脉沉细，咽红，滤泡增生多。此属虚寒表证，治以温阳解表，与麻黄附子甘草加川芎汤：

麻黄三钱，制附子三钱，炙甘草二钱，川芎三钱。

上药服一煎，微汗出，头痛解，未再服药，调养两日，精神如常。

案 2　徐恕甫案

张某，女，52 岁。

阳虚感冒，头项强痛，微寒微热，咳嗽已迁延月余，脉细缓。宜六君子加味主之。

白术二钱，陈皮一钱五分，川芎一钱五分，潞党参一钱五分，云苓二钱，法半夏一钱五分，羌活一钱五分，粉草一钱，苏叶一钱二分，生姜三片，红枣三分。

药后已得汗解，恶寒头痛项强诸症皆除；唯中焦寒滞凝结，痞满不适，不思饮食，宜温中化滞法治之。

肉桂一钱，法半夏一钱五分，神曲二钱，粉草一钱，白术二钱，枳壳一钱五分，云苓二钱，藿香一钱，焦楂二钱，陈皮一钱五分，草果一钱三分，麦芽二钱，生姜三片，红枣三个。

按：先生遗留感冒案甚少。此阳虚感冒，即所谓"元气虚弱，表疏膜松，略有不谨，即显风证者，此表里两因之虚证也"。六君子之方，先生几乎能用到神巧，稍事出入，可治百病。此案也可见之。方加羌活、苏叶、生姜、川芎之辛散疏解治表证。全方标本同治，法虽平淡，但收奇功。感冒小疾，如今却令医者头痛，概施大剂表药，无济于事也。

案 3　蒲辅周案

邹某，男，60 岁。1958 年 8 月 23 日初诊。

形瘦体弱，素易感冒，近因疲劳受凉，头项强痛，畏风，动则汗出，轻微咳嗽，消化不好已久，肠鸣，纳差，精神不振。脉左寸微浮，右寸微，两关弦虚，两尺沉弱，舌红苔薄白黏腻。由体虚卫阳不固，复感新凉之气，治宜调营卫，建中气。

处方：党参 6g，桂枝 4.5g，白芍 6g，炙甘草 4.5g，生黄芪 9g，法半夏 6g，陈皮 3g，茯苓 6g，生姜 2 片，大枣 2 枚，2 剂。

慢火煎两次，取 300mL，加饴糖 30g，和匀，分 2~3 次温服。

1958 年 8 月 25 日复诊：药后两小时微烦，继而汗出，畏风消失，头痛亦解，饮食略增，睡眠不好。脉两寸沉微，两关弦缓，两尺沉迟。营卫初和，治宜和脾柔肝，兼滋心肾。

处方：党参 6g，白术 6g，茯苓 9g，炙甘草 3g，半夏 4.6g，橘红 4.5g，五味子 20 粒（打），酸枣仁 9g，肥知母 1.6g，川芎 1.5g，大枣 4 枚。水煎温服，2 剂。

按：患者素来体弱，肺胃两虚，卫外不固，故容易感冒。营卫生于水谷，源于脾胃，脾为营之源，胃为卫之本。近因劳逸失当，中气再受损伤，复受风邪而感冒。病者中气虚，为致病因素的主要方面，治宜扶正祛邪。先用黄芪建中汤合新加汤，甘温建中，调和营卫，继用六君合酸枣仁汤，和脾柔肝，兼滋心肾而康复。虚人感冒，尺脉沉弱者，慎不可发汗，中气虚寒而外感者，辛凉之剂亦要慎用。

案 4　黄寿人案

王某，男，55 岁。

素体虚弱，前日出差乘车感受风寒，身微热而恶寒，头痛剧烈，苔薄白，脉浮濡，服止痛药无效。系正气不足，外感风寒。治以益气养血，解表散寒。

处方：生黄芪60g，川羌活16g，全当归12g，绿升麻10g，广陈皮10g。

二诊：服药1剂，晚上汗出，头汗多，身汗少，热退，头痛若失。唯胃胀不适，苔薄白，脉濡细。系脾胃虚弱，治以健脾和胃。

处方：潞党参15g，焦白术10g，云苓12g，炙甘草6g，广陈皮10g，法半夏10g，缩砂仁6g，广木香10g。3剂。

三诊：头痛未作，外感已除，余无不适，嘱注意生活起居，避风保暖。

按：本案系气血不足，感受外邪，乃正虚外感头痛，方中黄芪益气固表扶正，当归补血，羌活疏表散寒，升麻为使，引黄芪甘温之气上升，以补卫气而实表，陈皮理气畅中，正气一足则邪随汗出，头痛自愈。若专用辛温解表，只重治标，忽视顾本，必致阳愈虚而风寒不退，不独头痛难除，反生他变，本案益气解表之例，可供正虚外感者借鉴。

案5　李聪甫案

徐某，女，24岁。

体弱，反复伤风咳嗽，某医院疑为肺（结核）病，屡服西药，并嘱卧床疗养，进以清炖鸡汁。食后，恶寒发热，遍身酸痛，头痛如劈，两耳轰鸣，气冲咽喉，咳呛几无宁息。

诊视脉浮数，舌干苔白。鼻塞流涕，喉间燥痒，干咳声哑。此属伤风重症。因风邪未解，早食荤腻，食滞于胃，邪恋于肺，肺失清肃，风阳上遏。法当辛苦宣阳，甘平化阴，肺胃以和，咳逆自顺。

处方：南沙参10g，肥玉竹10g，枇杷叶10g，象贝母7g，南杏仁7g，炒牛蒡子7g，霜桑叶7g，信前胡5g，紫菀茸6g，荆芥穗6g，粉甘草3g。

一剂而鼻爽头清，二剂而热退身和，再二剂喉润咳止，肺清胃降，调理旬日而痊。

按：伤风感冒原属一般病证，固无保留医案的必要。但是，正因为是一般病证，往往被人所忽视，病延日久，肺气受伤，外感转化为内伤。俗传"伤风不解便成痨"就是例证。患者肺气原虚，易受感冒，却非内伤本证，误补误滋，必致留邪增疾。但又不同于体实感冒而肆用辛温发汗之剂，反致汗泄重虚其表，津耗重虚其肺。在这种特殊情况下，既要甘平化阴之味以养肺胃，又要辛轻宣阳之品，以化风燥，则邪解而正气不伤。

案6　刘弼臣案

孔某，女，5岁。

患儿素体虚弱，平时汗多，经常感冒咳嗽。近5日来，身热憎寒，流清涕，咳嗽有痰，头痛剧烈，倦怠无力，胸脘痞闷呕恶，腹痛作胀，大便一日3次，稀溏不爽，睡中时时惊惕。在某医院诊为胃肠型感冒。应用复方磺胺甲噁唑片、阿司匹林，兼服中药汤剂及小儿香橘丹后，诸症未能尽已，遂前来诊治。刻下症：身热，体温37.6℃，略有形寒，头痛，咳嗽，大便稀，一日3次，面黄，胸闷气短，倦怠乏力，苔白根腻，脉缓细。证属脾气虚弱，表里兼病。治疗宜以益气宣肺，导滞和中，方选参苏饮加减。

处方：太子参10g，苏叶10g，苏子10g，桑叶10g，前胡10g，桔梗3g，橘皮3g，半夏3g，煨木香3g，葛根10g，茯苓10g，神曲10g。水煎，分3～4次服。

服药3剂，汗出甚畅，身热已解，形寒头痛已瘥，大便每日一二次，仍感倦乏无力，咳仍有痰，苔脉同上。余邪未尽，体气尚未恢复，再以前方增损治之。

处方：党参 10g，苏子 10g，茯苓 10g，炒白术 10g，炙甘草 3g，桔梗 3g，前胡 10g，陈皮 3g，半夏 3g，生姜 2 片，大枣 5 枚。水煎，分 3～4 次服，每日 1 剂。

服上方 4 剂，诸症消失，身爽脉安，病告痊愈。

案 7　林沛湘案

陈某，女，60 岁。

头痛，鼻塞，肢体酸痛 2 个月余。1991 年 2 月中旬因劳累过度而发病，病见头痛头晕，鼻塞流涕，肢体及项背酸疼，咽喉疼痛等，曾服用多种中西药物治疗，病情未见好转。现症见头痛头晕，鼻塞流涕，全身酸楚疼痛，无发热，微恶风寒。诊见面色少华，舌质淡，舌苔白，脉虚而缓。中医诊断：感冒，证属气虚及外感风邪夹湿。西医诊为上呼吸道感染。治法：益气解表，疏风祛湿。方药：参苏饮化裁。

处方：党参 17g，大枣 15g，炙甘草 6g，桑叶 10g，紫苏叶 8g，续断 10g，救必应 10g，鬼箭羽 10g，蔓荆子 10g，桔梗 10g，前胡 10g，鲜葱白 20g。3 剂，水煎服，每日 1 剂。

服药后症状大减，唯咽喉疼痛，舌脉同前。药已对证，仍守前法调理。于前方去大枣、炙甘草、续断、鲜葱白，加诃子 10g，改党参为 10g，再服 3 剂后病愈。

2. 外感夹湿（食）证

案 1　何炎燊案

黄某，男，45 岁，干部。

1990 年春节前天气温煦，风阳鼓荡，流行性感冒在莞城流行。患者早饭后感受风邪又加劳累，即发热，头痛，口渴不欲饮，咳嗽轻而胸脘满闷，用西药退热药及抗生素未效，继而腹痛下利溏黄多次，脘胀欲呕，小便短而不畅，医者建议入院，患者先驱车就何氏诊。持其脉浮滑数，舌苔薄黄干腻，此冬令风温，肺胃俱受，热邪下注大肠也。用陈氏升泄法加味治之。

处方：煨葛根 20g，黄芩、竹茹、豆卷各 15g，厚朴、桔梗各 10g，橘皮、甘草各 5g，滑石 20g。

嘱其即服 1 剂，黄昏时再服 1 剂，看病情如何，再商量是否入院。晚上 9 时，患者电话告何氏，现已热退，利止，痛除，溺畅，唯觉疲倦饥饿耳，问能否进食，以明日尚须外出公务也。是夜食粥两碗，安睡一宵，天明即工作如常。

案 2　李斯炽案

马某，男，8 岁。

突患感冒发热，复加饮食不慎，以致腹中剧痛，不思饮食。诊得脉浮，舌赤，此风热夹食之候，用祛风清热消食行气止痛法。

处方：防风 9g，荆芥 6g，枯黄芩 9g，知母 9g，焦山楂 9g，神曲 9g，白芍 9g，金铃炭 9g，银花炭 9g，木香 6g，甘草 3g。

服上方 2 剂后，病即痊愈。

按：本例发热，脉浮，舌赤，是风热感冒之表证。腹痛不思饮食，并有饮食不慎病史，是内伤饮食之里证。当从表里兼治。故用防风、荆芥以祛风，用枯黄芩、知母、银花炭以清热，用焦山楂、神曲以消食滞，加金铃炭、木香、白芍以行气止痛，是沿用陆九芝补泻方中的治法。

案 3 王伯岳案

张某，女，1岁。

患儿发热 2 天，虽退而未尽，仍流清涕，食欲不振，时有恶心，夜寐不安。咽红，右侧扁桃体Ⅱ度肿大，舌苔白。证属表未尽解，胃气不和。治以疏解余邪，清肺胃之热，佐以和脾为法。

处方：藿香 6g，苏梗 6g，连翘 9g，牛蒡子 6g，菊花 9g，桑叶 9g，黄芩 6g，焦三仙各 6g，云苓 9g，半夏 6g，陈皮 6g，竹茹 6g，淡竹叶 6g，甘草 3g。

服上药 4 剂，热除，纳增，泛恶亦止，夜寐已安。

案 4 蒲辅周案

薛某，男，60岁。1963 年 3 月 8 日初诊。

感冒 2 周，尚发热，鼻塞流涕，咳嗽，咽痒且痛，大便干燥，小便正常。脉浮微数，舌淡苔白黄腻。属感冒夹湿，治宜疏解。

处方：苏叶 4.5g，杏仁 6g，桔梗 3g，炒枳壳 3g，前胡 3g，制香附 3g，陈皮 3g，炒莱菔子 4.5g，薄荷 3g（后下），荆芥 3g，甘草 1.5g，葱白 3 寸（后下）。3 剂，一剂两煎，共取 160mL，分早晚两次温服。

1963 年 3 月 16 日复诊：体温正常，咳嗽已止，咽已不痛痒，鼻塞减轻，流黄黏鼻涕，大便软，量少。脉浮滑，秽苔未净。病势虽减，外邪未尽，治宜疏解，兼理肠胃。

处方：苏叶 6g，杏仁 6g，桔梗 3g，炒枳壳 4.5g，前胡 3g，制香附 4.5g，陈皮 3g，炒莱菔子 4.5g，僵蚕 4.5g，炒神曲 6g，甘草 1.5g，豆豉 9g，葱白 3 寸（后下）。2 剂，煎服法同前。

1963 年 4 月 2 日三诊：药后鼻塞减，不流涕，食纳尚可，腹胀，大便不畅，量少。脉沉滑，秽苔未尽，外邪已解，湿滞未尽，治宜和脾消滞，清利湿热。

处方：炒苍术 6g，厚朴 6g，陈皮 4.5g，炙甘草 1.5g，法半夏 6g，藿香梗 6g，槟榔 4.5g，炒枳实 3g，大黄 3g（另包后下），炒神曲 6g，生姜 3 片。2 剂。煎服法同前。

继用香砂平胃丸 3 袋，早晚各服 6g，白开水下，调理而愈。

3. 半表半里证

案 1 胡希恕案

唐某，男，5岁。

患者感冒 3 日，咽痛，口干，恶心，不欲食，头痛、头晕，咳则右上胸痛，舌苔白，脉弦细稍数。证属少阳阳明合病，为小柴胡加石膏桔梗汤方证。

处方：柴胡四钱，半夏三钱，黄芩三钱，党参三钱，生姜三钱，大枣四枚，炙甘草二钱，苦桔梗三钱，生石膏一两半。

上药服 3 剂，口干、咽病已，咳嗽亦不明显，但感恶心、腰痛，下肢凉，上方去苦桔梗，加桂枝、赤芍各三钱，生龙骨、牡蛎各五钱，服 3 剂诸症已。

按：此患者以咽炎为主的上呼吸道感染，是临床多见的感冒，因多数初起不来诊，故来诊时表证已不明显，而呈半表半里少阳证或少阳与阳明合病，故胡老常以小柴胡汤加减治疗。小儿患者感冒更多呈现此方证。此时如用汗法解表，徒伤人体津液、正气，使感冒迁延不愈、加重，感冒后自服许多药，或治疗不当而长期不愈者屡见不鲜。这就告诫后人，感冒虽小病，治疗也要辨证论治。一见感冒就解表，是非常错误的。

案2　于己百案

王某，女，23岁。

患者诉寒热往来、头痛头晕、恶心、纳差、口苦鼻干1周，平素即常有头痛，经期尤甚。于氏诊之舌淡暗，苔薄白，脉弦细。证属外感风寒，邪入少阳，经气不利，肝胃失和。治宜和解少阳、疏肝和胃，方用小柴胡汤加味。

处方：柴胡18g，黄芩10g，生姜10g，半夏10g，党参12g，炙甘草10g，大枣6枚，菊花12g，蔓荆子12g，川芎10g，陈皮10g，砂仁6g。水煎，两次分服。

服上方3剂，寒热消退，头痛缓解，已有食欲，病告痊愈。

案3　何炎燊案

刘某，女，56岁。

患者头痛、肢体酸痛、项强、寒热往来、口干口苦、咳嗽1周，自服"感冒通""化痰止咳冲剂"治疗，未见转机。刻诊：寒热往来，胸胁苦满，恶心，纳差，喷嚏，流涕，咳嗽咳痰，口苦，头痛，身痛，项强，微有汗出，舌红苔薄白，脉浮弦，于氏诊为感冒，证属太少合病的半表半里证。治宜和解表里，调卫解肌，化痰止咳，方用柴胡桂枝汤加味。

处方：柴胡18g，黄芩10g，生姜10g，半夏10g，党参12g，炙甘草10g，大枣6枚，桂枝10g，芍药10g，葛根12g，菊花12g，蔓荆子12g，延胡索12g，白芷12g，茯苓12g，杏仁12g。水煎，两次分服。

服上方4剂，上述症状均已明显减轻，唯咳痰仍然较多，原方减去菊花、蔓荆子，又加用紫菀12g，冬花12g，再进2剂，诸症悉除，病已痊愈。

案4　何世英案

郭某，女，5岁。1966年4月29日初诊。

发热1周，3天来寒热往来，一日数次。纳呆，口苦，咽干，耳鸣，皮肤少汗，大便正常，尿色稍深。检查：体温39℃，面色萎黄，咽微红，心肺未闻及异常，舌苔薄白而黄，脉弦数。血象：白细胞总数4.1×10^9/L，中性粒细胞百分比0.39。印象：流行性感冒。辨证：发热1周，现为往来寒热，且有口苦耳鸣，脉弦数等，邪已传入少阳经，出现半表半里证。治则：和解枢机。

处方：北柴胡4.7g，嫩青蒿4.7g，半夏曲4.7g，条黄芩9g。

1966年4月30日复诊：服药后汗出热解，寒热未作。口苦、耳鸣俱去，但觉咽部轻痛。舌苔薄黄，脉转弦缓。少阳之邪已解，余热尚存，改用下方清理余热。

处方：金银花9g，条黄芩9g，大青叶9g，赤芍药9g。

按：小儿外感热病，半表半里证并不少见。有人片面理解小儿体属纯阳，因柴胡升阳，一遇咽部略红，便放弃使用。何老认为如果单纯由咽红（炎）引起的发热，很少出现少阳证。而少阳证是可以出现咽微红，但无咽痛的感觉的。这种主次矛盾的关系如果摆不正，在儿科临床方面就难以发挥小柴胡汤的作用。外感热病只要出现半表半里的少阳证，应用小柴胡汤就效如桴鼓，一般一二剂药即解热。当然小柴胡汤原方不一定机械搬用。以本案为例，由于纳呆及咽微红，以半夏曲代替半夏，既避其温燥，又发挥健胃作用。对本例来说，小柴胡汤中人参、生姜、甘草、大枣不是主要药物，故从合理用药出发，予以精减。加青蒿一药，能辅助柴胡，加强解热作用。药仅四味，效果显著。

（三）特殊医案

案 1　何炎燊案

李某，女，22 岁，未婚。

1992 年 7 月中旬，时方溽暑，而台风夹雨，潺潺 3 日，风雨过后更炎酷迫人。患者感受暑湿时邪，发热，倦怠，便溏，又失于调治，依旧贪凉饮冷，夜游无度，以致发热经旬不退，日见困顿。医疑为肠伤寒，令其入院。血象：白细胞总数 $4.4×10^9$/L，分叶核百分比 0.44，嗜酸性粒细胞百分比 0.03，淋巴细胞百分比 0.53，肥达反应阴性。胸片显示：肺纹理稍增粗，余无异常。初步诊断为病毒感染并发支气管炎，用抗病毒药、先锋霉素、氨苄青霉素，结合中药（银翘散、甘露消毒丹之类）治疗 4 日，体温反升至 39.5℃。7 月 28 日经水适来，第 2 日即断，两季肋及少腹拘急作痛，神烦短气，7 月 30 日请何氏诊治。发病至今，已将 3 周，面色萎悴，舌边光红，苔薄白微黄而滑，脉弦大虚数。仲景谓妇人伤寒，经水适来适断，恐其热入血室，予小柴胡汤旋转少阳枢机。

处方：柴胡、太子参各 15g，黄芩、半夏各 12g，炙甘草 5g，生姜 3 片，大枣 2 枚，赤芍、白芍各 10g，服 2 剂。药后 8 小时，月经复来而畅，1 日半渐止。

8 月 1 日复诊：云经净后两胁少腹拘急已解，仍发热弛张（上午 38℃，下午 39.2℃），微恶寒，无汗，头痛昏沉，目眩不欲开，短气懒言，神倦而烦，肢体无力以动，口干渴喜热饮，纳呆厌食，中脘痞闷，腹满时减，按之柔，大便溏滞，小溲黄短，脉舌如前。病由平素劳逸饮食失节，中气先伤，复感暑湿时邪，内外交困，遂致缠绵，所服辛凉苦寒，皆不中病，抗生素亦无济于事，乃以东垣清暑益气汤，去养血之当归，加补气渗湿之茯苓，和中祛湿不用苍术、青皮之辛燥，改用南豆花、大豆卷之清化。

处方：西洋参、茯苓、麦冬、葛根、泽泻、大豆卷各 15g，黄芪 20g，白术、黄柏、南豆花各 12g，炙甘草、五味子、升麻各 5g，陈皮 3g，2 剂。服 1 剂，微汗自出，恶寒罢，热降（上午 37.2℃，下午 38℃），再剂，头目清舒，热续降（上午 37℃，下午 37.5℃），脘腹里和，便溏止，乃去升麻、黄柏、神曲，加石斛 15g，怀山药 20g，又 3 剂而安。后本此法，治疗多例皆效。

按：《伤寒论》论妇人热入血室云："妇人中风七八日，续得寒热，发作有时，经水适来适断者，此为热入血室。其血未结，故使之如疟状，发作有时，小柴胡汤主之。"此例发热二十余日，而汛适至，一日即断，因无营血分证候，故知"其血未结"，用小柴胡汤旋转少阳枢机，1 剂即经水复来。论中所云"脉迟身凉，胸胁下满，如结胸状，昼日明了，暮则谵语如见鬼状者"，百不一见。或是妇从汛期患热病传里，出现阳明腑证，故有此说。而临床常见者，乃妇人患外感热病，经水适来适断，外证解后，仍未复来者，多有续发为痛经、崩、带、瘕气之病，不可不防范于未然。此例有少腹拘急疼痛之兼症，故于小柴胡汤中，加入赤芍行血，白芍缓急，乃遵《金匮要略》上工治未病之意。

至于其本病，乃劳倦内伤，脾胃元气大虚，复感暑湿时邪，迁延日久，脾胃元气更伤之故。东垣之清暑益气汤，正为此等病而设也。

案 2　何炎燊案

卢某，男，36 岁，东莞人，1984 年 9 月 7 日初诊。

患者于 1983 年 6 月，无明显诱因，恶寒发热如疟，在医院治疗 3 个半月，病情恶化，经某院诊断为"血液病"，送广州某医院治疗，1 个月后热暂退出院。下面是该院出院小结摘要：检查：白细胞总数 $3.8 \times 10^9/L$，红细胞总数 $2.8 \times 10^{12}/L$，血沉 25mm/h。B 超示肝在肋下 2cm，脾在肋下 3cm，未见占位性病变。骨髓、肾功能、肝扫描、HBsAg、X 线胸腹部平片等检查均未发现异常。10 月 20 日按恶性网状细胞增多症处理，用泼尼松、氢氧化铝凝胶，用药 10天，热退。出院诊断：恶性网状细胞增多症。

患者出院后遵医嘱用药，初时颇安。1984 年春节后停药，寒热复发。改服中药近百剂，仍未控制，形体日衰。至 5 月，复用激素，初尚见效，后则效果不显，7 月起泼尼松用量加大至每日 60mg，发热仍有反复，被诊为"不治之症"，乃转来门诊。

患者因久用激素，面部虚浮，色灰黄萎悴，行动迟缓，气怯喘促，啬啬恶寒，身热（体温 38.4℃）无汗，头重眩晕，肢体沉重，关节酸痛，口苦咽干，渴不引饮，胸腹满闷，杳不思食，大便溏色黄，小便黄短，舌质淡红不华，苔白微黄干腻，脉六部皆洪大，按之空豁。血常规：白细胞总数 $3.6 \times 10^9/L$，中性杆状核百分比 0.02，分叶核百分比 0.16，嗜酸性粒细胞百分比 0.22，淋巴细胞百分比 0.58，大单核细胞百分比 0.02；红细胞总数 $2.4 \times 10^{12}/L$；血红蛋白 72g/L；血沉 25mm/h。

中医辨证是肺脾大虚，清阳不升，津液不布，而中焦蕴湿，下泉有火之候。时值初秋，天热地湿，按天人合一之理，治当益气清暑，运脾燥湿，用东垣清暑益气汤加减治之。

处方：升麻、陈皮、五味子、炙甘草各 5g，柴胡、白术、当归、麦冬、泽泻、神曲各15g，葛根、茯苓各 20g，黄芪 30g，苍术、黄柏各 10g。以道远，嘱服 3 剂。

1984 年 9 月 11 日复诊：寒热已罢（体温 36℃），自述过去服激素虽暂退热而证候不减，今则头目稍舒，肢节痛减，精神好转。唯腹仍满痛，大便稀溏。守前方暂去麦冬、五味子，加砂仁 5g，萹蓄 20g。病者自服第 1 剂起，即停用一切西药。此方服 5 剂后，腹满痛减，大便成形，胃纳稍佳，口觉燥渴，舌苔退薄少许，但仍干腻。

方中去苍术，复用麦冬，又服 10 剂。

1984 年 10 月 3 日三诊：据述自 9 月 8 日退热后，20 天未见发热。将前药服完后，停药数天，以观其变。昨日秋风乍起，喷嚏流涕，随即恶寒发热（体温 39℃），头痛身痛无汗，口淡不渴，舌苔白滑略腻，脉浮大缓。此新感风寒，非关旧病，即进人参败毒散原方 1 剂，当晚即汗出，寒热罢。次日仍续服清暑益气汤（10 剂）。

1984 年 10 月 18 日四诊：自述半月来颇安，唯稍劳则气怯，入寝则咽干，多食则腹满。此元气未复，津液未充，脾运未健。

拟一善后之方：升麻、陈皮、炙甘草、五味子、砂仁各 5g，柴胡、防风各 10g，黄芪、党参各 30g，白术、麦冬、当归各 10g，怀山药、萹蓄、茯苓、苡仁各 20g。

此方以补中益气汤升发清阳，玉屏风散固表御风，生脉散益气生津，参苓白术散健脾祛湿，合成复方，大旨仍在益元气，补脾胃。盖正气存内，邪不可干，脾旺则不受邪也。嘱病者隔天 1 剂，连服 3 个月。

1984 年底随访，洪大之脉平，腻苔退薄七八。据云，虽冬令感冒，亦不发热，将何氏所处之人参败毒散煎服 1 剂即可。复查血象：白细胞总数 $5.7 \times 10^9/L$，中性粒细胞百分比 0.61，嗜酸性粒细胞百分比 0.03，淋巴细胞百分比 0.34，大单核细胞百分比 0.02；红细胞总数 $3.92 \times 10^{12}/L$；血红蛋白 115g/L；血沉 4mm/h。

1985 年春节后恢复工作，迄今健康状况良好。

按：此病发热经年，经大医院多方检查，仍未确诊，仅怀疑为恶性网状细胞增多症。中医自古以来，无"恶网"之名；近年文献间有报道，多按血癌论治，用苦寒克伐之药；若贸然施于此病，必致偾事。中医治病，并不完全针对其特异性之病因，而着重于整体调节。此病发热经年，当非外感，且病程既长，病机亦由单纯而变为复杂。脉症合参，病属劳倦内伤，脾胃气馁，清阳不升，导致肺气虚而津液不足。脾胃运化失职，则湿聚中焦为痞为满，流于下焦，则阴火上冲。劳倦内伤之治，莫详于东垣。其清暑益气汤具有补脾胃、升清阳、益元气、生津液及运中祛湿泻火等多种功能，施于此病，最为贴切。去青皮加柴胡者，以其有寒热也。加茯苓者，一以助参芪补气，一以同泽泻渗湿也。药既中肯，故投剂即效；恪守其法，竟获全功。可知古人立方自有其独到妙用，灵活加减，可治新病。后人未经实践，徒纸上谈兵，诬此方驳杂。自王孟英另立清暑益气汤以来，东垣此方，常被搁置，殊可惜也。

附　时行感冒

赵心波案

刘某，男，3岁。

正值流感流行，昨日突然高烧，今晨体温仍 39.2℃，咳嗽声浊，舌质红，脉浮数。血象：白细胞总数 $6.5×10^9/L$，中性粒细胞百分比 0.46，淋巴细胞百分比 0.52，嗜酸性粒细胞百分比 0.02。诊为流行性感冒。证属风温袭表，郁于腠理。治以宣散解表，清热之剂。

处方：荆芥穗 6g，薄荷 2.4g，金银花 10g，苏叶 5g，蔓荆子 6g，连翘 10g，炒杏仁 5g，瓜蒌 10g，芦根 12g，浮萍 2.4g，紫雪丹 1.2g。日服 3 次。

服药 2 剂，体温正常，余邪未净，偶有咳嗽，脉缓，咽红。继予清肺利咽，化余热之剂调理之。处方：菊花 10g，荆芥穗 5g，瓜蒌 10g，炒杏仁 5g，黄芩 6g，连翘 10g，蔓荆子 6g，炒栀仁 5g，鲜生地 12g，麦冬 10g，生甘草 3g。2 剂即愈。

三、辨证用药规律探讨

案 1　张伯臾案（风寒）

初诊：

辨证：患者 7 月份发病，有消化道出血病史，体虚未复感受外邪发病。患者高热、有汗不解，舌苔薄白，脉浮小数。表证重。

治疗：桂枝汤加味。桂枝 15g，白芍 9g，加上清暑祛湿的生甘草、鲜藿香、鲜佩兰叶、茯苓、白蔻壳、鲜荷梗。以解表为主，既有辛温解表的桂枝，又有清暑邪的藿香、佩兰。

二诊：

辨证：患者汗出热退，但出汗比较多；表证未除，里虚也比较重，扶正与祛邪并重。

治疗：桂枝加人参汤。川桂枝 4.6g，炒白芍 9g，加上孩儿参扶正，炒防风解表，浮小麦止汗，生甘草、陈皮调中。

三诊：患者表证完全解除，以扶正为主，用大量的补益气血的药物，治疗患者本身的体虚。

案 2　张菊人案（风温）

患者感受温邪，头昏发热。用药方面解表仅仅用了一味薄荷，清里热药用得非常多，金银花、连翘、黄芩、竹叶、滑石、大青叶、黑栀子均清热，因为患者有舌苔厚腻，脉洪大，小便深黄，大便干结未通，里热是比较重的。但药后患者汗出甚透。是因为疏通的药物，用枳实、黄郁金、瓜蒌理气通便，既可以疏通气机泄热，又可以疏通肌表，对发汗有一定的增效。

案3　徐恕莆案（阳虚感冒）

患者阳虚感冒，本身体虚又感受了外邪。治疗用六君子加味。六君子是一个补益中焦，调理中焦脾胃的方剂，方中白术、陈皮、潞党参、云苓、法半夏、粉甘草、红枣温中调气，以扶正为主，兼有理气的作用。患者药后亦得汗解，恶寒、头痛、项强诸症皆除，是因为有川芎、羌活、苏叶、生姜这些祛风解表的药物。不管患者是阳虚体质还是气虚体质，只要有表证，就要解表，就要用到辛味解散的药物，具体是用温性的解表药还是凉性的解表药，要根据患者的情况，本案患者因为体质偏阳虚，没有化热的倾向，就用到了偏温性的解表药，另外患者表证也不是特别重，所以没有用麻黄、桂枝，仅仅用了羌活、苏叶就可以发出来汗。因为无化热趋势，所以也未用清里药。

案4　胡希恕医案（太阳阳明合病）

患者的表证比较重，恶寒，无汗，项背强，头痛，腿痛，舌苔薄白，脉浮紧。患者口唇干，里热的表现还不明显，没有咽红、舌苔黄、脉数，并没有出现阳明病的表现，但胡希恕指出患者是太阳阳明合病，用葛根、桂枝、麻黄、生姜解表，白芍、大枣、炙甘草调中，患者没有典型的里热表现，加生石膏清热。

案5　郭士魁医案（外感风寒化热）

患者发热恶寒2天，无汗，头痛，全身骨节酸痛，咳嗽，痰少，喉间发堵。舌质正常，苔白厚腻，脉浮数。表证较重，数脉是高烧所致，体温38.9℃，苏叶、前胡、荆芥穗、薄荷解表。未见里热症状，但郭老辨证为外感风寒化热，且用了大量清里热的药，杏仁、牛蒡子、板蓝根、大青叶、芦根清里，陈皮、甘草调中。由此可见，外感表证易入里化热，可及时加用清解气分药。

案6　胡希恕案（少阳阳明合病）

患者少阳阳明合病，故在小柴胡汤和解少阳的基础上加石膏清里热，有咳加桔梗解表止咳。

案7　于己百案（外感风寒，邪入少阳，经气不利，肝胃失和）

患者平素即常有头痛，经期尤甚，故在小柴胡汤解表清里的基础上加川芎、菊花、蔓荆子解表止头痛；患者恶心、纳差故加陈皮、砂仁调和中焦气机。

案8　何炎燊案（太少合病）

以柴胡、生姜、桂枝解表，黄芩清里，患者胸胁苦满，恶心，纳差，消化道症状较重，除半夏、党参、炙甘草、大枣外，加延胡索、茯苓调和中焦气机，患者头痛、项强、咳嗽较重加葛根、菊花、蔓荆子、白芷解表止痛，杏仁止咳化痰。

案9　何世英案（邪入少阳）

本案由于纳呆及咽微红，以半夏曲代替半夏，既避其温燥，又发挥健胃作用。对本例来说，小柴胡汤中人参、生姜、甘草、大枣不是主要药物，故从合理用药角度出发，予以精减。加青蒿一药，能辅助柴胡，加强解热作用。药仅四味，效果显著。

小结

通过上面的医案，我们可以总结出急性上呼吸道感染的治疗规律是辛散解表加清热，只要是外感发热，我们都要稍加清热药（阳虚除外）来截断病势。其中温性药解表发汗力要强于凉性药。临床还要根据患者的全身情况进行辨证，兼有暑邪，加祛暑药；兼有湿邪，加祛湿药；有热，加清热药。还要注意患者的体虚，正虚加上补益的药物；中焦气机不畅，加上和中理气的药物；如果有咳嗽，再加上宣肺止咳的药。

第七章　支气管哮喘案

支气管哮喘是由多种细胞及细胞组分参与的气道慢性炎症，此种炎症常引起气道反应性增高，导致反复发作的喘息、气促、胸闷和（或）咳嗽等症状，多在夜间和（或）清晨发作、加剧，此类症状常伴有广泛而多变的气流阻塞，可自行或经治疗缓解。

支气管哮喘，祖国医学称为"哮证""哮病"，是一种反复发作的痰鸣气促疾病。本病多由外感引动而急性发作，病位在肺；缓解期宜从脾从肾论治，这样才能预防复发。然不管从肺而治，抑或从脾从肾而治，皆离不开调畅气机。

一、证治源流

中医对支气管哮喘的认识源远流长，《黄帝内经》中即有"喘鸣""喘呼"之名，元代朱丹溪始提"哮喘"病名。现就历代医家对哮喘的论述进行梳理，分述如下。

（一）《黄帝内经》称为"喘鸣""喘呼""喘喝"

早在秦汉时期的《黄帝内经》即对哮病进行了描述，《素问·阴阳别论》里面讲到"阴争于内，阳扰于外，魄汗未藏，四逆而起，起则熏肺，使人喘鸣"，这里的喘鸣描述了哮病气促并有声响的特点。《素问·通评虚实论》也提到："帝曰：乳子中风热喘鸣肩息者，脉何如？岐伯曰：喘鸣肩息者，脉实大也。缓则生，急则死。"除了讲述了哮病的发作特点外，还描述了哮病的脉象为大脉。《太阴阳明论》又把这一症状称作"喘呼"："犯贼风虚邪者阳受之，……阳受之则入六府，……入六府则身热，不时卧，上为喘呼。""喘呼"即气喘而呼鸣有声的意思。《灵枢·本神》及《素问·生气通天论》又称本病为"喘喝"，如《灵枢·本神》曰："肺藏气……实则喘喝，胸盈仰息。"《生气通天论》曰："因于暑，汗，烦则喘喝。""喘喝"即喘促而有声响。

（二）《金匮要略》奠定了哮喘的辨证论治基础

1. 哮喘病名及发病特点的描述

汉代张仲景的《金匮要略》对哮喘作了进一步的描述，《金匮要略·痰饮咳嗽病脉证并治》里面将本病称为支饮和伏饮，"咳逆倚息，短气不得卧，其形如肿，谓之支饮""膈上病痰，满喘咳吐，发则寒热，背痛腰疼，目泣自出，其人振振身　剧，必有伏饮"。并描述了二者发作时期的主要症状。《金匮要略·肺痿肺痈咳嗽上气病脉证治》里面讲到"咳而上气，喉中水鸡声，射干麻黄汤主之"。描述了该病的特点是咳嗽、气促、喉中水鸡声，这些特点也是我们今天描述哮喘的主证。

2. 哮喘常用方剂的创立

《金匮要略》中创立了治疗哮喘的多个方剂，并为今天的临床所常用，包括射干麻黄汤、小青龙汤、厚朴麻黄汤、皂荚丸、泽漆汤、葶苈大枣泻肺汤等。

《肺痿肺痈咳嗽上气病脉证治》："咳而上气，喉中水鸡声，射干麻黄汤主之。"创立了治疗哮病的经典方剂射干麻黄汤，从而使该方成为治疗哮病的亘古名方。《金匮要略》中还描述了"咳逆倚息，不得卧，小青龙汤主之"，小青龙汤是治疗哮喘外寒内饮的另一个常用方剂，其中的麻黄与细辛、桂枝与芍药的比例均是 1:1。此外，《金匮要略》还提到"咳逆上气，时时吐浊，但坐不得眠，皂荚丸主之""咳而脉浮者，厚朴麻黄汤主之""脉沉者，泽漆汤主之"。用于哮喘痰饮郁肺而有化热倾向，其中的"脉浮"与"脉沉"又分别指出有无表证时方剂的选择。《金匮要略·痰饮咳嗽病脉证并治》："支饮不得息，葶苈大枣泻肺汤主之。"葶苈大枣泻肺汤是治疗哮喘病情较重，端坐呼吸的代表方剂。

（三）隋代巢元方《诸病源候论》称为"呷嗽"

隋代巢元方《诸病源候论》将哮喘称为"呷嗽"，"呷嗽者，犹是咳嗽也。其胸膈痰饮多者，嗽则气动于痰，上搏喉咽之间，痰气相击，随嗽动息，呼呷有声，谓之呷嗽。其与咳嗽大体虽同，至于投药，则应加消痰破饮之物""肺病令人上气，兼胸膈痰满，气行壅滞，喘息不调，致咽喉有声如水鸡之鸣也"。指出其发病是由于胸膈痰满、气行壅滞，痰与气搏击于咽喉而导致喉中呼呷有声，并认为它与咳嗽治疗的区别是要加入消痰破饮之物。

（四）元代朱丹溪首提"哮喘"病名

宋代王执中的《针灸资生经》中已有哮喘之称，"因此与人治哮喘，只谬肺俞"。正式将哮喘作为一个病名并专门立篇讨论的是元代的朱丹溪，他认为哮喘的主要病机是"专主于痰""寒包热也"，故"宜大吐"，痰为阴邪，故"不用凉药，须常带表散""必用薄滋味"（《丹溪心法·哮喘十四》），即不能纯用凉药，而外寒内热则需在用药时带有表散，发散其外寒及郁热。对于虚弱不可用吐法之人，用二陈汤化痰行气。

（五）明代医家对哮病因机证治的发展

明代哮喘的病因病机和治疗均有进一步发展，提出了哮有"宿根"，具有反复发作的特点，阐述"扶正祛邪"的治疗原则。并对哮与喘进行了鉴别。

1. 病因病机

（1）戴思恭提出"宿根"之说

明代戴思恭提出"宿根"之说，"喘气之病，哮吼如水鸡之声，牵引胸背，气不得息，坐卧不安此谓嗽而气喘。或宿有此根，如遇寒暄则发，一时暴感"，明确哮喘是"宿有此根"，而在受寒后诱发，此处将哮喘称为哮吼，更形象地描述了哮喘哮鸣音的特点。

（2）李中梓扩展哮喘诱因

除了沿袭前人"遇寒诱发"的诱因之外，李中梓提出了"坐卧寒湿""酸咸过度""积火熏蒸"均可以导致哮喘的发作。

（3）秦景明详述哮喘因机

秦景明将哮喘称为"哮病"，并认为"哮病之因"是"痰饮留伏，结成窠臼，潜伏于内，偶有七情之犯，饮食之伤，或外有时令之风寒，束其肌表，则哮喘之症作矣"。说明七情、饮食、外感均可诱发伏痰而导致哮喘的发作。并指出"起居失慎，则旧病复发"，阐述了其反复发作的特点。

2. 证治

（1）张景岳重视保护元气

张景岳将其重视元阴元阳，重视元气的学术思想贯穿在哮喘的治疗中，所以他提出"当眷眷以元气为念"，只有元气充足，才有痊愈的可能。"未发时以扶正气为主，既发时以攻邪气为主。"故在缓解期应该以扶正气为主，而在发作期才以攻邪气为主，并且病久必虚，一定要保护人体的元气，反对强攻久攻。"若攻之太过，未有不致日甚而危者。"

（2）李中梓强调理气疏风

李中梓在《医宗必读》中指出哮喘治疗"禁用凉剂，恐风邪难解，禁用热剂，恐痰火易升，理气疏风，勿忘根本，为善治也"。说明热性方药和凉性方药都不宜用于哮喘，在哮喘治疗中要重视理气疏风。

（3）秦景明归纳"哮病之脉"与"哮病之治"

历代医家较少提及哮喘常见脉象，秦景明归纳哮病的主脉为沉弦脉，也可因病因不同而兼见数、涩、迟、结等脉象。而对哮病的治疗，提出有表证者先解表，用前胡苏子饮、防风泻白散，佐以化痰之药。无外邪者，则消痰理气为主，用二陈汤、三子养亲汤、小半夏汤。如伏痰留饮，结成窠臼，气壮人可量情选用控涎丹、滚痰丸。

（4）张时彻记载热哮"定喘汤"

唐代综合性医著中记载了除《金匮要略》外治疗哮喘的多个方剂，此后治哮之方不断发展，明代张时彻《摄生众妙方》中记载"专治齁疾，无不取效"的定喘汤，是今天临床治疗热哮的常用方剂。

3. "哮"与"喘"的鉴别

明代虞抟《医学正传·哮喘》："大抵哮以声响名，喘以气息言……治法天渊悬隔者也。"指出哮与喘的区别是哮主要指具有哮鸣音者，而喘主要是指气促不能呼吸，二者在治疗上有很大区别。

（六）清代医家对哮病因机证治的总结与完善

清代对哮喘的病因病机、辨证论治的论述基本完善，病因病机上有外邪、起居、饮食引发宿痰而致哮喘，也提出遗传因素的"幼稚天哮"。治疗上分发作期、缓解期，辨证要区分寒热虚实，脏腑辨证要分肺脾，并倡导内外兼治和冬病夏治的天灸疗法。

1. 病因病机

清代对哮病病因病机的认识进一步完善，李用粹认为哮喘因"内有壅塞之气，外有非时之感，膈有胶固之痰，三者相合，闭拒气道而致"。林珮琴指出哮喘的病因病机是"痰热内郁，风寒外束，初失表散，邪留肺络而成宿根，因外感而诱发，或起居不慎贪凉露卧，或饮食不节专嗜甜咸，使胶痰与阳气并于膈中，不得泄越，热壅气逆而发"。叶桂提出还有"痰哮、咸哮、醋哮，过食生冷及幼稚天哮"，其中的幼稚天哮是指小孩出生不久即发哮喘，描述了遗传因素所致的哮喘。

2. 证治

（1）李用粹提出哮病治疗"分虚实""分肺脾"

李用粹指出哮喘的治疗应该分虚实和分肺脾，他指出实邪导致的哮喘宜于祛散邪气，但也有体质薄弱，以及屡用攻散之品而致脉虚体弱者，应于调补之中，兼以清肺利气。哮喘为肺脏之病，但子病及母，会引起脾脏的失调，痰浊内生，故治疗哮喘，要重视清肺，更要重视清脾，主要采用二陈汤（《证治汇补》）。

（2）张璐倡哮喘内外兼治，首创哮喘三伏天灸法

张璐认为哮喘遇寒而发，有两种情况，一是内外皆寒，并创冷哮丸治疗寒哮，该方至今为临床治疗寒哮所常用，一是寒包热，用麻黄定喘汤。他同时创三建膏，摊贴肺俞。内外兼治而取效。张璐还首创三伏天天灸疗法，"夏月三伏中，用白芥子涂法，往往获效。方用白芥子净末一两，延胡索一两，甘遂、细辛各半两，共为细末。入麝香半钱，杵匀。姜汁调涂肺俞、膏肓、百劳等穴。涂后麻瞀疼痛，切勿便去，候三炷香足，方可去之。十日后涂一次，如此三次，病根去矣"（《张氏医通》）。

（3）林珮琴对哮喘证治的总结

林珮琴《类证治裁》总结哮喘的治疗发作期以散邪为主，辨证要分虚实寒热，他指出"新病多实，久病多虚；喉如鼾声者虚，如水鸡者实；遇风寒而发者为冷哮，为实；伤暑热而发者为热哮，为虚"。并分别列出冷哮、热哮、实哮、虚哮的辨治方药。针对痰壅气急之痰气哮，采用四磨饮、苏子降气汤。针对肾虚所致的"肾哮火急"，认为"勿骤用苦寒，宜温劫之"。证候缓解后及未发作时则以扶正为主，针对脾、肾虚损，分别用四君子汤、益气汤补脾，肾气丸补肾。

二、医案选读

（一）按中医院校六版系列教材证型分类

1. 发作期

（1）寒哮

胡希恕案

唐某，女，40 岁。初诊日期：1980 年 3 月 11 日。

自去年 3 月份出现哮喘，经服中西药治疗不缓解，前医曾按三阳合病与服大柴胡汤合葛根汤加生石膏 38 剂不效。近期症状：白天无咳喘，但有鼻塞流涕，头痛，精神不佳，思睡，背恶寒，晚上胸闷喘息，喉中痰鸣，吐少量白痰，口干不思饮，大便干，舌苔薄黄，脉弦细沉。变态反应检查：对尘土、螨、花生、芝麻、大豆等八种物质过敏。血流变学检

查：全血比黏度 6.25mPa·s，血浆比黏度 1.98，全血还原黏度 11.17mPa·s，红细胞电泳 16.70/S，血细胞比容 47%。免疫球蛋白检查：IgG 1.24g/L，IgA 1.10g/L，IgM 1.38g/L。血乙酰胆碱 44.9g%。西医诊断：支气管哮喘。中医辨证：少阴表寒夹饮。治以温阳强壮化饮，与麻黄附子细辛汤：

麻黄二钱，制附子二钱，细辛二钱。

结果：上药服 3 剂，鼻塞明显好转，头痛减轻，渐增加附子用量至四钱，经服 2 个月，喘平。复查血流变学：全血比黏度 4.86mPa·s，血浆比黏度 1.94，全血还原黏度 9.74mPa·s，红细胞电泳 15.03/S，血细胞比容 40%。免疫球蛋白：IgG 2.34g/L，IgA 0.99g/L，IgM 2.11g/L。血乙酰胆碱 63.60μg%，经随访 3 年未见复发。

按：本例是虚寒性哮喘，前医因辨证不仔细而误认为三阳合病，故服了 38 剂汤药而不见效。患者长期有鼻塞流涕、头痛等症，可知病在表。但有背恶寒、精神不佳、白天思睡。当知表不属太阳而应属少阴。又据脉沉弦细、喉中痰鸣、咳嗽吐少量白痰、口干不思饮等，当判定为少阴夹饮，为麻黄附子细辛汤的适应证，故谨守病机，治疗 2 个月而喘告愈。

俗有"内科不治喘，治喘丢了脸"之说，是说哮喘病难治。但是中医各代仁人志士并没有知难而退，而是知难而上，不断总结治疗经验，使一个个哮喘难证不断被攻克。这里应该注意的问题是，中医治疗哮喘是前人几代、几十代、几十年、几百年乃至几千年的经验总结，学习和继承前人的经验是非常重要的。胡老正是"勤求古训，博采众方"，终生不辍。从以上病例可看出，治疗哮喘所用方药都是经方，用古方治今病疗效卓著。这里说明，在继承前人经验上，胡老的功夫深，在临床实践上胡老的功夫更深。从病例中还可以看到，临床辨证必须仔细，稍有疏漏，则功溃在即。本是少阴病，判为三阳病，治疗时不可能收效，服 38 剂药不见效，服 50 剂药也不会见效，所谓差之毫厘，谬之千里是也。而辨证、辨方证正确后，服 3 剂即见显效。这里也说明，哮喘症状复杂多变，因之治疗不易，但仍是有方药可医的，只是治疗时不能用一方一药，其治疗有效与否，取决于辨证准确与否，更取决于辨方证的准确与否。也可知，胡老认为中医治病有无疗效，其主要关键，就在于方证是否辨得正确。胡老首先在中医界提出"辨方证是辨证的尖端"，决非虚言，而是一生心血的总结。

（2）热哮

王烈案

苏某，男，3 岁。1991 年 1 月 7 日初诊。

罹患哮喘 2 年，年年发作，此次发病 3 天，症见咳嗽气促，喉间哮鸣，早晚尤甚，痰多难排，食欲尚可，大便稍干，小便略黄，检查见神烦，面微赤，口唇略青，舌尖略红，心音钝，节律整，心率 106 次/分，双肺满布哮鸣音，腹软，肝脾未触及，脉沉微数。胸透双肺纹理增强，白细胞总数 $8×10^9/L$，中性粒细胞百分比 0.5，淋巴细胞百分比 0.47，嗜酸性粒细胞百分比 0.03。诊断：哮喘发作期（热哮）。治法：止哮平喘，活血化瘀。拟小儿止哮汤，经治 4 天哮喘缓解，不咳、不喘，改服自拟防哮汤连服 4 周，患儿状态好，体力增强，偶有外感，哮喘未作。

小儿止哮汤组成：苏子 15g，地龙 15g，前胡 15g，麻黄 5g，川芎 15g，射干 10g，黄芩 10g，苦参 5g，白鲜皮 10g，刘寄奴 10g。

2. 缓解期

（1）肾虚

案1　盛国荣案

杨某，男，军人。1975年3月4日初诊。

有支气管哮喘史5年，四季均发作，尤以秋冬为甚。一天中以下半夜及拂晓哮喘为剧，痰黄而不易咯出，口干，胸闷，二便如常，舌苔黄，脉细。病乃本虚标实，根据"未发时以扶正为主，既发时以攻邪为主"的原则，拟祛痰宣肺平喘以治其标。

处方：沙参、冬瓜仁各15g，苏子、白芥子、苦杏仁、瓜蒌仁、黄芩、枇杷叶各9g，川贝6g，细辛4.5g。

二诊：1975年3月21日。服上药半个月后，诸症未见明显好转。仍气喘，咽痒，痰多而不易咯出，痰色黄白，舌苔黄白相兼，脉细弱。仍以治标为主，兼顾治本。上方加补肾之核桃肉、钟乳石各15g，并加服济生肾气丸，每服6g，日服2次。

三诊：1975年3月23日。上药服3剂后，略见效验，标证缓解。肾气虚损，以补纳肾气兼佐化痰降逆，以达标本兼顾。

处方一：党参24g，炒莱菔子、钟乳石、胡桃仁、玉竹各15g，天竹黄、苦杏仁、川贝母、瓜蒌仁各9g，罗汉果1粒，沉香4.5g。

处方二：金匮肾气丸9g，日服2次。

处方三：胎盘粉60g，川贝母15g，蛤蚧1对，麝香0.3g，合研细末，每服3g。在发作时每4小时服1次，开水送下。也可作预防，午后服1次。

四诊：4月8日。上药服10日后，各种症状均见改善，喘减八九，但阴津耗伤，乃以三诊处方二、处方三培补下元，摄纳肾气，并予蜜冬花、蜜紫菀、蜜兜铃、白果各9g，水煎代茶，以滋养肺阴，达肺肾同治而巩固疗效。

按：古人对于哮喘病的治疗总结了丰富的临床经验。如丹溪云："凡久喘之证，未发宜扶正为主，已发用攻邪为主。"张景岳补充说："扶正气者，须辨阴阳，阴虚者补其阴，阳虚者补其阳。攻邪气者，须分微甚，或散其风，或温其寒，或清其痰火。然发久者，气无不虚……此等证候，当倦倦以元气为念，必致元气渐充，庶可望其渐愈。若攻之太过，未有不致日甚而危者。"此对哮喘的辨治，指出了明确的方向。本病例哮喘之疾虽时间不长，但发作频繁，始终难以控制其复发，盛老先治标，后转而标本兼治，既利肺气，又注意补肾纳气，双管齐下，才获其效。最后以培补下元，摄纳肾气而收功。正如张景岳所说："故于消散中宜酌加温补，或于温补中宜加消散。"实经验之总结。

对于哮喘病的疗效巩固是一个重要问题。中医有"久咳成喘"之说，说明久患哮喘病者其发病内因与"肾虚"有密切关系，而"肾虚"的本质在西医学中可能就是下丘脑-垂体-肾上腺皮质反应系统的功能低下。用"补肾"疗法提高了此反应系统的功能，对本病的防治起到很好的作用。本例用金匮肾气丸以及玉涎丹（贝母、蛤蚧）加胎盘粉、麝香以防治哮喘之发作，正是在上述经验的指导下而制订的。

案2　梁剑波案

胡某，女，34岁。1992年4月12日初诊。

患者2年前患有支气管哮喘，上年3月份患重感冒后自觉体虚无力，稍劳动则心悸气喘，发作时需打针或服药才能好转。这次发作，在 3 天前夜间突然感到呼吸困难，逐渐加重，继则咳吐白沫痰液，心悸胸闷，不能进食，坐则尚能忍受，故已端坐两昼夜，未能入睡，面色紫暗，脉洪滑，舌紫如猪肝，体温 38℃，两肺布满干、湿性啰音。治宜补肾纳气，止咳平喘。

处方：党参 15g，云苓 15g，白术 15g，炙甘草 5g，陈皮 5g，山药 5g，桔梗 12g，炒扁豆 15g，薏苡仁 5g，莲子 15g，黄芪 20g，蛤蚧 1 条，海马 1 条，冬花 10g，胆南星 10g。

复诊：1992 年 4 月 18 日。服上方 6 剂后，体温退，气喘减，药已对症，嘱继续按上方服 7 剂。

三诊：1992 年 4 月 25 日。服药后自觉胸部舒畅，喘息渐平，沉沉入睡，直睡至次日方醒，醒后喘平，脉转缓和，唯觉神疲乏力。此后服参苓白术散加黄芪、蛤蚧、海马调理至今。

按：患者支气管哮喘虽然只有 2 年，但因发作频繁，自上年 3 月份已有虚象出现，这次发作，其势更甚，心悸气急，不能平卧。这些症状都是肾虚不能纳气的表现。梁师抓住其脉象虽见洪滑，但这是一种假象，应舍脉从症，进行辨证，用大补肾气、纳气镇逆的方法，取得了满意的疗效。

（2）肺虚

张耀卿案

陈某，男，20 岁，工人。1960 年 11 月 5 日因哮喘反复发作 14 年入院，同月 18 日出院。患者 6 岁起即有气喘病史，每年发作，次数较少，持续时间亦短。近数年来，每遇气候变化即发作。尤其与气候转冷有关。发作时呼吸迫促，不能平卧，轻度咳嗽，咳出痰液后，即觉缓解。曾在门诊中药治疗，并在某医院进行紫外线照射治疗，均未见效果。近 10 余天来，哮喘又发作，因症状加剧而入院。入院体检：慢性病容，面色萎黄。端坐呼吸，两肺均可闻及干啰音，叩诊稍呈匣音。心脏（－），诊断为支气管哮喘。2 剂见效，8 剂后症状缓解出院。

初诊：1960 年 11 月 7 日。哮喘咳嗽，发则气喘难以平卧，已经 14 年。刻诊脉来沉细无神，舌苔白而滑，中有裂纹，质淡红，无绛色出现。面色㿠白，两目暗淡。痰饮阻于中焦，脾阳失于健运，以致土虚无以生金。观其呼吸之声低微，肺气虚弱可知。叶香岩云："喘之一症，实则治肺治胃，虚则治脾治肾。"以脾胃为生痰之源，治痰不治脾胃，非其治也。今拟温运脾阳，纳气归肾法。

川桂枝 2.1g，炒白芍 9g，五味子 3g，淡干姜 3g，仙半夏 4.5g，陈广皮 4.5g，云苓 12g，清炙草 2.1g，蛤蚧粉 4.5g。分 2 次吞，2 剂。

二诊：1960 年 11 月 9 日。前投温运脾阳、纳气归肾之剂。哮喘渐平，唯入夜气逆，难以着枕。舌质淡红，边有锯齿之状，苔薄白，中有裂纹，脉濡软无力。再以原方加味续进。

黄厚附块 6g，川桂枝 3g，炒白芍 9g，五味子 3g，淡干姜 3g，仙半夏 4.5g，川象贝各 4.6g，怀山药 12g，坎炁 1 条，黑锡丹 12g（包）。4 剂。

另：人参粉 3g，蛤蚧粉 3g，分 8 包，早晚各服 1 包。

三诊：1960 年 11 月 14 日。历进温运脾肾，佐以纳气归窟之剂。咳嗽气喘较平，神疲乏力，夜不安寐，舌苔薄白而润，中有裂纹，脉来沉细。再以原法续进。

川桂枝 2.1g，炒白芍 9g，五味子 3g，淡干姜 3g，云苓 12g，清炙草 2.1g，蛤蚧粉 3g。

分 2 次吞，4 剂。

服上药 4 剂后喘平出院。

按：本案之哮喘，系由痰饮中阻，脾阳失于健运，肺气虚弱，肾气不纳而来。故以桂枝汤温运脾阳，二陈汤和胃化痰，五味子、淡干姜一开一阖，温化寒饮，收敛肺气。于虚证之哮喘，尤为相宜。更加蛤蚧粉补肺肾以纳气，喘逆自平矣。

（二）疑难病案

1. 外邪侵袭，肺失清肃

施今墨案

姜某，男，7 岁。1964 年 9 月 17 日初诊。

1 年以来时患感冒，近日又增喘息，日夜不止，晚间尤甚，不能平卧，痰塞咽间，咳嗽不畅，食欲不佳，日渐消瘦，以致疲乏无力。住某医院检查肺部正常，血常规正常，肝脏大，肝功能正常，诊断为支气管哮喘。既往常患扁桃体炎，并有蛔虫病病史。舌苔白腻，脉弦数。时届初秋。气候多变，外邪侵袭，肺失清肃，哮喘随起。拟清肺调气，以平喘息。

处方：炙前胡 5g，炙苏子 5g，炙白前 5g，炙橘红 5g，旋覆花（代赭石 6g 同布包）3g，炙麻黄 1g，白杏仁 6g，嫩射干 3g，白芥子 2g，莱菔子 6g，苦桔梗 5g，大力子 6g，瓜蒌子 6g，瓜蒌根 6g，青连翘 6g，条黄芩 6g，炒枳壳 5g，甘草梢 3g。4 剂。

二诊：服药 4 剂，咳喘均见缓解，唯夜间仍重，影响睡眠，再本原意续进。

处方：炙麻黄 1g，白杏仁 6g，生石膏 10g，炙橘红 5g，西洋参 3g（另炖浓汁，兑服），旋覆花 3g（代赭石 6g 同布包），炙苏子 5g，白芥子 2g，莱菔子 5g，建神曲 6g，半夏曲 6g，炒枳壳 5g，苦桔梗 5g，大力子 6g，银杏仁 6g（打），云苓块 10g，嫩射干 3g，炙甘草 3g。3 剂。

三诊：服药 3 剂后仍有咳嗽带痰，入夜因喘咳不能入睡。昨日痰中偶见极小血块。胸部尚感堵闷，卧则仍喘。再做胸透，未见异常。食欲欠佳，大便微干，小便稍黄。脉仍弦数，舌苔微黄。喘息之病来势虽急，但有其远因，必治其本，本固邪去，即所谓扶正祛邪之意。拟改丸方，标本兼顾。

处方：乌贼骨 30g，炙前胡 15g，炙百部 15g，西洋参 15g，炒杏仁 30g，苦桔梗 15g，冬虫夏草 15g，野於术 15g，云苓 30g，大力子 15g，炒苏子 15g，条黄芩 15g，车前子 15g，阿胶块 15g，藏青果 15g，莱菔子 30g，白茅根 30g，葶苈子 15g，化橘红 15g，款冬花 15g，川贝母 15g，蔗冰糖 30g，粉甘草 15g，肥知母 15g，共研细末。以适量大枣煮烂。去皮、核，以枣泥和为小丸。每日早晚各服 5g。

四诊：丸药即将服完，诸症均减轻，精神亦好，喘嗽缓解，不发如常人，喘时仍不能平卧。再改丸方续服。

处方：炒远志 15g，使君肉 15g，於白术 30g，云苓 30g，炒榧子 30g，川贝母 15g，乌贼骨 30g，肥知母 15g，白银杏 30g，炒杏仁 15g，化橘红 15g，葶苈子 12g，黑锡丹 12g（另研，兑入），炙百部 15g，炙白前 15g，嫩射干 6g，西洋参 15g，炙麻黄 3g，血琥珀 15g（另研，兑入），条黄芩 30g，款冬花 15g，陈阿胶 30g，大力子 15g，炙紫菀 15g，蔗冰糖 30g，藏青果 15g，炙百合 30g，苦桔梗 15g，炙甘草 15g。共研细末，仍以适量枣泥为小丸。每日早晚各服 5g。

2. 肺脾两虚，复感外邪

刘弼臣案

张某，男，4岁半。

因咳喘反复发作3年，加重4天，于1992年4月6日入院。患儿自3年前起每逢感冒均咳嗽喘息，必须服用定喘药物才得以缓解。1年前在北京儿童医院诊断为"支气管哮喘"。本次发病为4天前"受凉"所致，症见：面色㿠白，无发热，咳嗽喘，严重时不能平卧，咳声重浊，喉中痰鸣，鼻煽，三凹征（+），双肺满布哮鸣音，舌质淡体胖，苔薄黄，脉滑数。中医诊断：哮喘。证属肺脾两虚，复感外邪，乃本虚标实。法当"急则治其标，缓则治其本"，先治以疏风清热，降逆平喘，方用银花乌梅紫菀汤加减。

处方：金银花10g，乌梅10g，紫菀10g，紫石英15g，五味子10g，钩藤10g，地龙10g，苏子10g，葶苈子5g，焦三仙各10g。

服7剂后，患儿咳喘、痰多诸症减轻，病情好转。继用7剂病情缓解，原方去金银花、苏子、葶苈子，加茯苓10g，太子参10g，以巩固疗效。出院后门诊治疗，以健脾补肾为法，先后用银花乌梅紫菀汤合六君子汤、麦味地黄丸等，随症加减。患儿体质好转，脸色渐红润，感冒次数减少，哮喘未再发作，服药6个月终获痊愈。

3. 阴虚肺热，清肃失司

叶心清案

郝某，女，26岁。发作性呼吸困难2年，于1962年4月28日来院诊治。

患者2年前在上海突然出现发作性呼吸困难，发病时不能平卧，呼吸有响声，伴有咳痰，每次发作持续2周左右，夜间较甚，时发时止，间隔不定，逐渐加重。近半年来经常处于发作状态，午后及夜间自觉身热，但测体温不高，手足心热，夜间盗汗，烦躁口干，但喜热饮，疲乏无力，食欲不振。去年底曾在上海某医院住院，治疗月余，中西药兼施，哮喘虽稍缓解，但始终未能平息，3个月前由上海返京，曾经针灸及中药治疗，疗效均不明显，西药氨茶碱及可的松也只能暂时缓解，已有半年不能上班工作。自幼有过敏性鼻炎及关节炎病史，1958年曾患肺炎。家族中无类似疾病史。

检查：体形瘦长，营养尚可，呼吸较急促，颜面及眼睑轻度浮肿，胸廓正常，心音较钝，两肺闻及散在哮鸣音，腹平软，肝脾未触及、血尿常规化验正常，胸透有肺气肿征象，苔薄黄，脉弦细数。

诊断：支气管哮喘。

辨证：阴虚肺热，清肃失司。

治法：养阴清肺兼以化痰平喘。

处方：生地18g，沙参12g，天门冬12g，银柴胡3g，青蒿6g，白薇3g，地骨皮6g，知母3g，杏仁泥6g，款冬花6g，紫菀4.5g，青皮3g，炒麦芽6g，旋覆花6g（包）。

结果：上方每日1剂，水煎分2次服。服7剂后哮喘停止，潮热盗汗，手足心热，阴虚内热症均减轻，食欲增加，但见肠鸣辘辘，大便溏泄。原方去知母，续服，仍为每日1剂，但经期停服。以后病情逐渐好转，哮喘一直未复发，仅有时夜间偶感气短。潮热盗汗，手足心热消失，食纳转佳，共服药126剂后改用丸药。巩固疗效。服香砂六君子丸，每日上午3g，六味地黄丸每日下午3g，保和丸每日中晚饭后各服3g，维持1个月，追踪观察1年余，哮喘未再发作。

按：《景岳全书·喘促》云："喘有夙根，遇寒即发，或遇劳累即发者，亦名哮喘。"可见本病发生在于内伏之疾，遇诱因而触发，发作之时，痰随气升，气因痰阻，相互搏结，阻塞气道，肺失清肃之职，故临床表现为呼吸困难，气息喘促，由于出入之气，引出停滞之痰，故产生辘辘鸣声。又云："未发之时，扶正为主；即发之时，攻邪为主。扶正气者，须辨阴阳，阴虚者补其阴，阳虚者补其阳；攻邪气者，须分微甚，或散其风，或温其寒，或清其痰。"张氏所言哮喘，由痰气搏结所致，治法以补虚攻邪为要旨。

本案，潮热、盗汗、手足心热、烦躁口干，苔薄黄，脉弦细数，一派阴虚内热之象，故属阴虚肺热，肺失清肃之哮证，不可采用常规的温肾纳气，降肺平喘之治。先师以养阴清热立法，重用生地、沙参，佐以地骨皮、天冬、知母的降火滋阴，白薇、青蒿的清虚热，银柴胡的退虚热而不苦泄，理阴分而不升腾。再配旋覆花、款冬花、紫菀、杏仁的化痰平喘和麦芽、青皮的和胃消食，标本兼治，既扶正又祛邪，使阴液得复，虚热得清，不专治喘而喘自平。7剂后喘虽止，便自溏，系方中知母滑肠之故，故而去之。

常言道"内不治喘"，说明哮喘病难治，反复性较大，尤其是阴液耗损之喘更难短期内恢复，故守方半年，服药126剂，方奏全效。

先师对疾病的善后十分重视，主张从脾、胃、肾三者着手，改用丸药缓图方能巩固疗效。治脾用香砂六君，治肾用六味地黄，而和胃者则投保和丸，午、晚餐后即服3g，此乃先师疗慢性病巩固疗效之特色所在。

4. 肝脾寒邪犯肺

王占玺案

牛某（支气管哮喘），男，45岁，干部。

1977年因患感冒发热，热退后即出现喘息咳嗽、夜间较甚，不能平卧，尤以后半夜较剧，发作时张口抬肩，喉有痰鸣，喘甚则口吐清水。曾用中西药治疗无效，过去曾有心律紊乱史。1979年5月12日前来就诊。查其胸廓对称、无畸形，两肺中下部有哮鸣音，血压120/70mmHg。脉弦细，舌淡苔白。根据岳老经验试投延年半夏汤。

处方：法半夏9g，炙鳖甲12g，前胡6g，桔梗4.5g，党参12g，枳壳3g，槟榔片4.5g，吴茱萸9g，生姜9片。

每日水煎温服1剂。服药3剂，夜间喘息已止，但白天仍有阵咳吐白痰，原方又进3剂而痊愈，随访11个月至今未复发。

按：延年半夏汤，原方组成有半夏、槟榔、桔梗、前胡、鳖甲、人参、枳实、吴茱萸、生姜等，日本井上香彦先生早年应用其治疗胃痉挛效果很好。岳美中老师用其治疗虚性咳喘，认为效果颇佳。若将方中前胡易为柴胡，治疗肝寒犯胃之胃脘痛，确有一定效果。细观本方乃仲景之吴茱萸汤去大枣，加半夏、槟榔、桔梗、前胡、鳖甲而成。吴茱萸汤本为温肝和胃之方，更加半夏之和中，槟榔之理中下之气，桔梗、前胡理上焦之气而祛痰，鳖甲之潜降。故治"喘甚则口吐清水"之咳喘。所以然者，不外肝脾寒邪犯肺之故耳。

5. 痰饮阻肺

案1　杜勉之案

陈某，女，18岁。1977年11月25日初诊。

病史：哮鸣气喘不得卧已3天。缘于入院前2天因受寒后即感咳嗽、鼻塞胸闷，翌日呼吸困难，不能平卧，伴胸闷腹胀而入院治疗。慢性支气管哮喘反复发作已 5 年，否认肺结核及心肾病史。

检查：神清气促，形体稍胖，精神困倦，面色苍白，张口抬肩，端坐呼吸，冷汗淋漓，口唇指甲紫绀，四肢稍冷，胸廓膨胀，呈桶状胸。心率 98 次/分，律齐，未闻及明显杂音，两肺满布哮鸣音。血检：白细胞总数 $8.5×10^9/L$，中性粒细胞百分比 0.71，淋巴细胞百分比 0.2，嗜酸性粒细胞百分比 0.09。X 线检查：两肺纹理粗乱，提示"慢支"。西医诊断：慢性支气管哮喘急性发作。

入院后，经用氨茶碱、麻黄碱、异丙肾上腺素以及"激素"等药治疗，未能控制病情发展，乃转中医治疗。

症见患者端坐呼吸，不能平卧，咳嗽气喘，鼻翼煽动，摇身撷肚，痰鸣如拽锯，痰白而稠，胸闷纳呆，尿少便溏，舌淡红，苔白腻，脉弦滑。

辨证：痰饮内停，留伏于肺，阻遏气道，遂致哮喘。

治法：温肺散寒，豁痰利气。

方药：急性发作期予小青龙汤加减。

处方一：麻黄、桂枝、干姜、甘草各 6g，白芍、半夏、五味子、杏仁、生石膏、桔梗各 10g，细辛 3g，水煎服。3 剂。

缓解期外敷消喘膏。

处方二：白芥子、玄胡索各 30g，细辛、甘遂各 15g。

制法：上药四味共为细末。另取生姜半斤捣烂取汁，将药末调成糯糊状药膏备用。

用法：将药膏摊于纱布敷料上，约 5cm×5cm 大小圆形药膏。再纳少许麝香（或冰片代之）于药膏中心，敷贴在患者肺俞、心俞、膈俞、劳宫、天突等穴上。从夏季初伏之日起，每伏敷贴一次，每次敷贴 1～2 小时，如贴后皮肤起疱无妨，选敷背俞穴以肺俞为主，每次均宜敷贴，其余背俞穴备用，每次可任意选择两穴敷贴。

效果：急性发作时，服小青龙汤加减 1 剂喘大减，3 剂而喘止，诸恙悉退而缓解出院。出院后于次年夏季外敷消喘膏 3 次，当年秋冬两季，哮喘发作次数大为减少，症状亦相应减轻，每年夏季连敷 3 次，3 年后，哮喘已基本停止发作。诸恙亦平，5 年后随访，未再复发。

按：本例哮喘急性发作时用小青龙汤加减，近期疗效满意，但远期疗效，实赖消喘膏之功。此膏由温寒化饮、活血通络等药物组成，又在夏季三伏之日外敷，借阳热亢盛之时，使通阳化饮之功效更大，又借背俞穴通道，使药力直达病所，俾豁痰蠲饮、化瘀通络之剂充分发挥效能。痰饮已除，瘀浊得化，肺气通利，则哮喘自止，亦即"冬病夏治"的疗法。

案 2　黄文东案

蒋某，女，17 岁。1965 年 11 月 22 日初诊。

哮喘反复发作，已将 10 年。每于受寒后诱发。近 1 个月来宿疾复发，两肺有哮鸣音，气息短促，咳痰不多，面目虚浮。舌尖红，中剥，苔薄腻，脉小滑。肺气失于宣降，痰浊留恋。治拟宣肺化痰，顺气平喘。

处方：炙麻黄 3g，杏仁 9g，生甘草 3g，射干 6g，炙苏子 9g，前胡 9g，炙紫菀 12g，炙款冬花 6g，鹅管石 9g。4 剂。

二诊：1965 年 11 月 26 日。哮喘好转，受寒又发。

前方去苏子、前胡、鹅管石，加桂枝 3g，橘红 4.5g，白前 4.5g。3 剂。

三诊：1965 年 11 月 29 日。今天哮喘已平，略有咳嗽，咳时胸痛，咯痰较前为多。舌尖红中剥，苔薄腻，脉小滑。再从前法出入。

处方：炙麻黄 3g，射干 9g，杏仁 12g，生甘草 4.6g，桔梗 4.5g，炙紫菀 12g，炙苏子 9g，鹅管石 12g。4 剂。

四诊：1965 年 12 月 3 日。哮鸣音已消失，喘急亦平，半夜仅有极轻咳嗽，痰量甚少，口干。舌尖红，苔薄腻，脉小滑。

仍用前方去鹅管石，加南沙参 9g。4 剂。

五诊：1965 年 12 月 7 日。哮喘已平，夜间略有轻微咳嗽，喉有痰不易咯出，近已照常劳动。舌质红，中无苔，边薄腻。仍用原方加减。

处方：苏子 9g，杏仁 9g，生甘草 3g，炙紫菀 12g，陈皮 4.5g，炙款冬花 4.5g，射干 4.5g，前胡 6g，桑皮 6g。3 剂。

按： 本例乃支气管哮喘，自幼即得此病。哮喘而见舌尖红，中剥，属肺热而有痰浊，与肺阴偏虚者有别。由于感寒即发，故用射干麻黄汤而奏效。

6. 痰气哮

洪广祥案

吴某，女，6 岁。1977 年 10 月 26 日初诊。

患儿 4 岁时因外感咳嗽，未彻底治愈而继发哮喘，气候突变、感冒或活动增加均可诱发。发作时以夜间为甚，用氨茶碱、异丙嗪之类药可暂收效。近 1 年来发作更加频繁，每月数次，常持续数天，并须加服泼尼松后方能缓解。本次发作已持续 5 天，中西药均难奏效。症见哮喘持续不解，胸满气急，昼夜不能平卧，喉间痰鸣辘辘，汗出透衣，颜面及口唇发绀，肢凉，大便不畅且少，不欲饮食，舌质偏暗，苔白黄而腻，脉沉细滑数，两肺满布哮鸣音。西医诊断为支气管哮喘急性发作。中医辨证为痰气哮。

给予蠲哮汤 3 剂，每日 1 剂，水煎服。

药后当日哮喘缓解，并解稀便 3 次，夹有多量痰涎状黏液便，3 剂服毕，哮喘未作，听诊两肺哮鸣音消失，大便日解 3 次，色黄，未见痰状黏液便，继服蠲哮汤 3 剂。然后以截哮汤调服 3 个月，每月加服 3 剂蠲哮汤。经追踪观察 10 年，疗效巩固，发育如常。

截哮汤：生黄芪 10～15g，白术 6～10g，防风 10～15g，怀山药 15～30g，胡颓子叶 10～15g，牡荆子 10～15g，鬼箭羽 10～15g。

7. 痰火郁闭，肺气不利

邢子亨案

杨某，男，58 岁，工人。1974 年 10 月 24 日初诊。

年高体弱，肺素有热，近因偶感风寒，痰火内闭，肺失清肃。症见：面红耳赤，巩膜充血，抬肩喘息，不能躺卧，痰鸣声重，喉中有如鸡鸣之音，胸憋，痰黏，咳吐不利，舌紫无苔，脉弦。西医诊断为支气管哮喘。

病症分析：面红耳赤，巩膜充血是内火郁结之象。抬肩喘息，不能平卧，胸憋，舌紫是肺气不得宣降之象。痰鸣声重，喉中如鸡鸣声是痰火郁闭，气机不畅之征。拟清热宣肺祛痰之剂。仿定喘汤、苏子降气汤意化裁。

方药：炙麻黄 5g，杏仁 9g，白果仁 9g，苏子 9g，前胡 9g，桔梗 9g，瓜蒌 15g，桑白皮

12g，辽沙参 12g，麦冬 12g，陈皮 12g，半夏 10g，炙紫菀 12g，炙款冬花 12g，炙甘草 6g。

方解：麻黄、白果仁一散一收，桔梗、前胡一升一降，宣利肺气，治痰嗽气喘。苏子、杏仁、瓜蒌降气祛痰。辽沙参滋阴以补肺气。桑白皮、麦冬以清肺热。陈皮、半夏理气化痰。炙紫菀、炙款冬花、炙甘草润肺止咳。

二诊：1974 年 10 月 28 日。喘轻而痰盛，纳气不爽。仍以前方去麻黄、杏仁，加宽胸降气之枳壳、莱菔子，清肺止咳之炙杷叶。因水道不利，又加车前子以利水。连服 6 剂。

三诊：1974 年 11 月 6 日。痰利，喘轻，胸亦不憋，已能躺卧。舌质已不青紫是肺气宣通，心阴得以敷布之兆。以后仍遵前方加减继服而愈。

8. 风寒客表，痰饮内停，兼有热邪

颜正华案

钱某，女，30 岁，商行经理。1992 年 2 月 9 日初诊。

患支气管哮喘 5 年余，近年发作频繁，每因闻及刺激性气味、吸烟等而发作。虽多方求治，但效不显著。昨日因出门办事感受风寒和谈判商务吸烟，导致喘咳又发。刻诊伴痰鸣色白量多，质黏呈泡沫状，胸闷憋气，咽痒，恶寒肢冷，心烦眠差。大便可，小便黄。舌红苔白薄腻，脉弦滑。既往曾患甲状腺功能亢进，无药物过敏史。证属风寒客表，痰饮内停，兼有热邪。治以解表蠲饮，宣肺平喘，佐以清热除烦。

药用：炙麻黄 5g，桂枝 3g，白芍 10g，细辛 2g，干姜 6g，法半夏 10g，五味子 3g（打碎），苦杏仁 10g（打碎），射干 10g，生石膏 30g（打碎，先下），炙甘草 3g。7 剂。

每日 1 剂，水煎 2 次，合兑温服。忌食辛辣油腻及鱼腥发物，戒烟酒。

3 个月后来诊，云服上药后诸症缓解，咳喘基本未大发。因商务繁忙未及时就诊。此次发病 1 周，刻下咳喘痰鸣，胸中烦热憋闷，咽痒，尿黄，纳可，大便正常，舌红苔薄白，脉细滑。证同上诊而热较重，上方去桂、芍、姜，加紫菀 10g，款冬花 10g，苏子 10g（打碎），黄芩 10g，3 剂。

三诊症虽减而喘咳仍在，夜作痰鸣，咽痒，尿黄。前日因生气着急又致胃脘胀痛，舌尖红，苔薄黄腻，脉细滑。证属痰热阻肺，肺失清肃，兼肝胃不和。治以清肃肺气，化痰平喘，佐以疏肝和胃。

药用：白果 10g（打碎），炙麻黄 5g，射干 10g，桑白皮 12g，黄芩 10g，大贝母 10g，陈橘皮 10g，苦杏仁 10g（打碎），苏子 10g（打碎），茯苓 20g，生甘草 5g，生白芍 10g，刺蒺藜 12g。7 剂。

后一月又来就诊，云服上方 14 剂，诸症又基本缓解。1 周前因商务应酬过量吸烟引发喘咳痰鸣，伴见胸闷憋气、咽痒喉热等症。继以三诊方加减为治，连服 40 余剂，终使哮喘发作减少和发作症状减轻。另嘱其在喘咳缓解时，可服胎盘粉，每次 3g，每日 2 次，以强身固本，巩固疗效，并再三告诫其忌烟酒，少食肥甘鱼腥，以免诱发。

按：哮喘，西医称为支气管哮喘，临床治验难度较大。颜师临证辨治此证，每能应手取效。他的经验是，一要详诊细察，准确辨清患者就诊时证候的寒热虚实，以及孰多孰少或有无兼证，为立法组方提供可靠的依据；二要分期治疗，发作期要抓住气喘、痰鸣、咳呛不得卧这一主症，始终将宣肃肺气、化饮祛痰放在首位，并据病证寒热虚实的孰多孰少及有无兼证灵活加减。待病情缓解得以控制后，则宜扶正固本，以预防发作。本案治疗自始至终贯穿了这一思想。

9. 风邪郁闭，痰瘀壅肺

林沛湘案

熊某，男，3 岁。1992 年 9 月 12 日初诊。

哮喘 2 年 3 个月。患儿于出生后 9 个月起开始出现哮喘，症状时重时轻而无止时，多方医治，未能有效控制病情。近 1 周来哮喘明显，伴咳嗽，痰多而黏稠，无发热和恶寒。舌质偏红，舌苔白黄而腻，脉数。胸部 X 线片示两肺纹理较粗乱。中医诊断为哮喘，证属风邪郁闭，痰瘀壅肺，其证偏热。西医诊断为支气管哮喘。治法：疏风散邪，化痰活血，平喘止咳。方用三子养亲汤合外感止咳方化裁。

处方：苏子 5g，炒莱菔子 5g，白芥子 5g，前胡 7g，桔梗 7g，枳壳 7g，薤白 6g，麻黄 4g，地龙 7g，鲜芒果树叶 10g，鲜梨 30g，甘草 4g。4 剂，水煎服，每日 1 剂。

1992 年 9 月 16 日二诊：哮喘缓解，咳嗽及咳痰减少。舌脉同前。治疗宜改用疏风止咳化痰为主。

处方：桑叶 7g，紫苏梗 5g，前胡 7g，枳壳 4g，桔梗 7g，杏仁 7g，旋覆花 5g（包煎），鲜芒果树叶 10g，鲜梨 30g，甘草 5g。7 剂，水煎服，每日 1 剂。服药后症状缓解。

10. 寒痰内积，瘀血夹杂，肺气不足

林沛湘案

梁某，男，58 岁。1991 年 8 月 2 日初诊。

气喘反复发作 20 年，加重 15 天。患者于 20 年前开始出现气喘，症状反复发作，逐渐加重。初病时多于冬季发病，近几年发作频繁，无规律性。此次于半个月前因感冒后气喘发作，用抗炎、平喘、解痉等方法西药治疗，症状好转不明显。现症见气喘，不能平卧，夜间为甚，痰白黏而少，无发热，无明显咳嗽。诊见面色暗红少泽，舌质暗红偏淡，舌苔白，脉虚数。X 线胸部正位片示两肺纹理粗乱。中医诊为哮喘，证属寒痰内积，瘀血夹杂，肺气不足。西医诊断：支气管哮喘。治法：温化寒痰，活血通络，降逆平喘。方用三子养亲汤加味。

处方：苏子 7g，炒莱菔子 7g，白芥子 7g，前胡 10g，陈皮 5g，半夏 10g，干姜 7g，五味子 7g，艾叶 10g，桔梗 10g，枳壳 7g，地龙 7g。3 剂，水煎服，每日 1 剂。

1991 年 8 月 8 日二诊：服上药后气喘减轻，痰白稀多，舌脉同前。于上方加沉香 6g（后下），再服 5 剂，服药后症状基本缓解。守法增加益气之品，调治月余。1 年后随访，无明显气喘发作。

11. 表寒兼痰热壅肺

盛国荣案

蔡某，男，12 岁，学生。1975 年 4 月 23 日初诊。

1969 年因感冒引起支气管哮喘，以后每年均发作，尤以 1971 年发作更频繁。近因感冒诱发哮喘，以夜间为甚，常因此而彻夜不能平卧，咳嗽痰白稠黏。体温 38℃，胃纳欠佳，二便正常，舌苔黄，脉滑数。法当温肺散寒，清热豁痰。方用射干麻黄汤加减。

处方：蜜麻黄、紫苏叶各 4.5g，射干、黄芩、款冬花、紫菀、桔梗、前胡各 6g，苦杏仁、瓜蒌仁各 9g，甘草 3g。

复诊：1975 年 4 月 26 日。上药服 3 剂后，哮喘已停，咳少，盗汗，口干已消，纳食、

二便均正常，舌苔薄黄，脉缓。寒邪已散，但肺热未清，已耗伤阴津。当以清肺热为主，兼顾养肺阴。

处方：桑白皮、苦杏仁、瓜蒌仁、麦冬各9g，前胡、浙贝母、黄芩、桔梗、甘草各6g，冬瓜仁5g。又服3剂而愈。

按： 本例患者有哮喘宿疾6年，每年发作，本次发于4月份，正值春季，气候变化多端，故外感引动伏邪而发作，其病在肺可知。寒邪侵袭肌表，痰浊留伏于肺，气道受阻，痰气相搏，故见哮喘不得卧、咳嗽而痰白黏；寒邪失于温散，已萌化热之势，故见舌苔黄、脉滑数。证属表有寒而肺有痰热壅阻之候。治当以散寒解表，清肺化痰。方用苏叶、麻黄散寒解表；黄芩、射干、瓜蒌仁清肺化痰利胸；杏仁、桔梗、紫菀、款冬花宣肺止咳化痰；麻黄、前胡平喘下气止嗽。服药中病，仍以原方加麦冬以防伤阴。盛老在数十年临床中积累了丰富的经验，把握了此病的发展规律，故虽未见明显阴虚之象，而先顾其阴液，体现了既病防变的思想。

12. 少阳阳明合病

胡希恕案

康某，男，36岁，中学教师。1964年4月29日初诊。

3年前因食青辣椒而引发哮喘，始终未离西药治疗，迄今未愈，冬夏无休。每次发作，常因偶尔咳嗽或喷嚏引发。自觉消化不好，大便干燥即为将发之预兆。发作时喘满胸闷，倚息不得卧。曾在长春、沈阳、哈尔滨等各大医院治疗均不见效而来北京治疗。来京亦多处求医，曾用割治疗法、两侧颈动脉体手术等疗法，皆毫无效果。又多处找名中医诊治，一名中医以宣肺定喘、补肾纳气等方药治疗7个多月，证有增无减，并告之："伤色太甚，虚不受补。"颇感精神痛苦，以至绝望。计返故里等死，后听别人介绍，到胡老这里最后一试。现症：喘闷，胸腹胀满，昼轻夜重，晚上哮喘发作，倚息不得卧，大汗淋漓，口干，便秘，心中悸烦，眠差易醒，舌苔薄白，脉沉缓。据证予大柴胡合桂枝茯苓丸加生石膏汤。

处方：柴胡四钱，黄芩三钱，半夏三钱，生姜三钱，枳实三钱，炙甘草二钱，白芍三钱，大枣四枚，大黄二钱，桂枝三钱，桃仁三钱，茯苓三钱，丹皮三钱，生石膏一两半。

二诊：1964年5月3日。上药服第2剂后，症状减轻，服第2剂时，大便通畅，哮喘已，胸胁满、腹胀、心中悸烦均不明显，已不用西药氨茶碱等，上方继服3剂。

三诊：1966年9月25日。出差来京，告知病情，2年来曾数次感冒咳嗽，但未出现哮喘。

按： 本案为支气管哮喘，3年来用中西药及手术治疗无效，关键是辨证不准确，实用补治，方不对证，致使病长久不愈。初诊时证的特点：胸胁满闷，心中悸烦，汗出口干，大便秘结等，为少阳阳明合病证。发病既不为外感所诱发，又无痰饮证候，尤其昼轻夜重，多属瘀血为害。综合以上分析，为大柴胡合桂枝茯苓丸加生石膏汤方证，故予两解二阳合病，兼以祛瘀活血，因方药对证，故服之而收捷效。徐灵胎说："用药如用兵，实邪之伤，攻不可缓，用峻厉之药，而以常药和之。"本患者为瘀血实邪所致的哮喘，治疗应急速攻逐瘀血里实之邪，故用大黄、枳实、桃仁等峻厉之药，而以大枣、甘草、茯苓、生姜等常药和之。故大柴胡合桂枝茯苓丸加生石膏汤治疗瘀血里实证属少阳阳明合病之哮喘，其攻邪速捷，但不伤正。临床用此方药皆不用麻黄，而治疗哮喘屡见显效。

13. 太阳阳明合病

胡希恕案

田某，女，20 岁，学生。1959 年 1 月 15 日初诊。

哮喘、咳嗽 5 天。自 1956 年冬受风寒后，常发作哮喘、咳嗽，本次发作重而住院治疗，诊断为支气管哮喘。已服中药三剂未见效而请会诊。现症：哮喘咳嗽，端坐抬肩，不能平卧，喉中痰鸣，住病房楼三层，在一层即能闻其声，哮喘多由一阵咳嗽后加重，自感胸闷憋气，呼气易而吸气难，声音嘶哑，咳嗽吐白泡沫痰，鼻塞流清涕，喷嚏，胃口不好，厌食油腻，大便干少，膝肘关节痛，舌苔薄黄，脉细数，两肺满布哮鸣音。证属太阳阳明合病，予大柴胡汤、葛根汤、大青龙汤三方合方治之。

处方：柴胡四钱，枳壳三钱，白芍三钱，黄芩三钱，酒军三钱，生姜三钱，大枣四枚，半夏三钱，麻黄三钱，葛根三钱，杏仁三钱，桂枝三钱，炙甘草一钱，生石膏一两半。

二诊：1959 年 1 月 16 日。上药服一剂，哮喘平，声嘶哑也减，仍感胸闷气憋，咳吐白痰。易医开方。

处方：旋覆花三钱，苏子三钱，半夏二钱，橘红一钱，杏仁三钱，紫菀二钱，桑白皮三钱，炙甘草一钱。

三诊：1959 年 1 月 17 日。哮喘又作，喉中痰鸣，咳嗽吐白泡沫痰，声音嘶哑，自觉胸胁疼痛，喉中发紧，舌苔薄黄，脉小数。证仍属太阳阳明合病未解，予大柴胡合大青龙汤加减。

处方：柴胡四钱，枳实三钱，白芍三钱，半夏三钱，生姜三钱，大枣四枚，麻黄三钱，桂枝三钱，杏仁三钱，炙甘草一钱，生石膏一两半，山栀三钱，厚朴三钱。

四诊：1959 年 1 月 21 日。上药服三剂，喘平。昨天感受风寒，今早又感喉部发紧，轻度作喘，咳嗽吐白痰，两下肢起荨麻疹作痒，小便短赤，大便干，纳差，舌苔薄黄腻，脉细数。刻下外邪盛，里热轻，故重在解表化饮，佐清里热，与小青龙汤加生石膏。

处方：麻黄三钱，白芍三钱，桂枝二钱，半夏三钱，细辛二钱，炮姜二钱，五味子三钱，炙甘草一钱，生石膏一两半。

五诊：1959 年 1 月 22 日。上药服一剂，咳喘皆平。改专方治荨麻疹，调理胃口，两日出院。

按：此患者始终有里实证，治疗只宣其肺，必引里邪上犯于肺加重喘逆。即使注意到泻里热，但用何种方药合适，还要进一步分辨。同时因不同的时期出现不同的变证、兼证，对此也必须选用相对应的方药，才能使药到病除，克期不衍。分析本例，初见哮喘、胸满、不能平卧、大便干少等，此为里实热证。鼻塞声嘶、关节痛等为外寒在表，属太阳阳明合病，为大柴胡汤、大青龙汤、葛根汤三方合方的适应证，故用一剂，哮即平。二诊时，他医开方，虽用宣肺化痰平喘之剂，因未治其里实，故哮喘发作又重。三诊时，虽仍有外寒，但因关节痛等症已不明显，而以咳喘吐痰等痰饮证及里实证明显，为大柴胡合大青龙汤的适应证，故加减服用三剂又使喘平。四诊时，因新受风寒，尚夹里热，为小青龙汤加生石膏的适应证，故进一剂哮即平。从其治疗兼证来看，三次处方都有兼治表证的方药，但有关节痛者，合用葛根汤；无关节痛而痰饮盛者合用大青龙汤加厚朴；有小便不利者，用小青龙汤。总之，治疗哮喘，表现的证不同，所用方药也就不同，方证对应，是见效的关键。由此也说明：进行辨证论治时，如能继承、掌握前人对方证的研究经验，再根据病人证的特点，选一相对应的方药，不但能确保疗效，而且能加深对方证的认识及对中医理论的认识。

（三）特殊医案

1. 慢性支气管炎、支气管哮喘并肺气肿

案1 王占玺案

解某，女，55岁。1967年9月8日初诊。

自20年前患慢性咳嗽，连绵不愈，每于气候变化加重。自1964年以来，又患发作性喘息，每次常常先有突然喘憋，经10～20分钟后喘停作咳，咯多量清稀泡痰，每次喘发均可用氨茶碱减缓，平时稀痰较多，咳嗽不甚。舌苔白腻，脉弱无力，血压82/70mmHg。两肺呈低鼓音、布满干啰音，肝肺界下降于右锁骨中线第6、7肋间。心浊音界缩小，心尖搏动于剑突下更为清楚。此痰饮为患，与小青龙汤加陈皮12g，服用8剂后喘咳明显减轻，只于卧下或晨起时稍喘。舌苔腻象减轻。又服上方6剂后，除动后稍有气短外，余症消失。

按：小青龙汤的主要适应证为"外有风寒内夹饮"，或一般痰饮均可酌用。本方在《伤寒论》中一见，是痰饮夹表证者，并且言明其自身的加减方法。若夹热者用小青龙加石膏汤，《金匮要略·肺痿肺痈咳嗽上气病脉证治》说："肺胀，咳而上气，烦躁而喘，脉浮者，心下有水气，小青龙加石膏汤主之。"此"烦躁而喘"提示肺有实热，故于临床验之，咳嗽、咯痰、喘憋、清稀泡痰为小青龙汤的基本特点。所谓夹热者，是痰中夹有黄痰或身发热而喘者，再用小青龙加石膏汤主之。本例为慢性支气管炎、支气管哮喘并肺气肿者，且心尖搏动于剑突下更为清楚，则当疑及有早期肺心病的可能性，惜未做胸片及心电图来加以鉴别。因其平时稀痰量较多，故加陈皮则使方中具有二陈之意，使之加强化痰排痰之职而收其功。

案2 施今墨案

李某，男，38岁。1952年11月12日就诊。

喘息已8年，近年发作频繁，稍动即喘，呼长吸短，不能自制。自汗，食减，身倦，消瘦，四末发凉。经诊断为支气管哮喘、慢性气管炎、肺气肿，屡治未获显效。脉虚细，舌苔薄。肺主气，肾纳气。肾不纳气，心力衰弱则气短，身动即喘。治宜强心益肺纳肾气为法。

处方：人参3g（另炖兑服），陈橘络5g，黑锡丹3g（大枣5枚去核，同布包），陈橘红5g，麦冬10g，杏仁6g，云苓10g，云茯神10g，五味子10g（打），炙甘草3g，北沙参10g。4剂。

二诊：服药，汗出止，喘稍定。前方加胡桃肉25g，蛤蚧尾1对，研极细粉，分2次随药送服。8剂。

三诊：喘息已平，余症均轻。机关嘱到南方疗养。改拟丸药常服。

处方：人参30g，南北沙参各30g，黑锡丹15g，紫河车60g，胡桃肉60g，蛤蚧尾3对，云苓30g，云茯神30g，玉竹30g，冬虫夏草30g，五味子30g，淡苁蓉30g，麦冬30g，白杏仁30g，巴戟天30g，补骨脂30g，橘红15g，橘络15g，炙甘草30g。

共研极细末，蜜丸重10g。每日早晚各服1丸，白开水送下。

案3 王占玺案

张某，女，56岁。1966年8月27日来诊。

10 年前患慢性气管炎，继之呈发作性喘息，劳累、大笑或遇敌敌畏等均可诱发喘息。每次发作先突然憋气，继之边喘边咳，喘后有粒状黏痰，每天均有发作，次数不定，喘甚则哕而少腹作痛。平时经常咳嗽，咯痰、现已喘咳不能平卧，伴以头晕咽阻。不发热，睡眠尚可，大便稍干，月经于 48 岁即停。舌净，脉细弱而稍数，86 次/分。心浊音界缩小而无明显杂音，两肺均呈低鼓音，满布干啰音，随处以麻杏石甘汤加桔梗、白果、金银花、连翘、五味子、白前、前胡、炙杷叶、款冬花、百部，服 12 剂喘已消失，只偶有轻微咳嗽。又用前方 6 剂共为细末，水泛为丸，早晚各服 10g 为之善后。

按：用麻杏石甘汤治疗喘咳，首先要注意麻黄与石膏的用药比例，一般为麻黄：石膏=1：（3～5）。若喘甚者，可加大麻黄用量，要按比例加之，否则易引起心慌失眠等副作用。喘甚者还可酌加白果、厚朴、苏子、前胡或三子养亲汤；兼有肾不纳气作喘者，可酌加仙茅、仙灵脾、补骨脂、核桃肉、木蝴蝶、蛤蚧粉等；热重痰黄者、酌加黛蛤散、青叶、金银花、连翘、板蓝根、黄芩等；痰清稀夹痰饮者，酌加陈皮、半夏、白芥子；痰黏而不易咯出者，酌加海浮石、甘桔汤；阴虚舌红脉细者，酌加生地、元参、沙参、麦冬、天冬、五味子；表虚易于外感者，酌加玉屏风散；风胜咽痒者，酌加蝉衣、橘红；中气偏虚者，酌加党参、白术、黄芪或四君子汤等；若为产妇哺乳期患喘咳影响奶水不足者，酌加当归、黄芪、王不留行等。

案 4　王季儒案

刘某，男，64 岁。1977 年 9 月 8 日初诊。

患者有慢性气管炎及支气管哮喘史，已 10 余年，每于冬季或天气改变时易于发病。近 3 个月来气喘日渐加重，下肢浮肿，胃纳减退，嗜睡，曾来内科门诊，未能缓解。入院前 1 天精神恍惚，痰黏，不易吐出，恶心，呕吐咖啡样物 3～4 次，于今晨急诊入院。神志尚清，能回答问题，嗜睡状态，唇绀，颈静脉怒张，舌暗紫色，薄白苔，咽充血，扁桃体不大，两侧瞳孔等大，球结膜稍呈水肿状，胸部稍凸，轻度桶状胸，两肺散在湿啰音（中上肺野），心律齐。肝平脐，遍身浮肿，下肢肿尤甚。西医诊断：慢性气管炎、肺气肿、肺心病、心功能衰竭。给以消炎、兴奋呼吸、祛痰等药物，至 9 月 16 日病情不减，应邀会诊。会诊所见，患者咳喘痰多，遍身浮肿，尿少，面色黧黑，舌质紫暗，脉沉小。证属肺肾两虚，不能化气行水，水邪犯肺则咳喘。外溢则浮肿。治以补肾纳气以定喘，健脾化湿以消肿。

处方：黄芪 30g，党参 18g，熟地 30g，山茱萸 12g，云苓 12g，补骨脂 12g，核桃仁 12g，丹皮 9g，阿胶珠 9g，麦冬 12g，五味子 5g，黑锡丹 6g（分吞）。

1977 年 9 月 19 日，咳喘轻，仍浮肿，原方继服。

1977 年 9 月 30 日，仍喘，痰不易上，头晕肢凉，下肢浮肿，腹水，舌质嫩有溃疡，脉缓。肺气不足，肾阳虚损，再以温肾纳气，行水定喘。

处方：黄芪 30g，党参 18g，熟地 30g，山茱萸 9g，附子 5g，肉桂 5g，云苓 12g，磁石 12g，补骨脂 9g，核桃仁 9g，款冬花 12g，甘草 3g，川贝母 9g，鹿角胶 9g。

1977 年 10 月 4 日，肿消，喘止，原方继服以资巩固。

附　治哮喘单方

（1）西洋参 100g，蛤蚧 4 对（去头足焙黄），二味同研细，每次服 1.5g，每日 2～3 次。平时服用可以预防发作。

（2）五味子 250g，白水 3500g，煮半小时，然后倒于瓷盆内，待凉放入新鲜鸡蛋 20 个，在水面上放玻璃一块，压在鸡蛋上，以避免不能完全浸泡，浸泡 7 天后，鸡蛋皮变软如胶皮样，此时即可服用。每天早晚各服 1 个，吃时从盆里取出鸡蛋，在热水内浸 5 分钟，然后去壳喝下，20 个吃完后，原汤再泡 20 个。五味子汤泡 40 个鸡蛋后，再换新汤。如遇感冒则暂忌服。

案 5　王士富案

患者，男，17 岁。

幼时即患支气管哮喘，每年春秋二季发作时咳喘痰鸣，今年发作严重，咳喘痰鸣，高烧不退，到某医院就诊，诊断为支气管哮喘并发肺部感染，收留住院治疗 3 周余，病愈出院。过 4 日又咳痰、咽痛、发热。经某医院门诊治疗不效，经人介绍来就诊。

化验检查示白细胞总数 $18 \times 10^9/L$，中性粒细胞百分比 0.8。查体：咽红肿，体温 39.5℃。听诊：两肺满布哮鸣音及湿啰音。脉诊六脉洪大滑数，口渴欲饮，唇绛舌质红，苔黄腻，大便干燥，痰稠而黄，发热有汗不恶寒，咳喘痰鸣，咽红。此春温化热，痰热互结于上，肺气郁闭不宣，故咳喘痰鸣，热邪入阳明气腑：入气则大汗、大渴、大热而脉大；入腑则舌苔黄腻，大便燥结不通。热邪大有燎原之势，法用大剂辛凉清温邪之热，上则重剂以宣肺之气，用苦辛通降豁痰清热以开肺气；中用大剂"白虎"以清阳明气分之热邪；下用"承气"以通阳明腑热燥结，使邪有出路。

处方：鱼腥草 90g，金银花 60g，板蓝根 60g，麻黄 20g，地龙 120g，生石膏 120g，知母 30g，白芥子 30g，葶苈子 30g，苏子 30g，枇杷叶 30g，紫菀 30g，黄连 20g，瓜蒌 30g，半夏 30g，枳实 20g，厚朴 30g，生大黄 15g（后下），鲜苏根 60g，柴胡 30g，黄芩 30g，生甘草 20g。

用柴芩者以阻邪内传之患，中医之奥秘即在此，古法万不可废。

煎法：用大容器浸透，水被吸尽再放些水上火煎煮，开后 15 分钟放入大黄，再煎 10 分钟即可，取汤三大杯，然后再放入三四大杯生水上火再煎，煎 15 分钟再取两大杯。两次混合后再分五大杯。第一次服药一大杯要缓缓喝下，后每隔 2 小时服半杯，昼夜服不可间断。服药 2 剂后复诊，患者恢复正常，下燥屎甚多，阳明气分之热已解；腑气已通，喘咳痰鸣已去大半。"脉静身凉"此之谓也。患者家属非常满意地说："一生也未见过偌大量药，一日喝了五大杯。当晚便不烧了，前时犯病没有这次厉害就在医院输液服药 2 周才退烧，过去人们认为中医仅会看慢性病，急症必须西医输液，实际中药比西药效果还好。"后又听诊：两肺下尚有散在喘鸣音及湿啰音。嘱继续治疗服药。

鱼腥草为首选控制炎症之中草药，疗效确切，但有效量为 60g，少则无显效，无任何毒副作用。再加金银花、板蓝根各 60g 清热解毒，既抗菌又抗病毒且无抗药性。"三子"合麻黄、地龙皆重用以宣发肺气，解支气管之痉以清痰热。用葶苈子乃因其高热数日大汗，脉数，心率 110 分/次，用其强心以防引起心衰。舌苔黄腻者可知痰、热之邪互结于上，用仲景苦辛通降之"小陷胸汤"合清肺止咳定喘之"麻杏石甘汤"。"奇之不去则偶之是谓重方"，其意是用单方不效可多方合剂，初诊用此法取效甚速，此法为宣上以通肺气化痰热，清中以清阳明之热邪，通下攻逐大肠之热结。肺与大肠相表里，大肠热结荡涤无存，以助清降宣肺化痰热诸药之力，此法乃用仲景数方化裁耳。可见古法古方不可废，但不可泥于古法、古方。

二诊：前方去柴胡，生石膏改为 60g，地龙改为 90g，大黄减为 6g，去枳实、厚朴，加麦冬 30g，元参 30g 以复津液，再加五味子 60g 以恢复体能，以上三药可比西药"能量合剂"。

共服 7 剂痊愈如常，听诊两肺喘鸣音和湿啰音完全消失，后以清解、宣肺、止咳、止喘、健脾之小方，2 日服 1 剂，调理 2 周收功。

案 6 姜春华案

陈某，男，46 岁，干部。

患有支气管哮喘 30 多年，每届秋冬必大发，曾用氨茶碱、皮质激素类药物治疗，但仅能当时缓解，药停又喘。某日因天冷受寒，哮喘大发已有 4 天，每晚看急诊。于 1980 年 12 月 25 日请姜老会诊。症见哮喘咳嗽，喉间痰多气塞，痰色白，恶寒，周身酸楚，胸闷夜不能平卧，苔薄腻，脉浮紧。

西医诊断：支气管哮喘，肺部感染。

中医诊断：哮证（风寒夹痰）。

处方：炙麻黄 9g，防风 9g，佛耳草 15g，老鹳草 15g，碧桃干 15g，旋覆花 9g，半夏 9g，开金锁 15g，合欢皮 9g，细辛 1.5g，皂荚 3g。

此方服 3 剂后，支气管哮喘即有明显缓解，服至 7 剂，哮喘平止，胸部 X 线片示"肺部感染消失"，其余症状也明显改善。又续服 7 剂巩固疗效，以后服用右归丸及人参蛤蚧散扶正固本，随访 1 年未曾复发。

案 7 郭士魁案

赵某，女，23 岁，服务员。1965 年 5 月 7 日会诊。

喘咳 4 年，加重半个月，咳喘持续状态 4 天。患者自 1960 年开始出汗受风后发热、咳喘，数月方愈。以后每年均有咳喘发作，夏季较重，冬季减轻，曾住某医院用氨茶碱、激素治疗。今年 4 月 14 日因劳累后又发作哮喘，用氨茶碱可减轻，以后病情加重。近 4 天来哮喘发作呈持续状态，不能平卧，静脉注射氨茶碱后头晕、恶心，且缓解不明显而来院就诊治疗。

现咳喘不能平卧，心悸、头晕、咳嗽，吐白黏痰，量不多，纳呆，腹满，小便短赤，大便稀。体温 37.2℃，呼吸 28 次/分。检查：患者半坐位，呼吸急促，喘声连连，舌质微红，舌苔白腻，脉细微数，两肺满布哮鸣音，心率 104 次/分；白细胞总数 12.5×10^9/L，中性粒细胞百分比 0.64，淋巴细胞百分比 0.28。西医诊断：支气管哮喘，肺气肿。郭老诊后：

辨证：哮喘。

立法：宣肺定喘，清热化痰。

方用：厚朴 10g，麻黄 6g，细辛 3g，生姜 10g，半夏 12g，生石膏 30g，瓜蒌皮 12g，葶苈子 6g，黄芩 10g，杏仁 12g，五味子 10g，生桑白皮 12g。

二诊：1965 年 5 月 17 日。哮喘发作较前减轻，咳嗽痰稀易咳出，面红、头晕、出汗，舌质嫩红苔白，脉细滑数，两肺仍有哮鸣音。

方用：麻黄 10g，生石膏 30g，甘草 6g，杏仁 12g，生桑白皮 15g，地骨皮 15g，黄芩 6g，薄荷 6g。

三诊：1965 年 5 月 22 日。进前方 3 剂后，哮喘基本停止发作，尚咳嗽，咯白痰。21 日又因外感而发热，但未发哮喘。郭老给予加用清热解毒中药治疗（体温 38℃）。

方用：麻黄 6g，杏仁 10g，生石膏 25g，甘草 6g，黄芩 10g，百部 12g，前胡 10g，白前 10g，大青叶 12g，双花 20g，薄荷 3g（后下），鲜芦根 18g。

进上方 2 剂咳嗽大减，未喘，体温正常，尚感恶心乏力，纳差，口干。睡眠、二便好。脉细滑，舌苔白，继服上方。

四诊：1965 年 5 月 27 日。咳喘消失，精神好，食量增加，只微感恶心，二便正常，有时腹痛，两肺未闻哮鸣音及干湿啰音，心律齐，心率 82 次/分，脉细滑，苔薄白。给予下方调理之。

方用：党参 12g，陈皮 10g，半夏 12g，甘草 6g，枳壳 6g，藿香 6g，神曲 12g，生姜 10g，大枣 12g，白术 10g，檀香 6g。

按：本例哮喘 4 年，此次发作 1 月余。哮喘治法为"发时治肺，平时治肾"，张景岳谓"实喘者有邪"，故先治标以宣肺定喘，清热化痰。麻杏石甘汤加减：麻黄、杏仁、石膏、五味子宣肺定喘；瓜蒌、桑白皮、黄芩清热痰；葶苈子清热泻肺；生姜、半夏和胃化痰；病人病程久且为白黏痰，加细辛反佐以防清热太过。

案 8 雍履平案

陆某，男，37 岁，工人。

从童年起患哮喘至今已 31 年，家族无同类病史，原先每逢冬春季节发作，渐则发作无明显季节性，诱因亦不明确。以往发作时，用氨茶碱及激素等药，常能控制，此次发作用之疗效则不显，遂由家人护送就诊。患者端坐呼吸，呼气尤为困难，不能平卧，两肩耸起，鼻翼及肩颈、腹壁肌皆随呼吸而活动，喉中有哮鸣声，偶尔呛咳，咯出黏稠白痰，颈静脉怒张，桶状胸，听诊两肺有广泛哮鸣音及干啰音，叩诊呈过清音，肺下界降低。X 线胸片示两肺纹理增粗，血常规检查，白细胞计数及嗜酸性粒细胞略增高。发作前身微寒，夜间出汗，体温 37.1℃，脉细数，苔白舌红，二便如常，发作已持续 10 余小时，诊为支气管哮喘急性发作（混合型）伴轻度肺气肿。证属肺肾气虚，邪留肺络，触感而发。先以地塞米松及氨茶碱西药对症维持治疗，随投固本治哮汤。

处方：蛤蚧、制南星、细辛、炙麻黄、沉香、炒葶苈子、甘草各 6g，孩儿参、海浮石（先煎）各 30g，淡豆豉、广地龙、炙紫菀、桑白皮、五味子、杏仁、黄芩各 10g，钟乳石 15g（先煎），生龙骨 20g（先煎），皂角 3g。

上方 5 剂服后，哮喘已止，又以前方续服，先后共服 40 余剂，哮症未作。再拟丸方徐图以除夙根。

处方：蛤蚧（去头足）、制南星、细辛、炙麻黄、沉香、炒葶苈子、甘草、水蛭、蜂房各 24g，孩儿参、海浮石、玄参、熟地各 120g，淡豆豉、广地龙、炙紫菀、桑白皮、五味子、杏仁、黄芩、制半夏、炙款冬花、神曲、干姜、川贝母、山栀衣、苏子、僵蚕各 40g，皂角、白矾、制川乌、川椒各 12g，钟乳石 60g，生龙骨 80g。

上药粉碎过筛，水泛为丸如小绿豆大，每次服 5g，一日 3 次，共服 3 月余。逾 2 年，哮喘未发。

按：支气管哮喘从临床观察，有轻、中、重度 3 类。轻度为偶发喘促，体质状态尚好，服药或不服药亦能很快缓解，此类多由过敏或情绪波动引起；中度哮喘随时可发。体质无明显消瘦，也无慢性病容，但非服药治疗不能终止发作，这类多无家族同类病史；重度则形体消瘦，极易感冒，哮喘频发，食少乏力，行动气喘，多有家族同类病史，治疗颇难，痊愈也难。上述 3 类，虽有病程长短关系，然体质类型确是决定疾病转归及预后的重要因素。本案患者属于中度，虽从童年起病，但无家族病史，经过本方按疗程系统治疗，使得元气渐复，体力增强，抗御病邪能力提高，故愈后较长时期未再复发。说明治疗本病，祛邪尤其逐痰化瘀固然重要，而扶正特别是益元气更为重要，元气振奋，积久宿根自拔。

案 9　王季儒案

刘某，男，24 岁。1977 年 8 月 16 日初诊。

患者有哮喘史，已 6 年之久，时有发作，10 天前曾患感冒，咳嗽流涕，周身无力，不烧。近 3 天哮喘不能平卧，曾用西药多种均无效，收入内科住院。查体：急性病容，端坐呼吸，口唇发绀，胸部前后径大于左右径，呼吸急促，大汗淋漓，双肺喘鸣音，心率 124 次/分。诊断：支气管哮喘、肺气肿。入院后氧气吸入又予二羟丙茶碱、红霉素、氢化可的松等，病情不减。于 8 月 28 日上午 10 时，因大便用力，喘息加重，突然发生抽颤，全身发绀，意识不清，瞳孔散大，反射消失，心跳呼吸均停止，予胸外心脏按压及人工呼吸。约 3 分钟，心跳恢复，呼吸及瞳孔亦逐渐恢复，应邀会诊。诊见：呼吸困难，喘息不能平卧，大汗淋漓，咽有痰声，不易排出，口唇青紫，脉数而无力。哮喘多年，痰壅于肺，肺失降下之令，则上逆而喘。大汗淋漓者是肺气闭阻导致气虚不能出外也。痰郁化热，病久体虚，故脉来数而无力。证属正虚邪盛，治宜泻肺定喘，补正纳气。

处方：生石膏 18g，党参 12g，甜葶苈 18g，五味子 6g，细辛 3g，清半夏 9g，九节菖蒲 9g，广陈皮 6g，瓜蒌 30g，旋覆花 9g，赭石 9g，磁石 12g，竹沥水 30g。

进药 1 剂，哮喘大减，2 剂后，停止氧气吸入，脉转滑数，心率 104 次/分，两肺干鸣音明显好转。原方加黛蛤粉 30g（布包），每日 1 剂。

9 月 4 日，哮喘缓解，已能平卧，两肺哮鸣音明显减少。仅左下肺可闻及干啰音，饮食好，大便不畅，原方加瓜蒌 20g。

此方每日 1 剂，至 9 月 19 日，一般情况好，缓解出院。

案 10　孙一民案

肖某，女，54 岁，农民。1976 年 6 月 12 日初诊。

患者气喘、咳嗽、呼吸困难、出冷汗已 10 余年，每于冬季加重，春、夏季缓解。

1975 年 4 月，曾因气喘急，胸闷甚，呼吸极度困难，住院治疗 1 个月，症状好转。1976 年 6 月，又因受凉哮喘再发，病情尤甚于去年。患者张口抬肩，呈端坐状态，昼夜不能平卧休息，并伴有发热，咳嗽，吐白色泡沫痰。急诊住院治疗。

检查：发育正常，营养一般，端坐体位，呼吸极度困难，口唇紫绀。两肺满布哮鸣音及干啰音。胸部叩诊呈过清音，心音低钝。血压 130/90mmHg。

实验室检查：白细胞计数 8.6×10^9/L，淋巴细胞百分比 0.42，多核粒细胞百分比 0.7，单核粒细胞百分比 0.06。

胸部 X 线透视：两肺野透明度增高，膈肌低下（第 7 前肋），膈肌活动减弱。

诊断：支气管哮喘，肺气肿。

住院后除用青霉素、链霉素控制感染外，曾交替使用异丙嗪、麻黄素和异丙肾上腺素，效果不理想。

症见喘息摇肩，端坐呼吸，不能平卧，咯白痰。舌苔薄黄，脉沉细。

乃属痰浊上壅于肺，肺气不得宣畅，因而喘急痰鸣。治则：降气化痰宣喘。

处方：旋覆花 9g（布包），代赭石 12g（布包），远志 9g，茯苓 12g，牛蒡子 9g，化橘红

9g，海浮石 12g，白僵蚕 9g，地龙 9g，北沙参 9g，款冬花 12g，杏仁 9g，苏子 9g，葶苈子 12g，甘草 3g。2 剂，水煎服。

服上药 2 剂后，气喘减，咳痰利。

继服下方：旋覆花 9g（布包），代赭石 12g（布包），茯苓 12g，薏苡仁 18g，化橘红 12g，海浮石 15g，白僵蚕 9g，款冬花 15g，杏仁 9g，神曲 9g，北沙参 9g，苏子 9g，葶苈子 5g，炙麻黄 1.5g，甘草 3g。4 剂，水煎服。

服药 4 剂，气喘、胸闷继续减轻，已能平卧休息，有时感觉胸中热，纳食欠佳，尿黄。

将上方去炙麻黄、款冬花、沙参、苏子、茯苓，加连翘、谷芽、麦芽各 9g，继服 6 剂。

6 月 24 日复诊：饮食增加，喘息基本停止。唯咽部仍感有少量黏痰，腹稍胀。

继服下方：葶苈子 6g，大枣 5 枚（去核），杏仁 9g，牛蒡子 9g，川贝母 9g，化橘红 9g，海浮石 12g，苏子 9g，茯神 9g，远志 6g，麦芽 9g，莱菔子 9g（炒），神曲 9g，桑枝 30g，甘草 3g，谷芽 9g。3 剂，水煎服。

服上药 3 剂症状基本痊愈。

按：患哮喘已 10 余年，多方医治不效，病已属顽疾。分析病情，喘为气上逆，痰鸣则因痰涎壅塞气道。治疗应降气、祛痰，哮喘方能止。降气定喘用旋覆花、代赭石、苏子、葶苈子、麻黄、牛蒡子等；缓解气管痉挛用僵蚕、地龙，多痰用远志、茯苓、化橘红、海浮石、薏苡仁；患者久病体虚，用沙参补肺气。经服药 15 剂，取得临床近期疗效。

案 11　施今墨案

吴某，男，38 岁。1954 年 1 月 25 日。

自幼即患喘嗽，至今已 30 余年。每届秋冬时常发作，近 2 年来逐渐加重。发作多在夜间，胸间憋闷，不能平卧，咳嗽有痰。某医院诊断为肺气肿、支气管哮喘。昨晚又行发作。舌苔薄白，脉洪数。久患喘嗽，腠理不固，外邪极易入侵，遂致时常发作。脉洪数是邪实也。当先祛邪，再治其本。拟麻杏石甘汤合葶苈大枣汤主之。

处方：炙白前 5g，炙紫菀 5g，炙前胡 5g，葶苈子 3g（大枣 3 枚去核，同布包），炙陈皮 5g，炙麻黄 1.5g，白杏仁 6g，生石膏 15g，苦桔梗 5g，炙苏子 6g，旋覆花 6g（代赭石 10g 同布包），紫油朴 5g，炙甘草 3g。2 剂。

二诊：服药后喘已减轻，但仍咳嗽，吐白痰，脉滑实。外邪初退，其势犹强，拟前方加减。

处方：炙麻黄 1.5g，杏仁 6g，嫩射干 5g，细辛 1.5g，炙白前 6g，旋覆花 6g（代赭石 10g 同布包），五味子 5g，炙紫菀 6g，炙苏子 5g，炙陈皮 5g，莱菔子 6g，白芥子 1.5g。4 剂。

三诊：前方服后昼间喘咳基本停止，夜晚即现憋气不舒，喘嗽仍有发动之势，拟定喘汤合三子养亲汤化裁治之。

处方：炙麻黄 1.5g，生银杏 14 枚（连皮打），款冬花 5g，炙桑白皮 5g，莱菔子 6g，炙白前 5g，炙桑叶 5g，白芥子 1.5g，炙百部 5g，炙紫菀 6g，炙苏子 6g，白杏仁 6g，苦桔梗 5g，炙甘草 3g。6 剂。

四诊：夜晚胸间憋闷大减，拟用丸剂治之。

处方：每日早、午各服气管炎丸 20 粒，临卧服茯苓丸 20 粒。

五诊：服丸药 1 个月，现已停药 3 个月未见发作，昨晚又发胸闷胀满。

处方：细辛 1.5g，白杏仁 6g，旋覆花 6g（代赭石 6g 同布包），五味子 5g，半夏曲 6g，葶苈子 3g（布包），生银杏 14 枚（连皮打），建神曲 6g，嫩射干 5g，炙百部 5g，炙苏子 5g，苦桔梗 5g，炙白前 5g，炙紫菀 5g，炒枳壳 5g，紫油朴 5g，炙麻黄 1.5g，生石膏 15g，炙甘草 3g。3 剂。

2. 喘息性支气管炎

案 1 胡希恕案

王某，女，62 岁。1979 年 5 月 4 日初诊。

肺炎后患咳喘已 10 余年，每秋冬发作，春夏缓解，但哮喘自去年冬发至今未缓解，上月底感冒后，哮喘加重。现症：哮喘甚，夜不得平卧，喉中痰鸣，伴咳嗽吐白痰量多，恶寒背冷，口中和，大便溏泄，日二三行，舌苔白微腻，脉弦细，两肺满布哮鸣音，左肺散在湿啰音。据证予射干麻黄汤加减。

处方：射干三钱，麻黄三钱，桑白皮三钱，生姜三钱，桂枝三钱，炙甘草二钱，五味子三钱，款冬花三钱，紫菀三钱，半夏三钱，杏仁三钱。

结果：上药服三剂，喘平，咳嗽吐白痰仍多，左肺偶闻哮鸣音，未闻湿啰音。上方继服。7 月 17 日随诊，仅有胸闷、吐少量白痰。

按：本例为喘息性支气管炎，哮喘症久，但来诊时外邪明显，主症为喉中痰鸣，咳嗽吐白痰量多，恶寒背冷，证属外邪内饮无疑，法宜发汗解表，除痰平喘，因多痰喉中嘶鸣，为射干麻黄汤方证，加减与之，故用之则验。

案 2 刘弼臣案

刘某，男，11 岁。

自幼有湿疹和喘息性支气管炎病史，4 岁后咳喘反复发作，多在夜间发作，先出现喷嚏，流清涕，而后喘息发作，不能平卧，痰多。慕名前来专家门诊求治。

初诊：1992 年 9 月 20 日。症见：咳嗽喘，喉中痰鸣，脸色青黄，双肺满布哮鸣音，舌淡苔薄白，脉细滑。中医诊为寒性哮喘。治拟温肺散寒，豁痰平喘，方用小青龙汤合银花乌梅紫菀汤加减。

处方：麻黄 3g，桂枝 5g，白芍 10g，炙甘草 3g，细辛 1.5g，干姜 1g，五味子 10g，紫菀 10g，钩藤 10g，地龙 10g，紫石英 15g，杏仁 10g。

3 剂，水煎服，每日 1 剂。

二诊：1992 年 9 月 27 日。服药后患儿喘息明显减轻，可平卧入睡，仍有轻咳，痰多，面色萎黄，纳差，乏力。证属脾虚失运，痰湿犯肺，治以健脾化痰，止咳平喘，方用六君子汤合银花乌梅紫菀汤加减。

处方：太子参 10g，茯苓 10g，炒白术 10g，炙甘草 3g，陈皮 5g，制半夏 5g，乌梅 10g，紫菀 10g，紫石英 15g，钩藤 10g，地龙 10g，焦三仙各 10g。14 剂，水煎服，每日 1 剂。

三诊：1992 年 10 月 10 日。患儿病情稳定，咳喘未作，脸色转红润，精神佳，食欲增，唯鼻塞流浊涕，时有头痛，头晕，咽痛不适，舌淡红，苔薄黄，脉细滑。由复感外邪，肺窍不利所致，治宜宣窍利肺。

处方：辛夷 10g，苍耳子 10g，元参 10g，板蓝根 10g，山豆根 10g，乌梅 10g，紫菀 10g，钩藤 10g，地龙 10g，焦三仙各 10g，生姜 2 片，大枣 5 枚。14 剂，水煎服，每日 1 剂。

服上药后，诸症消失，随访半年，哮喘未再复发，病告痊愈。

3. 喘息性支气管炎并发肺气肿

胡希恕案

许某，女，30岁。1964年6月29日初诊。

咳喘气短已10余年，每至冬季病剧。近两年来因爱人病故，心情不好，发病加重，曾两次吐血。今年春节后病情逐渐加重，至今未曾缓解，于今年5月26日住院治疗，诊断为喘息性支气管炎并发肺气肿。经治疗1个多月，前后用苏子降气汤合定喘汤、麻杏石甘汤、桑杏汤等加减治疗皆不效。自6月19日至6月29日加服蛤蚧尾1对、西洋参60多克，病情越来越重，故请胡老会诊。现症：喘息抬肩，心悸气短，汗出淋漓，因咳喘而不能平卧，吐白泡沫痰，时夹有黄痰，面部潮红，形体疲惫，难以行动，语言无力，饮食减少，二便尚调，时腰背痛，心情抑郁，时常泣下，舌苔白腻，脉细微数。此属二阳合病，为大柴胡合桃核承气汤方证。

处方：柴胡四钱，半夏三钱，黄芩三钱，白芍三钱，枳实三钱，大黄二钱，生姜三钱，大枣三枚，桃仁三钱，桂枝二钱，丹皮三钱，炙甘草二钱，冬瓜子三钱，生石膏一两半。

二会诊：1964年7月1日。上药服一剂，喘小平，汗大减，已能平卧。昨夜微冒风寒，晨起头痛。

仍宗上方加减：上方去冬瓜子，加瓜蒌八钱。

三会诊：1964年7月2日。精神转佳，能慢步行走，自理生活，面部潮红之象略减，昨晚月经来潮，本次提前15天，量多色淡，无瘀血块，大便微溏，仍宗前法加减。

处方：柴胡四钱，白芍三钱，枳实三钱，半夏三钱，黄芩三钱，生姜三钱，大枣三枚，大黄二钱，炙甘草二钱，生地五钱，麦冬三钱，瓜蒌一两，生石膏二两。

四会诊：1964年7月4日。病情渐平稳，纳食稍香，喉中微有痰鸣，胸中时痛热，舌苔薄黄腻根厚，脉细滑，仍宗前法加减。

处方：柴胡四钱，白芍四钱，半夏三钱，黄芩三钱，生姜三钱，大枣三枚，枳实三钱，麦冬四钱，瓜蒌一两，大黄二钱，炙甘草二钱，竹茹二钱，茯苓三钱，桂枝三钱，生牡蛎八钱，生石膏二两。

五会诊：1964年7月11日。病情稳定，夜得安眠，纳食亦增，唯每早微喘、气短，继以上方加减，回家调养。

按：此哮喘病人，正气虚衰确实存在，但因同时有里实和外感表证，前医未先解表和治里实，而反用人参、蛤蚧先补其虚，故使哮喘越来越重，以致大汗淋漓，卧床不起。表里皆实反补其里，犹如开门缉寇，正如徐灵胎所说："虽甘草、人参，误用致害，皆毒药之类也。"初会诊时，表证已渐消，而以里有痰热夹瘀血为主，为大柴胡合桃核承气汤的适应证，故进一剂而喘小平，大汗亦减。三会诊时，里实去其大半，因大汗伤津、伤血，致使月经前期色淡，故加入生地、麦冬养血清热。此时扶正也不能忘祛邪。由此可知，哮喘有邪实者，务必先以驱邪为要。

4. 支气管炎、肺气肿

李斯炽案

张某，男，49岁，干部。1964年9月8日初诊。

病员患哮喘咳嗽病已12年之久，早经医院确诊为支气管炎、肺气肿等病。几年前曾咳血，虽经治愈，但此后无论寒暑，或气候骤变，则哮喘咳嗽加剧。眼下时届中秋，喘咳又大发作，咳痰颇多，尤以夜间为甚，睡眠欠佳。诊得脉弦滑，舌苔边白中黄。

肺为娇脏，喜润恶燥，不耐寒热，本案患者肺家受病已达12年之久，其肺失润养可知。前因燥伤肺络已致咳血，眼下时届中秋，燥气当令，燥邪再犯其肺，肺病则水不下输，燥甚则火自内发，虚火灼液而成痰。肺燥已失清肃之令，再加痰涎壅遏，故哮喘咳嗽因此而剧烈发作。再观其入夜加剧，睡眠欠佳，舌苔中黄等，亦系阴虚燥热之象，慎勿以痰多脉滑而认燥作湿。此证以燥为本，湿为标，如肺燥得养，则肃降通调有权，水湿自击，自无蕴痰之虞。治法当以润肺降气为主，佐以行气化痰。故用天冬、麦冬、花粉以养肺阴，加知母润燥而杜其虚热内生，用苏子、杏仁以降肺气，加薄荷开提以速其下降之势，佐以瓜壳、竹茹行气祛痰，甘草补气配阴。

处方：苏子9g（打），杏仁9g，天花粉12g，麦冬9g，知母9g，薄荷9g，瓜壳12g，天冬9g，甘草3g，竹茹15g。4剂。

二诊：1964年9月22日。服上方4剂后，哮喘渐平，白天咳嗽亦减。但遇天气变化，入夜则咳嗽加剧，痰液已较前减少，舌苔亦较前减退。仍本上方意，加重清金平燥。

处方：冬瓜仁15g，苏子9g（打），前胡9g，桑白皮9g，紫菀9g，天冬9g，麦冬9g，玄参9g，天花粉9g，竹茹15g，杏仁9g，甘草3g，知母9g。6剂。

三诊：1964年9月29日。服上方6剂后，哮喘及咳嗽均大为减轻，精神亦佳，饮食正常，痰液续减，脉象转为弦细，舌上白苔渐去，中心仍微黄。阴液尚嫌不足，再本上法立方。

处方：冬瓜仁12g，杏仁9g，前胡9g，紫菀9g（炙），玄参9g，麦冬9g，石斛12g，桑白皮9g，苏子9g，竹茹12g，刺蒺藜9g，甘草3g（炙）。6剂。

四诊：1964年11月3日。服上方6剂后，哮喘渐愈，乃停药1个月。最近因感冒又引起咳嗽，但哮喘未发。更医以杏苏散苦温之剂未见效果，咳嗽反见加剧，夜卧不宁，舌质微红，舌苔薄黄，脉微弦，至数正常。仍宜以润降为主。故用天花粉、天冬、旱莲草、百合以养阴分，加桑白皮、知母以泻肺之虚热，用款冬花、苏子、紫菀、浙贝母以降气止咳，加冬瓜仁、苡仁以通调水道，再加柏子仁安神，甘草补气。

处方：旱莲草15g，天冬9g，百合9g，天花粉9g，桑白皮6g，知母9g，款冬花15g，浙贝母9g，紫菀9g，苏子6g，冬瓜仁15g，苡仁9g，甘草3g。6剂。

五诊：1964年11月10日。服上方6剂后，咳嗽减轻，只在夜间咳一两次。胸部仍有胀感，每夜只能睡五六个小时，饮食尚好，脉弦滑，舌苔黄。仍本上法立方。

处方：生地9g，天冬12g，玄参9g，牡蛎12g，夜交藤18g，知母9g，桑白皮9g，款冬花15g，杏仁9g，苏子9g，紫菀9g，茯苓12g，甘草3g。6剂。

六诊：1964年11月17日。哮喘已未再发，咳嗽已甚轻微，舌苔微黄，右脉较细，左脉弦强。此肝气未得尽平，肺阴尚嫌不足之象，宜用丸药调理。除仿上方意外，并应加重滋养肝肾，使金水相生，肝不乘肺，疗效方能巩固。

处方：明沙参30g，玉竹30g，生地30g，地骨皮60g，葶苈子15g，浙贝母30g，桑白皮30g，百合60g，旱莲草60g，女贞子60g，麦冬60g，天冬60g，知母30g，玄参30g，夜交藤60g，山药60g，茯苓60g，杭白芍30g，款冬花30g，甘草15g。

上药共碾为细末，加蜂蜜450g，熬炼和丸，每丸重6g，每次服2丸，每日2次或3次，白开水下。

5. 过敏性支气管哮喘

胡希恕案

王某，53 岁，中学教师。1978 年 11 月 24 日初诊。

哮喘 2 年。1976 年夏天闻敌敌畏后患哮喘，伴咳嗽吐白痰，治疗 2 个多月缓解。今年 8 月份地上撒了大量敌敌畏又引发哮喘。曾两次住院治疗，用抗生素、激素等，症状暂时缓解，但出院后不久又发如初。常服西药扑尔敏、氨茶碱等，效果不理想。又服中药汤剂及胎盘、黄芩、紫花杜鹃片等，效果不明显。现症：哮喘不能平卧，喉中痰鸣，咳嗽吐白痰，量多，咳嗽则遗尿，口苦咽干，思饮，心下满闷，每天服紫花杜鹃片 9 片、氨茶碱 3 片，晚上可以平卧，大便如常。舌苔白根厚腻，脉沉细弦，右寸浮。心律齐，心率 96 次/分，血压 150/100mmHg，末梢血象检查：白细胞总数 10.4×10^9/L，嗜酸性粒细胞总数 1.2×10^9/L，两肺满布哮鸣音。西医诊断：支气管哮喘并发慢性支气管炎。中医辨证：痰热夹瘀，予大柴胡汤合桂枝茯苓丸加减。

处方：柴胡四钱，黄芩三钱，半夏三钱，枳实三钱，石韦五钱，白芍三钱，大黄一钱半，生姜三钱，桂枝二钱，桃仁三钱，大枣四枚，茯苓四钱，丹皮三钱。

二诊：1978 年 11 月 28 日。服第 1 剂咳嗽减轻，服第 2 剂痰消尽，遗尿已，喘已不明显，上二层楼亦不感喘，但每天仍服氨茶碱 3 片。心下满消，仍口苦咽干，思饮，身冷，纳差，大便日 2～4 行，舌苔白，脉弦细，右寸浮。坐位听诊：两肺未闻及哮鸣音，卧位可闻及哮鸣音。血压 150/100mmHg，末梢血象检查：白细胞总数 7.8×10^9/L，嗜酸性粒细胞总数 0.44×10^9/L。

处方：上方加焦三仙各三钱。

三诊：1978 年 12 月 8 日。喘平，大便日 3～4 行，上四层楼不感喘，但昨天又感胸闷，早起口苦，舌苔白腻根厚，脉弦细。卧位听诊两肺散在哮鸣音。血压 150/100mmHg。

处方：上方去大黄，加熟军二钱。

四诊：1979 年 4 月 12 日。追访患者，自觉良好，与学生一起跑步也不喘，两肺听诊（－），卧位也未闻及干湿啰音及哮鸣音。血压 140/100mmHg，血象检查：白细胞总数 0.77×10^9/L，嗜酸性粒细胞总数 0.154×10^9/L。

按： 一般认为，支气管哮喘患者，约半数有轻度或中度嗜酸性粒细胞升高，其升高可反映人体的过敏状态，本患者是过敏性支气管哮喘，前医试图从中西医结合抗过敏（用扑尔敏、黄芩、胎盘等）治疗未见效，而胡老用大柴胡汤合桂枝茯苓丸加减收捷效，不但喘平，且见嗜酸性粒细胞恢复正常。因此，可以说该方药有抗过敏作用。但应说明的是，这一疗效的取得，是建立在辨证施治的基础上的，是方证对应的结果。据此，可以认为，在治疗哮喘上，中医的辨证施治，方证对应，目前确比西医的脱敏疗法及其他疗法有优越之处。因此，在中西医结合治疗哮喘时，有必要重视辨方证，以利于疗效的提高和中西医理论的阐明及发展。

6. 妊娠并支气管哮喘

施今墨案

高某，女，29 岁。1954 年 11 月 11 日初诊。

患喘息病已 8 年，不分季节，时常发作，咳少喘多，不能平卧，喉间痰鸣，吐痰不多，自汗，心悸，睡眠乱梦纷纭。曾用组织疗法、中药单方均未见效。现又怀孕 3 个月，喘息发作，痛苦之至。舌苔薄白，舌质淡，脉细软而滑。治宜通调气道，行其水饮。但因怀孕 3 个月，不可过分开通，以防伤其胎元。

处方：云苓 6g，云茯神 6g，桑叶 5g，桑白皮 3g，橘红 5g，橘络 5g，北细辛 1g，炙紫菀 5g，五味子 3g，炙白前 5g，车前子 6g，车前草 6g，生银杏 12 枚（连皮打），炒远志 6g，白杏仁 5g，苦桔梗 5g，炒枳壳 5g，甘草梢 2g。4 剂。

二诊：服上药喘渐少，咳增多，已有痰，仍心悸气短。

处方：云苓 6g，茯神 6g，五味子 3g，细辛 2g，陈橘红 5g，陈橘络 5g，西洋参 6g（另炖，兑服），炒远志 6g，苦桔梗 5g，炙白前 5g，炙紫菀 5g，旋覆花 5g（半夏曲 6g 同布包），瓜蒌子 6g，瓜蒌皮 6g，野於术 5g，炙款冬 3g，粉甘草 2g。8 剂。

三诊：喘更见好，已能平卧，咳嗽仍多，吐痰甚爽，心悸稍减。仍遵原法。

处方：前方去五味子、细辛，加南沙参 6g，4 剂。

四诊：病已大为减轻。昨夜又突然发作，喘息不能平卧，一夜未眠，脉现浮数。暂拟宜肺降气法治之。

处方：北沙参 6g，炙麻黄 1.5g，条黄芩 10g，北细辛 1g，莱菔子 5g，云茯神 6g，云苓 6g，五味子 3g，黑芥穗 5g，炙苏子 5g，白芥子 1g，陈橘红 5g，陈橘络 5g，炒远志 5g，苦桔梗 5g，白杏仁 6g。4 剂。

五诊：服药 4 剂，喘已大减，夜可平卧，自觉发作之势犹存，有待机再发之象。大便干，小便黄。拟前方去白芥子，加瓜蒌子皮各 6g，再服 4 剂。

六诊：服药甚好，喘已基本平定，仍心悸、咽干，食欲欠佳。拟以清热法治之。

处方：朱茯神 10g，炙紫菀 5g，炙白前 5g，陈橘络 5g，陈橘红 5g，朱寸冬 10g，苦桔梗 5g，酒黄芩 6g，旋覆花 5g（半夏曲 6g 同布包），白杏仁 5g，西洋参 6g（另炖，兑服），野於术 5g，炙甘草 1.5g。6 剂。

七诊：服上方后症状大减，自觉几年来未有如此之舒畅。大便稍干，小便黄。拟用丸药巩固。

处方：台党参 30g，远志 30g，旱莲草 30g，车前子 30g，寸麦冬 30g，朱茯神 30g，酒黄芩 30g，桔梗 15g，五味子 30g，女贞子 30g，橘红 15g，金沸草 30g，火麻仁 60g，杏仁 30g，枳壳 15g，半夏曲 30g，桑叶 30g，野於术 30g，陈阿胶 30g，炙甘草 30g。

共研细末，蜜丸如梧桐子大。每日早晚各服 10g，白开水送下。

7. 支气管哮喘、荨麻疹、蛔虫症

王占玺案

李某，女，30 余岁。1964 年 11 月 1 日上午 8 时 30 分急诊。

自 1959 年即患"喘病"，平时易感冒及轻度咳嗽，入冬以后常呈发作性突然憋喘，时间不定。自今晨 6 时 40 分去厕所着冷后，突然喘息发作，至来诊后未停。伴以身出荨麻疹。患者呻吟不止，喘倚不得卧，口唇稍有青紫，意识尚清，能正确回答问题。两肺均呈低鼓音，肝肺界下降至右锁骨中线第 8、9 肋间。心浊音界缩小，叩之不清。两肺均有哮鸣音，心音遥远，心率 118 次/分，心律整齐。全身皮肤均有荨麻疹且患者用手搔之不停。血压 120/90mmHg，随诊为"支气管哮喘并肺气肿、荨麻疹"。既往有蛔虫史。此急则治标，先予 0.1%肾上腺素 0.5mL，加 5%麻黄碱 0.5mL 皮下注射，10%葡萄糖酸钙 10.0mL 静脉滴注，注射 10 分钟后喘平身痒好转。观其舌披轻度白苔，脉细而数，118 次/分，左脉沉细而弱。鼻孔发赤且有涕痂，咽干稍有黄痰。此虽风寒外束，郁久则已化热。

处方一：麻黄 10g，杏仁 10g，生石膏 25g，甘草 6g，白果 10g，姜朴 10g，炒白术 10g，陈皮 10g，五味子 10g。每日煎服 1 剂。

处方二：使君子仁 12g，嘱待喘好转后，烘烤分二次嚼服。

当日喘止后胸透有轻度肺气肿。查白细胞总数 $16.4×10^9/L$，中性粒细胞百分比 0.76，淋巴细胞百分比 0.22，嗜酸性粒细胞百分比 0.02。归后即开始煎药服之，自服药后未有喘息较大发作，连服 5 剂后喘发已停，只有轻度咳嗽及白黏痰。服用使君子仁后排出蛔虫 1 条。又与处方一 5 剂。嘱隔日服 1 剂为之善后。愈后观察至 1979 年 10 月，云喘症未发。

三、辨证用药思路探讨

案 1　刘弼臣案

刘某，男，11 岁。

有湿疹和喘息性支气管炎病史，咳喘多在夜间发作。现咳嗽喘，喉中痰鸣，脸色青黄，双肺满布哮鸣音，舌淡苔薄白，脉细滑。诊为寒性哮喘。治拟豁痰平喘，方用小青龙汤合银花乌梅紫菀汤加减。哮喘每因感触外邪而起，故疏散外邪、宣肺为常用之法，方中麻黄、桂枝、细辛祛风散寒，宣肺平喘；刘老认为，宣畅肺气有利于截断病邪下传，控制哮喘的发作；干姜、紫菀、杏仁温肺化饮，止咳平喘；地龙、钩藤息风解痉平喘，紫石英甘温下气，有降逆之功，现代药理研究表明，紫石英主要成分为氯化钙，有抗过敏的作用。而喘发既久则可使肺气为之耗散，故不可不顾及。以白芍、五味子等防止肺气耗散，以期散邪而不损肺气；又配合炙甘草益气养阴，敛肺益肾。

二诊病情缓解，仍有轻咳，痰多，面色萎黄，纳差，乏力。证属脾虚失运，痰湿犯肺，治以健脾化痰，止咳平喘，方用六君子汤合银花乌梅紫菀汤加减。太子参、茯苓、炒白术、炙甘草健脾益气；陈皮、制半夏、紫菀止咳化痰；钩藤息风，紫石英降逆，地龙解痉平喘；乌梅敛肺养阴，焦三仙消食健胃。扶正固本为主，不忘祛痰。

案 2　胡希恕案

王某，女，62 岁。

肺炎后患咳喘已 10 余年，每秋冬发作，春夏缓解，但哮喘自去年冬发至今未缓解，上月底感冒后，哮喘加重。现症：哮喘甚，夜不得平卧，喉中痰鸣，伴咳嗽吐白痰量多，恶寒背冷，口中和，大便溏泄，日二三行，舌苔白微腻，脉弦细，两肺满布哮鸣音，左肺散在湿啰音。证属外邪内饮，法宜发汗解表，除痰平喘。麻黄、桂枝、生姜祛风解表，宣肺平喘；射干、桑白皮、款冬花、紫菀、半夏、杏仁化痰止咳；五味子、炙甘草益气养阴，敛肺益肾。

案 3　杜勉之案

陈某，女，18 岁。

患慢性支气管哮喘，反复发作已 5 年。此次受寒诱发，方中麻黄、细辛、桂枝祛风散寒，宣肺平喘；症见患者端坐呼吸，不能平卧，咳嗽气喘，鼻翼煽动，摇身擷肚，痰鸣如拽锯，痰白而稠，胸闷纳呆，尿少便溏，舌淡红，苔白腻，脉弦滑。证属痰饮内停，留伏于肺。干姜、半夏、杏仁、桔梗温肺化饮，止咳化痰；白芍、五味子既缓麻桂之温燥，又可敛肺益肾；

患者无热象加生石膏清热，乃防邪入里化热。

缓解期外敷消喘膏。白芥子、细辛、甘遂、生姜温寒化饮，延胡索活血通络，在夏季三伏之日外敷，借阳热亢盛之时，使通阳化饮之功效更大，又借腧穴通道，使药力直达病所，俾豁痰蠲饮，化瘀通络之剂充分发挥效能。

案 4　施今墨案

吴某，男，38 岁。

每届秋冬时常发作，发作多在夜间，胸间憋闷，不能平卧，咳嗽有痰。舌苔薄白，脉洪数。久患喘嗽，腠理不固，外邪极易入侵，遂致时常发作。脉洪数是邪实也。当先祛邪，再治其本。炙麻黄祛风散寒，宣肺平喘；生石膏清热；白前、紫菀、前胡、葶苈子、陈皮、白杏、桔梗、苏子、旋覆花、代赭石、紫油朴化痰止咳；炙甘草、大枣调中扶正。

案 5　盛国荣案

蔡某，男，12 岁。

因感冒引起支气管哮喘，以后每年均有发作。近因感冒诱发哮喘，以夜间为甚，常因此而彻夜不能平卧，咳嗽痰白稠黏。体温 38℃，胃纳欠佳，二便正常，舌苔黄，脉滑数。法当温肺散寒，清热豁痰。蜜麻黄、紫苏叶祛风解表，宣肺平喘；射干、款冬花、紫菀、桔梗、前胡、苦杏仁、瓜蒌化痰止咳；患者舌苔黄，脉数，以黄芩清热。

案 6　颜正华案

钱某，女，30 岁。

患支气管哮喘 5 年余，昨日因出门办事感受风寒和谈判商务吸烟，导致喘咳又发。刻诊伴痰鸣色白量多，质黏呈泡沫状，胸闷憋气，咽痒，恶寒肢冷，心烦眠差。大便可，小便黄。舌红苔白薄腻，脉弦滑。证属风寒客表，痰饮内停，兼有热邪。治以解表蠲饮，宣肺平喘，佐以清热除烦。以炙麻黄、桂枝、细辛祛风散寒，宣肺平喘；干姜、法半夏、苦杏仁、射干温肺化饮，止咳平喘；患者兼有热邪，加生石膏清热；炙甘草、白芍、五味子益气养阴，敛肺益肾。

二诊证同上诊而热较重，上方去桂、芍、姜，加紫菀、款冬花、苏子止咳化痰，黄芩清热。

三诊症虽减而喘咳仍在，夜作痰鸣，咽痒，尿黄。前日因生气着急又致胃脘胀痛，舌尖红，苔薄黄腻，脉细滑。证属痰热阻肺，肺失清肃，兼肝胃不和。治以清肃肺气，化痰平喘，佐以疏肝和胃。炙麻黄、刺蒺藜祛风散寒，宣肺平喘；白果、射干、桑白皮、大贝母、陈橘皮、苦杏仁、苏子、茯苓化痰止咳；黄芩、生甘草清热；生白芍平肝养阴。在喘咳缓解时服胎盘补肾，以预防发作。

案 7　郭士魁案

赵某，女，23 岁。

咳喘不能平卧，心悸、头晕、咳嗽，吐白黏痰，量不多，纳呆，腹满，小便短赤，大便稀。检查：患者半坐位，呼吸急促，喘声连连，舌质微红，舌苔白腻，脉细微数，两肺满布哮鸣音。郭老立法：宣肺定喘，清热化痰。麻黄、细辛、生姜宣肺平喘；厚朴、半夏、瓜蒌皮、葶苈子、桑白皮、杏仁化痰止咳；生石膏、黄芩清热；五味子敛肺益肾。

案 8　邢子亨案

杨某，男，58 岁。

年高体弱，肺素有热，近因偶感风寒，痰火内闭，肺失清肃。症见：面红耳赤，巩膜充血，抬肩喘息，不能躺卧，痰鸣声重，喉中有如鸡鸣之音，胸憋，痰黏，咳吐不利，舌紫无苔，脉弦。拟清热宣肺祛痰之剂。仿定喘汤、苏子降气汤意化裁。因偶感风寒而发，用炙麻黄祛风散寒，宣肺平喘；杏仁、白果仁、苏子、前胡、桔梗、瓜蒌、桑白皮、陈皮、半夏、炙紫菀、炙冬花化痰止咳；沙参、麦冬、炙甘草补肺益阴。患者有肺热，未用苦寒清热，而是用桑白皮、麦冬清肺化痰养阴。

案 9　林沛湘案

熊某，男，3 岁。

哮喘明显，伴咳嗽，痰多而黏稠，无发热和恶寒。舌质偏红，舌苔白黄而腻，脉数。证属风邪郁闭，痰瘀壅肺，其证偏热。治法：疏风散邪，化痰活血，平喘止咳。方用三子养亲汤合外感止咳方化裁。麻黄祛风散寒，宣肺平喘；苏子、炒莱菔子、白芥子、前胡、桔梗、地龙、枳壳、薤白祛痰止咳，降气平喘；其证偏热，加鲜芒果树叶、鲜梨、甘草清热养阴。

案 10　黄文东案

蒋某，女，17 岁。

哮喘反复发作，每于受寒后诱发。近 1 月来宿疾复发，两肺有哮鸣音，气息短促，咳痰不多，面目虚浮。舌尖红，中剥，苔薄腻，脉小滑。肺气失于宣降，痰浊留恋。治拟宣肺化痰，顺气平喘。患者感寒即发，以炙麻黄祛风散寒，宣肺平喘；杏仁、射干、炙苏子、前胡、炙紫菀、炙款冬化痰止咳；鹅管石化痰平喘，又可补肺壮阳；病发久者，气无不虚，故于消散中宜酌加温补。本例见舌尖红，中剥，属肺热，故用生甘草清热，止咳。

案 11　王占玺案

牛某，男，45 岁。

因患感冒发热，热退后即出现喘息咳嗽、夜间较甚，不能平卧，尤以后半夜较剧，发作时张口抬肩，喉有痰鸣，喘甚则口吐清水。脉弦细，舌淡苔白。患者喘甚则口吐清水，乃肝脾寒邪犯肺之咳喘。生姜祛风散寒，宣肺平喘；法半夏、前胡、桔梗、枳壳、槟榔片理气化痰止咳；炙鳖甲滋阴潜阳；吴茱萸、党参温中补虚。

案 12　盛国荣案

杨某，男，军人。

有支气管哮喘史 5 年，四季均发作，尤以秋冬为甚。一天中以下半夜及拂晓哮喘为剧，痰黄而不易咯出，口干，胸闷，二便如常，舌苔黄，脉细。病乃本虚标实，拟祛痰宣肺平喘以治其标。细辛祛风散寒，冬瓜仁、苏子、白芥子、苦杏仁、瓜蒌仁、枇杷叶、川贝祛痰止咳；患者舌苔黄，脉细，故以黄芩清热，沙参养阴。标证缓解后，加补肾之核桃肉、钟乳石、蛤蚧、胎盘粉等，加服肾气丸肺肾同治而巩固疗效。

案 13　张耀卿案

陈某，男，20 岁。

每遇气候变化即发作。尤其与气候转冷有关。脉来沉细无神，舌苔白而滑，中有裂纹，质淡红，无绛色出现。面色㿠白，两目暗淡。拟温运脾阳，纳气归肾法。以桂枝祛风散寒；淡干姜、仙半夏、陈广皮、云苓温中化痰；蛤蚧粉、白芍、五味子、清炙甘草益气养阴，纳气归肾。

案 14　洪广祥案

吴某，女，6 岁。

症见哮喘持续不解，胸满气急，昼夜不能平卧，喉间痰鸣辘辘，汗出透衣，颜面及口唇发绀，肢凉，大便不畅且少，不欲饮食，舌质偏暗，苔白黄而腻，脉沉细滑数，两肺满布哮鸣音。辨证为痰气哮。给予蠲哮汤。生姜祛风散寒，宣肺平喘；葶苈子、牡荆子、青皮、陈皮、槟榔豁痰下气；鬼箭羽、生大黄清热散瘀。

案 15　王烈案

苏某，男，3 岁。咳嗽气促，喉间哮鸣，早晚尤甚，痰多难排，食欲尚可，大便稍干，小便略黄，神烦，面微赤，口唇略青，舌尖略红，双肺满布哮鸣音，脉沉微数。诊为热哮，治以止哮平喘，活血化瘀。麻黄祛风散寒，宣肺平喘；苏子、前胡、射干祛痰止咳；地龙解痉平喘；川芎、刘寄奴活血化瘀；黄芩、苦参、白鲜皮清热祛湿。

小结

由上述分析可知，宣肺化痰，降气定喘为支气管哮喘的发作期的基本治疗大法，同时辅以养肺健脾补肾。兼有外邪，可分寒热，或温肺散寒，或清泻肺热。另外，长期哮喘造成肺气不通，必然导致肺络瘀阻，常佐以活血化瘀之品以达血运则气行之效。

哮喘病机"专主于痰"，宿痰是哮病的发病基础，祛痰药既针对病机，又能缓解咳喘症状。现代研究表明此类药可消除气道中分泌物的堵塞，使得气道通畅。

哮喘常常急性发作，如"风"之骤起，且多有外邪诱发，尤以风寒多见，祛风是当务之急。宣肺祛风散寒可使表邪外达，肺气清肃，气道通利，痰去络通而喘自平。现代研究表明此类药可消除支气管炎症。

风寒犯肺内有伏饮之寒哮，常用小青龙汤、射干麻黄汤、三拗汤等方。小青龙汤的主要适应证为"外有风寒内夹饮"，或一般痰饮均可酌用。辨证时注意脉弦、苔白而滑、咳吐清稀泡沫样痰必须存在。即使没有表证，但只要属于寒饮咳喘，就可使用。方中麻黄、桂枝、干姜、芍药、炙甘草、细辛是等量的，每剂各药常用 9g 左右。现代医学所指之心力衰竭，常出现"喘"的症状，甚至心性哮喘，仲景在两千年前已指出"若喘，去麻黄，加杏仁"，大概是指那些有心脏因素的喘。

治热哮，常用方剂有麻杏甘石汤、越婢加半夏汤、定喘汤。若是外寒里饮夹热者，可选用小青龙加石膏汤、厚朴麻黄汤。用麻杏石甘汤治疗喘咳，首先要注意麻黄与石膏的用药比例，一般为麻黄：石膏=1：（3～5）。若喘甚者，可加大麻黄用量，要按比例加之，否则易引起心慌失眠等副作用。

治疗哮喘，攻邪虽为大法，扶正亦为必不可少之法。正如叶天士所说："温通肺脏，下摄肾真，久发中虚，又必补中益气。"补肺可固表，减少复发；健脾可杜绝生痰之源，而除"宿根"；肾为气之根，凡哮喘多年反复发作者，多有肾虚，尤其是长期使用糖皮质激素的病人，多数学者对于激素依赖型哮喘患者都着重补肾。因此，肾虚是哮喘发病的基本矛盾，无论有无肾虚见症，均采用补肾法，预防复发。补肾法又是哮病缓解期主要治法。常用方剂有六味地黄丸、肾气丸、左归丸、右归丸、都气丸、知柏八味丸、二仙汤等。

第八章 慢性胃炎及消化性溃疡案

胃炎是指任何病因引起的胃黏膜炎症。按临床发病的缓急，一般可分为急性和慢性两大类型。慢性胃炎一般无黏膜糜烂，故常称为慢性非糜烂性胃炎，其病理特点为以淋巴细胞和浆细胞为主的黏膜浸润，中性粒细胞和嗜酸性粒细胞可存在，但量少。病变常呈片状不规则分布。消化性溃疡主要是指发生在胃和十二指肠球部的慢性溃疡，因溃疡的形成与胃酸/胃蛋白酶的消化作用有关，故名。溃疡是指黏膜缺损超过黏膜肌层者，故不同于糜烂。

中医学之胃脘痛胃阴亏虚型、痞满之脾胃虚弱型、呕吐之胃阴不足型与本病相似。

一、证治源流

（一）远古有关胃脘痛文献资料研考

古人很早就观察到胃脘痛现象，如殷商出土甲骨文有腹痛记载："癸酉卜，争贞王腹不安""贞有疾身"。腹不安，是指腹部不适或胀或痛的一类疾病；而疾身，胡厚宣考证认为"疾身谓患腹痛"。在马王堆出土的《阴阳十一脉灸经》中已经有"脘痛"的记载："臂巨阴脉……，其所产病：胸痛、脘痛……"。

（二）秦汉时期中医经典著作对胃脘痛论述

1.《黄帝内经》

"胃脘痛"的病名始见于《黄帝内经》，但多与心痛并称或混称，如"心痛胃脘痛""寒厥入胃，则内生心痛""胃脘当心而痛"等。如《素问·五常政大论》曰："少阳司天，火气下临，……风行于地，尘沙飞扬，心痛胃脘痛。"《素问·六元正纪大论》曰："木郁之发，太虚埃昏，云物以扰，大风乃至，屋发折木，木有变，故民病胃脘当心而痛，上支两胁，膈咽不通，饮食不下。""胃脘痛"的论述早见于《灵枢》："脾足太阴之脉，起于大趾之端，循趾内侧白肉际……其支者，复从胃别上膈，注心中。是动则病舌本强，食则呕，胃脘痛，腹胀，善噫。"

对病因和病机的认识，《素问·至真要大论》云："厥阴司天，风淫所胜，民病胃脘当心而痛。"指出胃脘痛与木气偏胜，肝胃失和有关。另外《黄帝内经》中还有关于寒邪犯胃引起气血壅滞不通而导致胃脘痛发作的论述，如《素问·至真要大论》云："太阳之胜，凝溧且至……，寒厥入胃，则内生心痛……"《素问·举痛论》云："寒气客于胃肠之间，膜原之下，血不得散，小络急引，故痛。……寒气客于胃肠，厥逆上出，故痛而呕也。"最早关于胃脘痛治疗方法的记载是在《灵枢·邪气脏腑病形》："胃病者，腹胀，胃脘当心而痛，上支两胁，膈咽不通，饮食不下，取之三里也。"文中已明确指出取"三里"可以治疗"胃脘当心而痛"。

总之，虽然《黄帝内经》中对胃脘痛病因病机及治疗的认识不甚丰富，但其论述为后世医家研究胃脘痛奠定了基础。

2.《伤寒论》《金匮要略》

仲景诊治胃脘痛取法《黄帝内经》"胃脘当心而痛"的部位，明确其部位在心下。书中涉及"心下急""心下痛""心下满微痛"等称谓。并依据疼痛的轻重不同，各处以方药，奠定了辨证治疗胃脘痛的基础。如《伤寒论》第138条"小结胸病，正在心下，按之则痛，脉浮滑者，小陷胸汤主之"和第149条"伤寒五六日，呕而发热者，柴胡汤证具，而以他药下之，柴胡证仍在者，复与柴胡汤。此虽已下之，不为逆，必蒸蒸而振，却发热汗出而解。若心下满而硬痛者，此为结胸也，大陷胸汤主之"。《金匮要略·水气病脉证并治》中云："气分，心下坚大如盘，边如旋杯，水饮所作，桂枝去芍药加麻辛附子汤主之。"提出了水饮停胃导致的胃脘痛的病因病机及治疗方法。另外《腹胀寒疝宿食病脉证并治》中还论述了用厚朴三物汤、大柴胡汤、大建中汤等对宿食引起的胃脘痛的治疗。

除上述方药外，张仲景还有许多治疗胃脘痛的经典方，如附子粳米汤、芍药甘草汤、吴茱萸汤、小建中汤、黄芪建中汤、理中丸、半夏泻心汤、生姜泻心汤、柴胡桂枝汤、四逆散、桂枝人参汤、黄连汤、赤丸、茯苓甘草汤、小半夏加茯苓汤、桂枝去桂加茯苓白术汤、旋覆代赭汤等，迄今仍有效地指导临床治疗。

（三）晋唐时期医学文献论治胃脘痛

1.《诸病源候论》

《诸病源候论·心腹痛病诸候》："心腹相引痛者，足太阴之经与络俱虚，为寒冷邪气所乘故也。足太阴是脾之脉，起于足大指之端，上循属脾，络胃，其支脉，复从胃别上注心经，入于胃，络注于心。此二脉俱虚，为邪所乘。正气与邪气交争，在于经则胃脘急痛，在于络则心下急痛。经络之气往来，邪正相击，在于其间，所以心腹痛相引痛也。"以心腹痛论胃脘痛，首次将心下痛与胃脘痛进行区分，各立专篇进行论述，认为胃脘痛多因体虚，风寒入侵，正邪交争，寒热相搏，上下相击而致。

2.《备急千金要方》

"九痛丸治九种心痛：一虫心痛、二疰心痛、三风心痛、四悸心痛、五食心痛、六饮心痛、七冷心痛、八热心痛、九去来心痛。"创九种心痛之说。这里所述多种心痛，从名称和所附方药组成来看，实际多指胃脘痛。

3.《外台秘要》

"其痛发，有死者，有不死者，有久成疹者。心为诸脏主而藏神，其正经不可伤，伤之则痛，为真心痛，朝发夕死，夕发朝死。"胃脘痛仍称为心痛。重视服药禁忌：①禁忌之饮食物与所服药物之药效抵消，无法得到应有的治疗效果。②所禁忌之物能助长病气，加重病情。③所禁忌之物能引发旧疾。当今医家治疗胃脘痛，常提醒病患，须忌食生冷、油腻、黏食、辛辣、甜食，其源可上溯《外台秘要》。

（四）宋金元时期诊治胃脘痛临证实践与理论创新

1. 宋代医书对胃脘痛验方的收录

宋代三部官修方书在病证分类上，多据《千金方》九痛之说展开，对胃脘痛的治疗，多从脾胃虚冷、气攻心腹及伤寒热病服寒凉太过立论这个认识出发，常以木香、枳壳、厚朴、丁香、沉香、胡椒、良姜、吴萸、干姜、桂、附等辛燥理气之品组方为治。

2.《三因极一病证方论》

《三因极一病证方论·卷之九·九痛叙论》曰："夫心痛者，在方论则曰九痛，《内经》则曰'举痛'，一曰'卒痛'，种种不同，以其病痛在中脘，故总而言之曰心痛，其实非心痛也。若真心痛，则手足青至节，若甚，夕发昼死，昼发夕死，不在治疗之数。"提出"九痛"非指心痛而病在中脘。并将其病因归纳为外因（外感六淫）、内因（内伤七情）、不内外因（饮食劳逸，触忤非类）三种，认为三因导致之中焦气机逆乱为病机的共同特点，治法上强调"治之当详分三因，通中解散，破积溃坚，随其所因，无使混滥"。

3. 金元诸家诊治胃脘痛的经验与理论

张元素《医学启源·主治心法》首载"胃脘痛"病证名："胃脘痛，用草豆蔻。"草豆蔻"气热，味大辛""善[去]脾胃寒"，则可"治风寒客邪在于胃口之上"的心胃痛。

张子和主腑以通为用，以下为补，凡非虚证均应使用行气攻下之品，以通腑祛邪。"凡宿食在胃脘皆可下之，则三部脉平，若心下按之硬满痛者，犹宜再下之"。《儒门事亲·十形三疗》医案中也有关于胃脘痛病证名的记载："胃脘痛：一将军病心痛不可忍。戴人曰：此非心痛也，乃胃脘痛当心痛也。《内经》曰：岁木太过，风气流行，民病胃脘当心而痛。乃与神佑丸一百余粒。病不减。或问曰：此胃脘有寒，宜温补。将军素知戴人明了，复求药于戴人。戴人复与神佑丸两百余粒，作一服，大下六七行，立愈矣。"

李杲《兰室秘藏》首列"胃脘痛门"，强调脾胃虚弱为基本病机，指出胃脘痛的病位在脾胃。对胃脘痛的病机治则治法进行了阐述，并拟定了用于治疗胃脘痛的神圣复气汤、草豆蔻丸、麻黄豆蔻丸等3方。这标志着胃脘痛已从症状名转化为病证名，被视为一个单独的疾病，是"胃脘痛"认识的转折点。

朱丹溪在《丹溪心法·心脾痛》中明确指出了"心痛"即"胃脘痛"，且较细致地将胃脘痛分作寒、热、气、湿、痰积、死血、虚、虫8类。首次提出热、痰、瘀亦可致胃脘痛，创立胃痛属热之说。"有客寒阻之不行，有热内生郁而不散，有死血、食积、湿痰结滞，妨碍升降，故痛""郁而生热，或素有热，虚热相搏，结郁于胃脘而痛，或有食积痰饮；或气与食相郁不散，停结胃口而痛"。治胃痛，若有因热而致，久郁久病，必皆化热，善用山栀子。治胃痛，重视"痰"为万病之源，以二陈汤，加芎、炒山栀。还提出"诸痛不可补气"的用药原则："痛甚者脉必伏，用温药附子之类，不可用参、术。诸痛不可补气。"认为胃脘痛由气滞所致，如用参术补气，会壅滞气机，加重疼痛。

（五）明清医家诊治胃脘痛学术经验成熟与理论发展

明清时期医家对于此病的认识日臻成熟：明确胃脘痛病位主要在脾胃，并与心痛进行鉴别诊断；胃脘痛病因病机，当分外感、内伤和实证、虚证；胃脘痛不但与脾胃有关，也与五脏有关；还有胃阴说与痛症初起在经伤气，久病在血伤络的理论。这一时期，对于一些治则，如"痛无补法""诸痛不可补气""通则不痛"等，医家们也提出了不同的见解，这种学术争鸣，对于胃脘痛的证治研究起到了积极的推动作用。

1. 虞抟《医学正传》

《医学正传·胃脘痛》有言："夫胃为脾之腑，阳先于阴，故脏未病而腑先病也。甚而至于胁下如刀之痛者，已连及于脏矣，古方名为脾疼者是也。胃之上口名曰贲门，贲门与心相连，故经所谓胃脘当心而痛，今俗呼为心痛者，未达此义耳。"认为前人以胃痛为心痛，未达此义耳，即未能理解《黄帝内经》之义。论治胃脘痛，认为清痰食积郁于中，瘀血相杂。"胃脘当心而痛，……未有不由清痰食积郁于中、七情九气触于内之所致焉。"对"草豆蔻"之使用，亦有其独到见解，"草豆蔻一味，性温能散滞气，利膈上痰，若胃脘果因寒而作痛，用之如鼓应桴。……但因热者不可多服，久服恐有积温成热之患耳。若久病郁热已胶固者，断不可用此味也。"

2. 秦昌遇《症因脉治》

秦昌遇在《症因脉治》中明确了本证的部位："胃脘痛，在胸之下，脐之上，两肋中间"。并与"心包络痛"作了鉴别。论胃脘痛分外感、内伤两大类，条析症、因、脉、治并附方，药而详备，颇便参用。"外感胃脘痛（风寒、暑热）之症，向无此症，偶值时令暴寒，心下闷痛，恶寒厥冷，二便清利，口吐冷沫，此寒邪入胃，凝结痰饮食积，卒然暴痛之症也。若时令暴热，心下忽绞痛，手足虽冷，头额多汗，身虽恶寒，口燥舌干，大便虽泻，溺色黄赤，此湿热所伤之症也。"

3. 张景岳《景岳全书》

《景岳全书·心腹痛》中对胃脘痛病因的论述："胃脘痛证，多有因食、因寒、因气不顺者，……因虫、因火、因痰、因血者，……惟食滞、寒滞、气滞者最多，其有因虫、因火、因痰、因血者，皆能作痛。大都暴痛者多有前三证，渐痛者多由后四证。"而总其大要"因寒者常居八九，因热者十惟一二，……盖寒则凝滞，凝滞则气逆，气逆则痛胀由生"，认为胃脘痛与气的关系最为密切，无论是食停或者寒留均可引起胃脘气滞，在治疗上应以理气为主。这种强调"气滞"主张"理气"的观点，显然切中了胃脘痛的病机和治疗要点，至今仍为临床所常用。首次将辨寒热、虚实、有形无形进行总结，"辨之之法，但当察其可按者为虚，拒按者为实。久痛者多虚，暴痛者多实。得食稍可者为虚，胀满畏食者为实。痛徐而缓，莫得其处者多虚，痛剧而坚，一定不移者为实。……脉与证参，虚实自辨"。提出"丹溪曰：诸痛不可补气。此惟邪实气滞者当避之，而曰诸痛皆然则谬矣，不可执以为辞也"。在用药之时亦有所体现，"若气虚者，必大加人参"。

4. 李中梓《医宗必读》

李中梓《医宗必读》提出心腹诸痛未有不兼五脏为病者，皆与真气相搏而痛。"《内经》之论心痛，未有不兼五脏为病者。……胃属湿土，列处中焦，为水谷之海，五脏六腑，十二经脉，皆受气于此。壮者邪不能干，弱者着而为病，偏热偏寒，水停食积，皆与真气相搏而痛。肝木相乘为贼邪，肾寒厥逆为微邪，挟他脏而见证，当与心痛相同。但或满，或胀，或呕吐，或不能食，或吞酸，或大便难，或泻利，面浮而黄，本病与客邪参杂而见也。"指出胃脘痛可见各种复杂证候，都是本病与客邪参杂而见。临证当明辨虚实为机要，治病以温补命门，养脾肾为主。"必以望闻问切四者详辨，则虚实灼然。……上虚而痛者，以脾伤也，非补中不可；下虚而痛者，脾肾败也，非温补命门不可。"

5. 王肯堂《证治准绳》

否定丹溪"心痛即胃脘痛"之说："心与胃各一脏，其病形不同，因胃脘痛处在心下，故有当心而痛之名，岂胃脘痛即心痛哉？历代方论将两者混同叙于一门，误自此始。"辨明胃脘痛病位在胃，强调论治须寻找脏腑相关之病因。"肝木之相乘者尤甚，胃脘当心而痛……肾气上逆者次之，逆则寒厥，入胃亦痛……胃脘逼近于心，移其邪上攻于心为心痛者亦多"。

6. 沈金鳌《杂病源流犀烛》

将"胃脘痛"简称"胃痛"，谓"胃痛，邪干胃脘病也。胃禀冲和之气，多气多血，壮者邪不能干，虚者着而为病，偏寒偏热，水停食积，皆与真气相搏而痛，惟肝气相乘为尤甚，以木性暴，且正克也"。治胃病分虚实，胃实宜清热散结，胃虚宜清热益气，常用方：平胃散（胃实）、异功散（胃虚）、养胃进食汤（不食）。

7. 叶桂《临证指南医案》

（1）提出脾胃阴阳分治，创立胃阴学说

"胃属戊土，脾属己土，戊阳己阴，阴阳之性有别。脏宜藏，腑宜通，脏腑之体用各殊也……纳食主胃，运化主脾，脾宜升则健，胃宜降则和。""太阴湿土，得阳始运，阳明阳土，得阴自安，以脾喜刚燥，胃喜柔润也"。多用北沙参、麦冬、玉竹、石斛、白芍等养胃阴，后世多效此法。叶氏依"六腑以通为用""胃气以降为顺"之性，提出用药应以"通降"为主，虚证宜通补而不宜守补等观点。

（2）痛症（含胃脘痛）初起在经伤气，久病在血伤络

"初病在经，久痛入络，以经主气，络主血，则可知其治气、治血之当然也。"

（3）注重肝胃之间的关系

叶氏认为"肝为起病之源，胃为传病之所"，故"凡醒胃必先制肝"。

总结中医诊治胃脘痛学术发展源流，"胃脘痛"这一称谓始于《黄帝内经》，后世医家多有论及。但其病名演变，具有明显的时代特点。在秦汉时期，"胃脘痛"为一单纯的临床症状。仲景更是以"心下"代指。在隋唐时期并未将胃脘痛单独认识，常以心腹痛论治胃脘痛；至宋金元时期，已有医家将"胃脘痛"单独列出，胃脘痛经历了从症状名到疾病名的演变；但仍以心腹痛、心胃痛、心痛代之，未能完全与心痛分开。明清以降，胃脘痛才逐渐被医家普遍接受，并单独记述其病因病机。

先秦及两汉时期，胃脘痛并未作为单独的疾病被讨论，大都在论述经络疾病、运气疾病、六经病中作为一个孤立的临床表现，其治疗亦依附于其他疾病的治疗，中医经典著作奠定诊治胃脘痛的理论基础。隋唐时期，医家搜集整理了唐以前的本草方书，对胃脘痛诊治进行了理论探索。病因上多从寒邪论治，治疗上温热药偏多，明确了胃脘痛的分类以及细化了论治方法和用药。宋金元时期，进行了胃脘痛的临证实践与理论创新，对胃脘痛的认识日益详尽和丰富。在病因病机上陈言将诸病因分为内因、外因、不内外因。张从正以"下"立论、李东垣以"虚"立论，朱丹溪创立胃痛属热之说，提出"诸药不可补气"。明清时期，胃脘痛辨证论治体系日趋成熟与完善，最终形成了较为完备的胃脘痛论治体系。如张景岳提出"惟食滞、寒滞、

气滞者最多"，临证须详辨寒热、虚实、有形无形；叶桂首创养胃阴、"初病在气，久必入血"之说和虚证宜通补等观点。这些都为胃脘痛的临床辨证治疗提供了行之有效的辨治经验。

二、医案选读

（一）按中医院校六版系列教材证型分类

1. 胃寒型

案1　王任之案：慢性萎缩性胃炎

曾某，女，47岁。1985年3月24日来诊。

1983年在某部队医院经胃镜检查确诊为慢性萎缩性胃炎。服中药近百剂，收效不著。刻下则胃痛频发，脘胀（食后尤甚），嘈杂，嗳气，便秘。苔薄白腻，脉细弦。胃阳不展，腑失通降，故以通阳和腑为治。

处方：薤白6g，漂苍术6g，全瓜蒌9g，佛手柑3g，炒川芎3g，制香附10g，炒神曲10g，吴茱萸2.5g，黄连1.5g，炒枳壳4.5g，法半夏4.5g，九香虫4.5g，玄明粉4.5g（冲服）。

服上方7剂，胃痛消失，脘胀减而未已，大便畅解。上方减玄明粉、九香虫，加莱菔根、陈瓢皮各12g。续服7剂诸症悉去，宗原法加和胃之品调理以巩固之。

案2　徐景藩案：慢性浅表性胃炎

王某，女，44岁。1992年11月18日初诊。

主诉：1年来脘腹均胀，胀甚则痛。

病史：病起1年有余。食后上腹发胀，得嗳气、矢气则舒，继而脐下亦胀，脘腹均胀，胀甚则隐痛，晨起稍舒，进食后即觉胀，午后加重，晚餐后尤甚，整个腹部均感胀满，衣裤嫌紧，胀及腹部。大便不畅，但每日能解。因胀而妨食，食量减少约1/3。啖甜食更胀，饮水稍多亦胀，虽经多方检查治疗，效果不著，乃来诊治。起病以来无咳嗽、黑粪、发热等病史。月经基本正常，经来之时，腹胀加重。

诊查：舌苔薄白，舌质淡红，诊脉细弦。腹部脂肪层稍厚，无明显压痛，无振水音，叩诊鼓音较著，无移动性浊音，肠鸣音低。检验肝功能正常，"两对半"阴性。B超胆囊壁稍粗糙。胃镜示慢性浅表性胃炎，Hp（+）。

临床分析：按病人主症，属于胀病。面肢不肿，腹无移动性浊音，不是肿胀。胀病食后加重，胀甚之际得嗳气、矢气觉舒，叩之鼓音明显，似为气胀。基本属实证。病位在胃，与肝有关。因肝主疏泄，疏泄失常，气机不调，胃中气滞，故其胀先从上腹开始，继及大腹、少腹，胀甚而觉隐痛，并无持续或较剧之疼痛，故不能诊断为胃脘痛、腹痛。

阅以往诊治记载，有以四磨饮、六磨饮等为主，方中有行气消胀药，同时用党参、白术等补气之品，亦有配用黄芪者，病人谓此方服后胀甚，夜卧为难。配服西药亦不少，有以"三联"抑杀Hp，有用吗丁啉等胃动力药。自述后者刚服有效，每日服旬余，效果不甚明显，再服则亦无效。询知1年之中，夏暑症状最轻，气候转冷之时，入秋以来，胀满加重。据此种种，考虑此例病虽较久，其虚不著，不宜补气。理气消胀，药宜偏温为妥。故选香苏散与五磨饮子加减治之。

处方：苏梗10g，炒枳壳10g，制香附10g，炒陈皮6g，广木香6g，乌药10g，槟榔10g，降香5g，炒白芍15g，炙甘草3g，佛手片10g，石见穿15g。

每日1剂，2次煎服。服药后端坐约30分钟。

上方服5剂后，上腹之胀已有明显好转，但脐腹仍胀，药后嗳气较多，矢气较少。原方加入枸橘李10g，服5剂，脐腹之胀亦渐改善，进食之量稍增，食后胀势亦不甚增重，遂于上方中去降香，加谷芽30g。续服10剂，脘腹胀满基本缓解。改为两天服1剂（第1天2次煎服，第2天再煎服1次）。半个月后腹胀症状消失，饮食正常，大便通畅，余无所苦。停药观察2个月，症状未见反复，腹部体征均正常，疗效稳固（病人不愿再查胃镜，故未能获得复查资料）。

按：本例胀病，从脘及脐腹，历时1年，夏轻冬重。从治疗服药后，气温低降，经历严冬，症状由改善至消失，临床效果可谓痊愈。虽无胃镜复查资料，但疗效应予肯定。

胀病有虚、有实，有虚实参杂。本例气胀经久，但前医曾在理气方中参用参芪，病人自诉不适，服后尤胀。医者考虑病机时应参考病人主诉，包括曾经服过药物后的效应，这一点甚为重要，切忌过于主观。

处方从理气消胀之治法，选用香苏散祛寒理气和中，五磨饮破滞降逆顺气，两方相合除胀满而畅气机。《太平惠民和剂局方》香苏散之"苏"应为紫苏叶，功擅疏散风寒，主表。改用苏梗，其性不甚温，其味不甚辛，且药房调剂时将紫苏与白苏之梗和杂在一起，个人曾多次在药房尝药味，从未觉苏梗有辛味。尤信服《本草崇原》所载"苏梗性平，能使郁滞上下宣行，凡顺气诸品，惟此纯良"之说，确乃实践经验所得。一般方书中谓苏梗"辛温"，看来应予考虑更正，其色白，其味不辛，则"辛温"之说，依据并不充分。

五磨饮子系《医方考》之方，源于宋代《济生方》四磨饮（人参、槟榔、沉香、乌药），以枳实易人参，加木香。《世医得效方》则以五磨饮中枳实改为枳壳，又加大黄而名为"六磨汤"。按传统"实则枳实，虚者枳壳"之说，五磨饮子认证以实为主，本例虽然病史一载，但证候无明显虚象，前医用党参不合，用黄芪亦不效，且食后胀益甚，得嗳气、矢气则舒，亦属气胀实证。本人所拟方，取四磨汤中三味，用六磨饮子之枳壳，似为改良的五磨饮子。不用沉香而改降香之因有二，主要是当时药房缺药，据云由于质量差而未购；其次考虑降香降气而兼行瘀，沉香归经为肾、脾、胃，降香入肝、脾、胃，故用降香亦切合病情。此药辛香性温，不宜久用，中病即止，故当服药10剂，症状改善后即去之。木香、乌药均为理气、顺气常用之药，加槟榔则善行滞气，诚如《用药心法》所云："槟榔苦以破滞，辛以散邪，专破滞气下行。"方中亦用白芍，寓有和阴养胃，刚中配柔之意，并制诸药辛温之性。以后去降香而加谷芽，亦属养胃、助运化之功用。

2. 胃热型

案1　徐景藩案：慢性浅表性萎缩性胃炎

梁某，女，59岁，退休职工。1993年9月15日初诊。

主诉：1年来上腹痞胀，口干，咽食时胸骨后不适。

病史：1年前因饮食不当，旋致胃脘痞胀，食后尤甚。3个月后自觉剑突下有灼热感，口干。渐而吞咽时胸、咽部不适，不能顺利吞咽，常进食稀粥、烂面条。大便每日1次，量少，神倦乏力。曾经到两所医院诊查，上消化道钡餐检查3次，诊为慢性胃窦炎。本月3日查胃镜，诊为慢性浅表性萎缩性胃炎。服中西药物多种，症状未见改善。近半个月来，胸骨后及上脘嘈热更著，食欲不振，常欲饮水，特来求诊。

诊查：形体较瘦，舌尖边微红，舌苔薄白，脉细弦小数。锁骨下淋巴结无肿大，上腹部轻度压痛，肝脾不大。

临床分析：患者主症胃脘痞胀，咽食时胸骨后不适，似属胃痞、噎证。剑突下有灼热感，近来胸骨后及上脘部嘈热尤著，口干，舌尖边微红而脉弦小数，均属气滞兼有郁热之征。郁热由于气滞久郁，因胃中气滞，肝胃不和，郁热内生。阅前方选用苦寒、苦辛，前者如芩、连，后者如半夏泻心汤加减，症状未见改善，且兼食欲不振。拟从清肝理气为法，方选化肝煎加减。

处方：青皮 6g，陈皮 6g，牡丹皮 10g，山栀 10g，炒白芍 15g，象贝母 10g，白杏仁 10g，刀豆壳 20g，麦冬 15g，鹅管石 15g，泽泻 15g，甘草 3g。

每日 1 剂，2 次煎服，嘱服后漱口，含化冰糖少许，清晨用蜂蜜一匙，开水少许冲调后饮下。

上方服 7 剂，胸骨后不适及剑突下灼热感均减轻。但口干仍然，仍以半流饮食为主，舌象脉象如前。原方中麦冬改为 25g，续服 14 剂，胸咽不适及嘈热症状显著减轻，口干欲饮也明显改善，已能进食软饭，咽食时并无不适感。乃于原方中加太子参 15g，玉竹 15g，去杏仁、鹅管石。隔日煎服 1 剂，至 11 月中旬，症状均已消失，饮食正常，舌淡红而润，苔色薄白，脉微弦而无数象。12 月复查胃镜，为中度浅表性胃炎，未见萎缩性炎症病变。随访 2 年，症状不著，饮食如常，因颈项及上背不适，经查第 5、6 颈椎骨质增生性病变，正在进行颈部牵引治疗，未服他药。

按：本例胃痞、噎证，剑突下有灼热感，上脘嘈热，口干，舌尖边红而脉小弦，气滞兼有郁热，处方以化肝煎为主而随证加减。化肝煎系景岳方。青皮、陈皮行气和中；丹皮、山栀清肝泄热；白芍缓中敛阴；泽泻清泄下行；象贝清热泄肝和胃，疗咳化痰，习惯用治咳逆痰喘之症，殊不知此药擅于清胃热，胃酸过多者，用之可以制酸，如早年之"乌贝散"，即以象贝配乌贼骨制成之散剂，胃酸少者，可据证配用白芍。按《本经别录》载："象贝母味苦而性寒，然含有辛散之气，故能除热，能泄降，能散结。"故胃痞、噎证之肝胃郁热证，余常用象贝母而获效者甚多。化肝煎中选用象贝母，亦正是化肝煎良方的特色之一。

鹅管石生于暖海浅水中，功用为温肺，通乳，通噎。《黄帝素问宣明论方》有"焚香透膈散，治一切劳，咳嗽壅滞，胸膈痞满"，方法为将鹅管石研细，置于香炉上焚着，张口吸入，此法现已极少用。早年先师朱春庐治噎证、膈证，常配用此药，诸多病例经他方治疗少效时，加此一味，颇有意外之功，尝谓："鹅管石如柱状，重以镇逆，能通降食管，扩张食管。"多年来，我在临床上亦常用之，大半有效，但其机理尚待进一步通过实验研究加以证实。

关于服药之法，本例因证属肝胃郁热，咽管宜加濡润，故嘱其服药后漱口，含化冰糖少许，清晨冲服蜂蜜，均有润养之意。咽管柔空，腔小而需濡润。此例症状颇似食管炎症，但胃镜检查未报告此疾，检查时细心与否，尚难测知，根据证候特点，润养之法与他药相配，有利于病情康复。

案 2　傅仲翰案：慢性浅表性萎缩性胃炎

于某，男，37 岁。1977 年 4 月 8 日初诊。

患胃病有年，屡治罔效。去年底经西医院纤维胃镜检查并活体组织病检确诊为"慢性浅表萎缩性胃炎"。现胃痛日剧，持续不已，频频嗳气，口咽干苦，大便结，脉弦，舌质红。乃肝气郁结日久，气从火化，横乘胃土，形成热郁气滞，肝胃不和之症。取清疏和胃而不耗液者为当，方用青蒲饮加味。

处方：青木香 5g，蒲公英 6g，四季青 9g，川黄连 2g，玫瑰花 3g，娑罗子 6g，佛手片 3g，杭白芍 10g，粉甘草 2g，鸡内金 5g，石斛 10g。

间断服药近月，胃痛已平，嗳气渐止，口亦不干，舌偏红，苔薄少，脉弦滑。前法已获效端，循意追进，冀以巩固。

处方：青木香 6g，蒲公英 10g，四季青 10g，杭白芍 10g，粉甘草 3g，太子参 10g，凤凰衣 5g，鸡内金 6g。

继又服药近半年，恙情一直平稳；偶在饮食不慎时，胃痛小发。胃镜复查，已示好转，苔薄，舌略红。嘱以清养和胃之剂间服，巩固疗效。

按：肝为刚脏，性喜条达，疏泄失度，则易犯胃。病者虽胃痛多年，但形气不恶、脘痛不已、频频嗳气，足见肝气有余，木郁日久，化热伤阴，乃致胃阴受伤，出现一派热郁阴伤之症，故初诊以青木香、娑罗子、佛手片、玫瑰花疏肝郁；蒲公英、四季青、黄连清胃热；石斛、白芍养胃阴，柔肝体；芍药配甘草缓急止痛。书云"治肝即可安胃"，此例得验。二诊再以清疏养胃之剂配以太子参、凤凰衣扶正护膜，诸症渐安。

案 3　张镜人案：慢性糜烂性胃炎

王某，男，52 岁，干部。

胃脘痛时发时止已经数载，近来疼痛增剧脘部时感灼热，嗳气，口苦，口臭，泛吐酸水，食后脘腹作胀，便溏，脉细，苔薄黄腻。胃镜检查诊断为慢性糜烂性胃炎、十二指肠球部炎。病理诊断为胃黏膜慢性炎，轻度肠腺化生。曾服胃得乐、痢特灵、生胃酮和胃复安等药乏效，辗转而来院求治。经云："诸呕吐酸，皆属于热。"木郁火炽，横逆犯胃，胃热之象显矣，治拟疏肝调气，清热和胃。

处方：苏梗 5g，制香附 9g，生白术 9g，铁树叶 30g，平地木 15g，芙蓉叶 15g，白花蛇舌草 30g，九香虫 6g，炒香扁豆 9g，炒黄芩 6g，赤白芍各 12g，清炙草 3g，佛手片 5g，丹参 12g，炒谷芽 12g。

上方加减，服药 2 周，脘痛大减。3 个月后诸恙均消。5 个月后复查胃镜，胃窦炎糜烂已消失，病理检查，见炎细胞浸润由中度转为轻度。

按：本例属肝郁化火，横逆犯胃之证，故用白芍平肝，黄芩清肝经之热，香附调肝经之气，又用白术、炙甘草健脾和中，苏梗、炒香扁豆、九香虫、佛手片、炒谷芽醒胃调气，佐以赤芍、丹参行血活络，更入铁树叶、平地木、芙蓉叶、白花蛇舌草等中草药以清解热毒。用药别具一格。

案 4　董建华案：慢性萎缩性胃炎

梁某，男，54 岁。1980 年 12 月 4 日初诊。

胃脘痛 10 余年，加重 5 年。胃镜及病理诊断：慢性萎缩性胃炎。胃脘隐痛，缠绵不休，胃酸低，纳食衰少，食则作胀，面色萎黄，形体消瘦。近来胃中灼热，口渴引饮，大便干结，舌红苔黄腻，脉弦。此乃胃痛日久，气滞化火，阴津内伤。先拟通腑泄热以祛邪，再予滋养胃阴以治本，津液来复，胃气下行，自有效验。

予：黄芩 10g，黄连 3g，酒军 3g，全瓜蒌 16g，枳壳 10g，竹茹 5g，石斛 10g，香橼皮

10g，佛手 6g，白芍 10g，甘草 6g。

上方进 6 剂，腑气已通，痛缓，口渴大减，胃中亦舒。纳食渐振，舌红少苔。胃火已挫，津液未充，继以养阴通降法。

予：石斛 10g，沙参 15g，麦冬 10g，乌梅 5g，甘草 6g，天花粉 10g，芦根 15g，香橼皮 10g，香附 10g，枳壳 10g，酒军 5g。

上方加减进 12 剂，胃中已无灼热感，痛胀亦除，仍口干口苦，大便时常干结，多食即觉胃中不适。守方加减调治 4 个月，胃痛未作，口和，纳食增加，面色转润，体渐丰腴。在治疗过程中，凡遇大便干结，即伍用酒军，计 30 余次，其有缓下健胃之功，无攻伐败胃之弊。

按： 胃中积热，大便干结，舌红苔黄，则宜通腑泄热。胃为阳土，不论外邪内积，一有所阻，则气机郁闭，热自内生，此为有余之火，而燥热相结，传导失司，大便干结。对此运用通腑泄热之法，给邪以出路，取效最捷。

3. 气郁型

案 1　谢昌仁案：浅表萎缩性胃炎

王某，男，40 岁。1983 年 11 月 3 日初诊。

1 年前因过度劳累，始感胃脘不舒，加之家事烦恼，一度情怀不畅，饮食渐减，常常胃中饥嘈不宁，时而腹胀不适。近 3 个月来又伴胃痛隐隐，偶有加剧，大便秘结，数日一行，小溲短少。近周来，夜寐不谧，甚感疲乏。在某医院做胃镜检查，诊断为"浅表萎缩性胃炎"，服中西药均未奏效，遂来就诊。舌质偏红，苔两侧薄黄，中少而裂，脉小弦。辨证：为肝气犯胃，胃失和降，气滞热郁，损耗胃阴所致。

处方：炒川连 2g，橘皮 8g，姜半夏 10g，炒枳壳 6g，茯苓 10g，炒竹茹 6g，甘草 3g，北沙参 12g，白芍 10g，石斛 12g，蒌皮 12g，火麻仁 10g。

嘱服 5 剂，并忌食粗糙辛辣、滋腻及刺激性食物。

二诊：上方药迭进，大便畅通，纳谷渐香，余情如前，治守原方连服药 10 剂。

三诊：自服药后，诸症递减，胃脘胀痛已少发作，唯因昨日稍涉冷菜饮酒之后，吐泻并作。仿葛根芩连汤加焦楂曲各 12g、熟木香 6g。3 剂药后，吐泻遂愈。

四诊：标症已除，仍从本治，方用黄连温胆汤加味。

处方：炒川连 2g，橘皮 5g，白芍 10g，姜半夏 10g，茯苓 10g，甘草 3g，炒枳壳 5g，炒竹茹 5g，蒲公英 12g。

上方药继服 1 个月，诸症向愈，半年后随访，恙安未发，胃镜复查"胃黏膜正常"。

按： 临床多年观察，萎缩性胃炎患者大多有痛、胀、杂三大主症，病机可概括为"热郁气滞，胃失和降"，气滞不通则痛，胃失和降则胀，热郁则中焦嘈杂。余以黄连温胆汤加味法治此病，颇为应手。

案 2　盛国荣案：慢性胃炎

卢某，青年，未婚。1976 年 5 月 17 日初诊。

病发于 1974 年底。某日，突然上腹部连及脐周剧痛，伴呕吐、解黑粪，遂住进某医院检查治疗，诊断为慢性胃炎、十二指肠淤积。经对症治疗后，好转而出院。嗣后，上腹部经常无规律性隐痛，每于饱食后益甚，腹胀欲呕伴吐酸水，口苦，小便短少，大便干结。视患者面色苍白，精神疲乏，形体消瘦，舌红少苔，脉沉细弦。病属肝郁气滞，肝失条达，横逆侮土。理当疏肝解郁，和中理气。然理气之药多香燥，有伤阴耗津之弊，今患者舌红少苔，脉细，已萌阴津不足之征，故选方投药切忌蛮投香燥之品，尤当兼顾阴津，庶免有误。

处方：沙参 15g，茯苓 15g，怀山药 15g，凤凰蜕 15g，代赭石 15g，陈皮 6g，砂仁 6g，柴胡 6g，枳壳 9g，佛手 9g，菜豆壳 9g，甘草 3g。

6 剂后，诸症悉减，胃脘痛缓解，口干、大便干结仍存。于上方加川连 4.5g，槟榔 9g，以增强清热通滞之力。又 6 剂后，胃脘痛已止，食欲增进，二便通调。病告愈。

按：盛老认为，通之法，非仅泻下之一法。虚则补之，寒者温之，气陷者升之，气逆者降之，气郁者舒之，火热者清之，湿阻者化之，食滞者导之，痰凝者开之，血瘀者行之，皆通之义也。临证重视行气疏通之法，尝自拟五壳饮一方，由枳壳、菜豆壳（即豇豆衣）、白蔻衣、凤凰蜕、扁豆衣组成。本方理气而不香燥，疏通而不伤阴，为平正中和之剂，对于胃脘痛，可根据病因加减用之，恒收卓效。

案3　何承志案

刘某，女，28 岁。1983 年 1 月 7 日初诊。

素有胃病病史，去年于某医院摄片示胃窦炎。症见脘痛作胀，嘈杂泛酸，纳少，肢软乏力，动辄心悸。脉弦数苔薄腻。辨证：肝失疏泄，横逆犯胃，气失宣畅，中焦不运。当疏肝和胃，调气行湿。

处方：软柴胡 5g，杭白芍 10g，江枳实 10g，制半夏 10g，广陈皮 10g，云苓 15g，炙甘草 5g，天花粉 30g，海螵蛸 15g，板蓝根 20g，平地木 20g，焦楂曲各 10g，川断肉 10g。5 剂。

另方：胃痛片 1 瓶。

二诊：1983 年 1 月 12 日。药后诸恙均减。脉弦数苔薄。再守前方参入益气扶正。

处方：白术芍各 10g，炙黄芪 10g，怀山药 15g，江枳实 10g，广木香 10g，云苓 15g，苏噜子 15g，焦楂曲各 10g，川断肉 10g，海螵蛸 15g，煅瓦楞 15g（打），陈皮 10g，炙甘草 5g。5 剂。

三诊：1983 年 1 月 19 日。药停 2 天，胃痛又作，便溏纳差。脉细数苔薄。再拟益气和胃，调气止痛。上方去枳实、川断、云苓、瓦楞，加诃子肉 10g，延胡索 10g。5 剂。

四诊：胃痛又减，偶有嘈杂泛酸，便溏好转。脉弦苔薄。前方已奏药效，守法稍事增损。前方去延胡索，加川厚朴 5g，制半夏 10g，江枳实 10g，白扁豆 20g。5 剂。

另方：保和片 1 瓶。

五诊：1983 年 1 月 31 日。胃痛已平，未见嘈杂泛酸，食后稍胀，二便自调。舌脉如常。肝胃转和，气机得调，当予和胃消食丸图治，以善其后。保和片 2 瓶。

按：胃脘痛又称胃病，以胃脘部经常发生疼痛为主症。其发病原因有病邪犯胃、肝气犯胃和脾胃虚寒等几个因素。何老认为：本病在临证中多见肝气犯胃。盖肝胃在生理上相互协调，关系密切。胃为中土，功当通降，赖肝气之疏泄；而肝为刚脏，性喜条达而恶抑郁，若肝气郁结，疏泄失常，易于横逆，侮脾犯胃，气机升降不利，乃作胃脘疼痛。诚如《黄帝内经》所云："木郁之发，民病胃脘当心而痛。"本例胃痛，反复不已。何老抓住胃痛作胀、嘈杂泛酸，脉象带弦之辨证要点，辨为肝气犯胃，故投疏肝和胃之剂。方以四逆散疏肝解郁，二陈汤和胃化湿，天花粉清热生津助四逆散抑肝之旺。川断、楂曲温运消食，资二陈汤培土调中，海螵蛸、煅瓦楞止酸止痛。平地木、板蓝根乃为辨病（胃窦炎）用药之意，现代药理研究证明二药均有抗菌、消炎之功。由于辨证明确，方药中的，故数剂即效。最后肝气渐疏，胃腑得和，二诊减少疏肝之品，伍入益气之药，系属标本兼顾，祛邪扶正，继以本法出入，稍事增损，终则丸药图治竟收全功。

案4 潘澄濂案：胃小弯溃疡

郑某，男，47岁。

胃脘疼痛，每于食后1小时许发作，其疼痛放射于两胁间，按之亦不觉舒，嗳气频作，鼓气肠鸣，少进糕饼，或矢气而稍宽，夜寐多梦，舌苔薄腻、边质带紫，脉弦缓。起病已有3年余，性易怒，且自疑为癌变，情绪紧张。经某医院确诊为胃小弯溃疡。中医分型辨证属肝气犯胃，瘀阻气滞，拟和肝健脾，活血调气法。

药用：旋覆花9g，川芎4.5g，生白术9g，香附9g，丁香1.2g，绿萼梅4.5g，枳壳6g，炙甘草4.5g。

服药5剂，嗳气减轻，胃痛未除。

前方减去丁香、绿萼梅，加延胡索、金铃子等。

继服30余剂，症状缓解。

按：此例属肝胃不和型，夹有瘀阻。

案5 徐景藩案：胃下垂，胃窦炎

叶某，女，43岁，职工。1991年6月9日初诊。

主诉：胃脘痞胀已5年，加重3个月。

病史：自青年时期，饮食不多，形体较瘦。5年前因故而心情怫郁，胃脘常觉痞胀，食后尤甚。缺乏饥饿感，饮水不多，进食更少，得嗳气连声则胃部较舒服。近3个月来症状尤著，自觉胸咽不适，心情一直不佳，容易生气。近来晨起有恶心感，因饮食少而精神不振，神倦乏力。大便两日1次，微溏。已婚20年，17年前生育一女，月经量不多，周期尚正常。

曾3次查上消化道钡餐，均谓胃下垂、胃窦部炎症。经多方治疗，服中、西药物多种，效果不佳，尤其服"补中益气"丸剂及该方的汤剂后，胃脘痞胀尤甚。

诊查：体重44kg，消瘦。面色略呈萎黄，舌质偏淡，舌苔薄白，脉细弦。上腹部无压痛，有轻度振水音。肝脾无明显肿大。

胃镜检查为中度慢性浅表性胃炎。上消化道钡餐X线检查为胃部炎症、胃下垂，胃小弯在髂嵴连线下5cm。

临床分析：患者主症为胃脘痞胀，多年未愈，近尤加重。食少，食后胀甚，近且嗳气频多，起病与症状加重均与情志不畅有关。证属肝郁气滞，胃气不和。晨起恶心，嗳气频多，又有胃气上逆之状。治法宜疏肝解郁，理气和胃降逆，方选柴胡疏肝饮、解郁合欢汤加减。药治以外，当予心理疏导，并注意饮食起居，以利治疗，改善症状，增强体质。

处方：苏梗10g，炒枳壳10g，炒白芍10g，合欢花10g，广郁金10g，制香附10g，橘皮6g，法半夏6g，煅赭石10g，炙内金6g，佛手片10g，石见穿10g，炙甘草3g，石菖蒲3g。

每日1剂，2次煎服。

服药5剂，晨起恶心症状消失。服至15剂，胃脘痞胀已显著减轻，食欲尚无明显改善，于原方中加入谷麦芽各20g，去赭石、半夏，隔日服1剂。半月后食欲改善，饮食有增，精神亦渐好转。调治2月余，症状基本消失。以后症状稍有反复，续服最后处方3～5剂即可控制。随访1年半，症状无明显发作，体重略有增加（46.5kg）。嘱其复查胃镜，患者因故未去。

按：本例的诊断，应属痞证（或胃痞），病史中无脘痛，初诊时亦以胃脘痞胀为主症，故不同于胃脘痛。结合 X 线上消化道钡餐所见，胃下垂颇为显著，《灵枢》虽早有"胃下"之称，但一直未被列入病名，只是属于形态病理的名词。实际上西医诊断胃下垂，完全是根据 X 线检查所见，X 线钡餐检查是一种物理诊断的手段，可以补中医诊断——望诊的不足，个人意见，诊断为"胃下"也未为不可。

《灵枢·本脏》对胃形态异常的论述颇多，如"肉䐃不称身者，胃下""肉䐃么者，胃薄""肉䐃小而么者，胃不坚""胃下者，下管约不利"等。征诸临床，胃下、胃薄、胃不坚和下管约不利，都是相互联系而往往同时存在。前人这些经验也是极为可贵而十分科学的。

胃下垂（或胃下）一般易伴有慢性炎症或溃疡等疾患，从而使胃脘痞胀甚则疼痛等症状出现，并往往较之非胃下垂的患者为显著且较重。现在某些临床医师在辨证治疗时将胃下垂与脾胃气虚，甚至中气下陷之间画上等号，一遇胃下垂病人，动辄用补中益气汤、丸，这是不够恰当的。单纯从病机上探讨，胃下垂固然有气虚的可能性，但多数病人临床上却有气滞，尤以妇女患者，胃脘痞胀，甚则隐痛及胁，嗳气频多，得嗳则舒，诱发加重常与情志因素有关。

本例初诊时症状亦属肝胃不和证候，治以疏肝解郁、理气和胃降逆，服药后症状改善较著。病史中亦称曾服补中益气丸剂、汤剂后，胃脘痞胀尤甚，也得到证实。类似病例，临床颇为常见，还当以辨证为主，勿以为胃下垂必属中气虚，必用补中益气为常法。

至于胃下垂的形成，由于相关的组织结构产生异常，腹脂减少，加以体形、原来胃的形态类型等因素，欲求数月的治疗而使胃下垂治愈是不可能的，但经恰当治疗，饮食渐增，体质改善，体重逐渐增长，复查胃下垂的程度可以有所好转，故对这类病人疗效的评价，应该恰如其分，使人可信。

案 6　严苍山案

张某，女，42 岁。

初诊：久年胃病，中土困惫，导致营血衰少，形色萎黄，近则胃痛又增，食下更甚，痛在上脘，喜热恶冷，脉弦迟，苔本薄腻。据述病由肝郁过度，胃失和降，脾失健运所致。治宜疏肝和胃、理气定痛，但猝难取效耳。

处方：青陈皮 4.5g，酒白芍 6g，酒柴胡 3g，佛手片 4.5g，川楝子 6g，延胡索 3g，草豆蔻 7.5g，七香饼 4.5g，路路通 9g，香甘松 7.5g，海贝散 9g（分吞）。

二诊：脘腹痛胀见瘥，口不干，脉右濡左弦。据述食下脘部胀，卧则良已，虑其胃虚故耳。

处方：酒白芍 6g，北沙参 6g，太子参 6g，川楝子 4.5g，延胡索 4.5g，白蒺藜 9g，路路通 9g，柴胡 3g，九香虫 4.5g，七香饼 4.5g，佛手片 4.5g，大乌梅 3 枚，山黄精 9g，海贝散 9g（分吞）。

三诊：痛胀两日未发，故予原方守服，以巩固之。

处方：白芍 6g，北沙参 6g，太子参 6g，川楝子 7.5g，白蒺藜 9g，路路通 9g，九香虫 4.5g，七香饼 4.5g，佛手片 4.5g，大乌梅 3 枚，山黄精 9g。

四诊：数进疏肝健脾养胃之方，胃不痛者已久。近经 X 线胃肠摄片，诊为胃下垂，结肠下垂，与前印象相符，近以饮食欠慎，胃脘又有隐痛，夜寐口中干。故予健胃疏肝，佐以消积。

北沙参 9g，酒白芍 6g，白蒺藜 9g，川楝子 4.5g，路路通 9g，佛手片 3g，七香饼 4.5g，山黄精 9g，焦神曲 10g，炙内金 6g，炒枳壳 4.5g，白蔻仁 2.4g（研冲）。

按：本案诊治过程中，先生据食下作胀，卧则良已，断为胃虚，与后来西医 X 线检查相符。待胃痛缓解后，先生又与补中益气汤合黄精之类甘补之，疗效颇佳，随访称胃病若失。

4. 湿阻型

案 1　董建华案

唐某，女，46 岁。1977 年 7 月 9 日初诊。

患者于 1 年前因饮食失节而致胃痛，屡经中西药治疗一直不能控制。经钡餐检查，诊断为慢性胃炎。就诊时胃痛较剧，拒按，闷胀不舒，嗳气，肢倦，口干而苦，食欲不振，大便干结，时有矢气，带多色黄，尿黄灼热，舌质红苔腻中心稍黑，脉细滑而数。湿热壅滞脾胃，升降失司。治宜清热化湿，理气导滞。

处方：苏梗 10g，香附 10g，陈皮 10g，黄连 2.5g，黄芩 10g，大黄 6g，砂仁 5g，枳壳 10g，大腹皮 10g，桑枝 15g，神曲 10g。

二诊：1977 年 7 月 16 日。服上方 6 剂，腑气通畅，大便转溏，胃痛大减，嗳气亦除，略思饮食，黑苔尽化，黄带减少。

上方去大黄，再进 6 剂。

三诊：1977 年 7 月 25 日。易饥思食，纳谷较佳，胃痛已除。继服五味异功散加鸡内金，以善其后。

按：本案系湿热积滞中阻，胃失和降所致之胃脘痛，其痛且胀，年余不止，且时嗳气。根据长期的临床体会，治此病以香苏饮为最佳。本方不温不燥，不寒不凉，既无芳香太过之弊，且有流畅气机之功。合大黄黄连黄芩泻心汤，并重用大黄，是循"胃以通为补"之则以清湿热，加枳壳、腹皮、砂仁、神曲理气导滞，桑枝疏通经络，又兼条达肝气。

案 2　步玉如案：慢性萎缩性胃炎

王某，女，48 岁。1985 年 9 月 20 日初诊。

胃脘痛 3 个月，放射至右肩背部，时时呕恶，纳物不香，大便稀溏，日行三次。经某医院胃镜检查诊断为慢性胆囊炎、慢性萎缩性胃炎，服成药多种未效。刻诊见脘痛及于胁背，口干、口苦、咽干，舌干苔黄燥，脉细小弦。证属湿热内阻，肝胃失和。拟清化理气，疏肝和胃。

处方：柴胡 10g，黄芩 10g，法半夏 10g，生姜 10g，太子参 15g，炙甘草 10g，陈皮 10g，茯苓 16，竹茹 20g，枳壳 10g，延胡索 10g，川楝子 10g，炒山栀 10g，白芍 12g。

二诊：1985 年 9 月 29 日。上方药连进 8 剂，呕恶未作，脘痛已缓，纳物仍欠佳，大便仍偏稀，舌脉同前。

前方进展，加白术 10g、冬瓜皮 30g。

三诊：1985 年 10 月 8 日。上方药进 8 剂，疼痛已止；大便仍稍稀，但减为日行一次；纳物仍不甚好。

上方药续进以资巩固。

按：治疗本证所用方药乃小柴胡汤、温胆汤、金铃子散合方加减而成，以小柴胡汤疏利肝胆，调畅气机；配金铃子散，理气止痛，兼散郁热；温胆汤以调和脾胃，清利湿热。全方共奏清化理气止痛之功。复诊时大便仍溏，纳物欠香，均为脾运未复之象，故加冬瓜皮清热利湿，利小溲而实大便，白术健脾燥湿以增强脾之运化。

案3　赵绍琴案：浅表性胃炎

陈某，女，39岁。

胃脘作痛5年余，胃镜检查确诊为浅表性胃炎。现症：食后胃脘即痛，嗳气不舒，脘腹胀满，面部色暗花斑。脉弦细且沉，舌红苔白。肝郁日久，横逆犯胃。先用疏调气机方法。

处方：旋覆花10g，代赭石10g（先煎），青陈皮各10g，蝉衣6g，僵蚕10g，片姜黄6g，炒枳壳6g，白芷6g，防风6g，茅芦根各10g。7剂。

药后胃痛渐止。自觉消化欠佳，食后胃脘堵满，嗳气不舒。脉仍沉弦，仍用疏调气机方法。

处方：川楝子6g，延胡索6g，苏叶10g，藿香10g，香附10g，炒枳壳6g，苦桔梗10g，焦三仙各10g，水红花子10g，大黄1g。7剂。

胃痛已愈。脘腹胀满亦减。自觉一身乏力，困倦嗜睡。脉弦细，按之沉濡，舌红苔白。肝胆湿热未清，仍用清泄肝胆方法。

处方：荆芥炭10g，防风6g，川楝子6g，延胡索6g，炒山栀6g，茵陈10g，佩兰10g（后下），藿香10g（后下），焦三仙各10g，水红花子10g。7剂。

药后嗜睡明显减轻，精神转佳，唯下肢困乏无力，大便干结。肝胆热郁渐减，仍用原方进退。

处方：佩兰10g（后下），藿香10g（后下），苏叶10g，青陈皮各10g，炒山栀6g，茵陈10g，焦三仙各10g，水红花子10g，大腹皮10g，槟榔10g，大黄3g。7剂。

大便干结难下，每周始便一次，心烦梦多，胃痛脘胀皆愈，精神亦佳。肝胆郁热已久，正值长夏，湿热偏盛，仍用清化湿热方法。

处方：茵陈10g，栀子6g，柴胡6g，黄芩6g，川楝子6g，佩兰10g（后下），藿香10g（后下），大腹皮10g，青陈皮各10g，滑石10g，大黄5g。

药后大便畅行，食眠均佳，脉舌如常，胃痛始终未发，遂停药观察。并嘱其慎饮食，加强锻炼，以增强体质。

按：胃痛5年余，屡服中西药物疗效欠佳。赵师根据其脉象沉弦，嗳气不舒，面色花斑等脉证，断为肝气郁结日久，横逆犯胃。投以升降散疏调气机，以解肝郁，立收止痛之效。且初诊之后，胃脘始终未再发生。在辨证上，脉象沉弦乃典型的肝郁脉象，下手脉沉，便知是气，弦主肝郁，其面色花斑亦为气机郁滞的确征，此征多见于性格内向、爱生闷气之人，女性多见，当从肝郁治之。方中防风等风药的运用，更有深意，一则除湿，所谓湿盛者，助风以平之；二则升阳，使清阳上升则脾运；三则疏肝，风药以辛为用，乃肝之所喜，所谓"肝欲散，急食辛以散之"也。方中未用传统的止痛之药，而收止痛之效者，治在其本也。

案4　丁光迪案：慢性胃炎

何某，男，35岁。1988年5月初诊。

胃痛多年，反复发作，形体消瘦，倦怠乏力。经过多次检查，诊断为内脏下垂，慢性胃炎。多方治疗，时轻时重，难以痊愈。近来天气阴湿，胃脘痛胀骤加，不喜按，坐卧不安。纳谷不香，尤乏滋味，时欲嗳气，又嗳不透；得嗳则痛胀均减，脘腹舒展。大便溏薄，日一二次，甚时欲遗尿。大腹小腹有坠胀感，坐卧不适，小便滞涩；如果得小便畅利，则腹中舒适，大便亦能成形。舌苔厚腻，脉濡微弦。分析病情，中阳不运，湿阻气陷；湿胜则又气滞，所以为胀为痛。这种胃痛，实际是脾胃两病，虚实错杂为患。病程有年，非旦夕可以求功。治为升运中阳，化气化湿。升阳和胃汤（自拟方）加味。

处方：柴胡5g，川芎7g，藁本10g，苍术10g，炙甘草4g，炒麦芽15g，焦神曲10g，陈皮5g，广藿香10g，桂枝10g，茯苓10g，泽泻10g。5剂。

二诊：药后自感甚适，身中有暖和之气，连得嗳与矢气，尤其小便畅利，痛胀随之减轻，自己又服5剂。诊时舌苔已化薄白，知饥欲纳。效议再进，无事更张。

原方5剂。

三诊：痛胀几平，纳香，大便亦渐成形。自感身轻，脉见滑象，效议出入。

原方去苍术、藿香、泽泻；加炒党参10g，白术10g，5剂以后仍从原方加减调理，胃痛便泄均安，虽逢黄梅阴湿气候，病亦无大反复。

案5　徐景藩案：慢性胃炎

赵某，男，50岁，职工。1993年11月10日初诊。

主诉：胃脘部痞胀嘈杂1年余。

病史：患者于14年前即有上腹痛发作史，5年前诊查发现球部溃疡、慢性胆囊炎，并有黑粪史1次。经多方治疗，上腹痛缓解，复查球部溃疡已愈。1年来上腹部痞胀、嘈杂，终日难忍，不知饥，进食减少，得食后饱胀，需少食、多行，方得逐步缓解。渐而感觉上腹有"板滞不通"之感，较之以前上腹发作性疼痛时更为难受。嗳气不遂，得矢气则舒，大便日行1次，不黑。经检查胃及十二指肠未发现溃疡，诊为慢性胃炎。服中、西治胃病之药甚多，胃胀、嘈杂未见改善，心烦神倦，体重亦减轻，特来求治。

诊查：舌质淡红，舌苔腻，边白中黄，脉稍弦。上腹按之不适，无明显压痛，肝脾（-），墨菲征（-），叩之鼓音较著。大便隐血试验阴性。B超提示胆囊壁稍粗糙。肝功能、乙肝五项无异常。

临床分析：患者主症以上腹痞胀、嘈杂不适为苦，诊断为胃痞、嘈杂。已历1年许，曾服中药百余剂，大多为香砂六君、二陈之类，亦曾服左金、四逆散等方，谓服后并无改善，症状反而尤重，思想上甚为痛苦。可见此例虽为一般胃病，但属疑难之证，以往亦多次服用西药（包括胃动力药物），效亦不著。考虑其中既有气滞，又有湿热浊邪，久羁不去，试从清热化浊行气为法。

处方：炒川连3g，制川朴10g，炒枳壳10g，陈皮10g，法半夏10g，制香附10g，五灵脂10g，黑丑10g，良姜5g，佛手10g，白芍15g，炙甘草3g，麦芽30g，通草5g。

每日1剂，2次煎服，服后端坐约半小时。

此方服3剂，自觉胃部胀满、嘈杂之症稍有改善，大便通畅而微溏，日行1次，且多矢气。续服5剂，症状又见减轻，上午痞胀、嘈杂已不著，下午及傍晚仍觉痞胀、嘈杂。舌苔不腻，无黄苔而呈薄白之色，乃去川连、良姜，加入麦冬15g。再服7剂，症状显著好转。再服10剂，痞胀与嘈杂基本消失，饮食正常，精神亦好转。以后每周服2～3剂，1个月后停药观察，随访半年，症状未发作。

按：本例胃痞属湿热气滞证，治以清热化浊行气之法，试投诸药，症状逐渐好转。当苔腻已化之后，撤去黄连、良姜，加入麦冬一味，痞胀与嘈杂渐获向愈，可见理气化浊之剂，符合病机。

胃腑体阳用阴，气滞不畅，兼有湿热，体用失常，通降失司。方以厚朴行气除满，伍陈皮、半夏化湿。五灵脂与香附、黑丑为五香丸、灵丑散方，三药相配，擅于泄浊。益以通草通达宣畅，枳壳、佛手、麦芽和中理气助运化。白芍、麦冬为柔润之品，以冀刚柔相济，使胃中湿去、气行、浊化，症状得以缓解。

案6　丁光迪案

王某，男，41岁。1990年12月2日初诊。

胃痛多年，时发时止，近五六天来，发作频繁，卧床不起。平时形寒，怯冷，少气乏力，食少化迟，尤其不能吃粥，吃粥则泛清水。亦不能多食油腻，否则嗳腐作胀。大便溏结无常，以溏便为多，甚时并见肛门下坠。病发脘胀作痛，引及两胁，自感有气攻冲走窜，但又不得嗳气；气坠则欲大便，但大便又不爽。若得温运按摩，摩至肠鸣矢气，则快然如衰；如得小便畅利，亦感适意。不能多站，站久则脘腹坠胀。痛甚气胀，又不能按，亦不能高声语言。恶动喜静，动则头晕目黑（曾做过多种检查，拟诊慢性肥厚性胃炎、轻度胃下垂、贫血等）。这次复发，是由受寒引起，痛甚较剧，诸药欠效，怀疑恶变，顾虑甚多。病人气色晦黄虚浮，唇淡微肿，满面愁容，应对少神。舌苔厚腻微黄，质稍胖暗淡，两手脉濡。证为湿浊中阻，升降失常，气机痞塞，阳气不展，以致不通而痛。从其体质而论，多年之病，显为内伤中虚；而从目前症状言，则湿浊有余，痛属邪实。故本案为虚实错杂之候，而且为久病。法当遵《黄帝内经》之旨，先标后本，分步骤施治。先以升阳泄浊，斡旋气机。方从升阳除湿与五苓出入，以观效机。

处方：柴胡7g，升麻5g，川芎7g，藁本10g，制苍术10g，白术10g，陈皮5g，桂枝15g，茯苓15g，泽泻10g，炒白芍10g，肉桂5g（后下），草蔻仁10g（杵，后下）。5剂。

二诊：前方升阳生发引胃气，化气通阳泄湿浊，从上下内外分消，恢复中焦升降功能，药病相当，服后甚适，服至第2剂时，即感药入如有一股暖流，脘腹雷鸣，频频得嗳与矢气，小水亦畅行，一身轻松，脘痛随之几失。但又感疲乏，欲得安寐。舌苔根腻已松，前半化薄微黄，脉转有力。方药见效，无大更张，邪有去路，略参顾本。

原方去藁本，减草蔻仁5g，加党参10g。5剂。

三诊：正喜胃痛迅能见效之时，讵料遇冷空气突然雨下，连日阴雨，病情又有变化，真是天人相应，唯有内伤病人感受最深。脘痛又起，但痛无以前之甚，气胀亦轻，而腹脘阴冷，四肢微厥，泛溢清水，食又化迟，小便亦少。形寒畏冷，懒不肯动。舌苔转滑，脉见弦象。此属寒水为患，遏抑中阳，与湿胜气滞病情又有间，再复入温中散水，兼御外寒。

处方：柴胡7g，升麻5g，藁本10g，制苍术10g，白术10g，陈皮5g，桂枝15g，茯苓10g，草蔻仁10g（杵，后下），淡吴萸7g，炒党参10g，生姜5片。5剂。

四诊：脘腹温和，胃痛又平，小溲见长，泛水亦止，这是阳和气化的佳象。舌苔转为薄白腻，脉濡，少力。邪气日退，转为扶正，补中益气，培其根本。

处方：柴胡5g，升麻5g，白术10g，陈皮3g，桂枝10g，茯苓10g，干姜5g，炒党参10g，黄芪10g，炙甘草3g，砂仁末4g（后下），生姜2片，大枣5个。5剂。

五诊：小试甘药补中，能够适应，未见碍运，纳谷亦可。唯大便尚未结实，间且腹滞肛坠，天阴即感畏寒。从此分析，虽为中焦胃病，实多中下气虚，荣卫亏损已久，中气亦难一时恢复。腑宜通，脏欲守，再从通补中调理。前方去砂仁末；加炒防风10g，煨木香7g，焦神曲 10g，党参、黄芪各加 5g。10 剂。

六诊：病情大见好转，脘腹温和，全无痛感，气力亦较前为壮。饮食恢复正常，吃粥亦不泛水。大便成形，间日一解，亦无肛坠之象。年关将至，已经前去上班，尚能胜任。面色略见光泽，舌苔薄白，唯质尚稍胖略暗；脉虽细，但耐按有神。多年胃痛，月余向愈，甚感满意。时届新春，生阳之气来复，可以借此东风，乘胜康复。拟丸方调理，巩固疗效从补中益气、桂苓理中加味。

处方：柴胡 30g，升麻 30g，白术 60g，陈皮 35g，炒党参 120g，川芎 60g，炙黄芪 120g，炙甘草 25g，红花 30g，桂枝 100g，茯苓 100g，干姜 80g，炒白芍 60g，焦神曲 80g，防风 80g，炒当归 60g，人参 30g。

上药共为细末，用生姜、大枣各 50g，煎浓汤泛丸，梧子大，每早晚各 10g，温开水送服。丸方连服两料，随访至今，胃病未复发。

按：胃痛是常见病、多发病。痛则不通，气滞血涩，湿食相阻，多为实证。此病湿盛饮逆，湿阻而气滞，为痛为胀；饮盛则中寒，阳气不化，水反上逆，亦为实邪。但见食少便溏，并见肛坠，中气已经下陷，是病不仅在于胃，兼夹脾虚，已为虚实错杂之证。尤其小水畅行，其痛即减，是与太阳膀胱的气化有关，又左右着此病的减否。如此则不仅病在中焦，且亦涉及下焦，形成中下两焦俱病。此等病情，决非一般的行气止痛，见痛治胃所能解决。必须升引清阳，降其浊阴，使升降复常，才能气行而湿化，气化而痛止。所以处方，以升阳除湿与五苓相合，从上下内外分消，着重斡旋气机为法。再论此病之湿，属于内湿，是由脾胃气弱，水谷不化精微而生湿浊，徒治其湿，尚属治标，必使脾胃健运，谷消水化，才是治湿之本，亦是治痛的根本。何况前人尝说："治湿不利小便，非其治也。"只有网开一面，使邪有出路，才是妥当方法。所以于五苓方中，重用桂、苓，化气通阳，亦即泄浊。甚时水从上溢，外寒与内寒交迫，复加干姜、吴萸、生姜，温中祛寒，并以散水，亦是更加增强桂、苓化气通阳之势。药后能见效，证明辨证立法是符合病情实际的，确能转逆病情。由于病因重点在湿在饮，又兼脾虚，所以始终未以行气止痛为法，即苦温燥湿、辛香理气，亦未敢多用，恐其反能耗气。因为气滞而湿胜，所见脉细，舌质稍胖暗淡，有中虚宜补，血涩宜消之处，但在初中期，不敢多用甘药，亦不敢多用血药，即便是补中益气方中的当归，宁可改用川芎，这是提防甘药的满中，血药的阴柔，反助其湿，多生枝节。最后在阳升胃醒，调理善后之时，加而用之，一举成功，深感"治病求本""审因论治"，是临床的法宝，亦是对待任何疾病更能取得成功的诀窍。

案 7　岳美中案

胡某，男。

患慢性胃炎，自觉心下有膨闷感，经年累月当饱食后嗳生食气，所谓"干噫食臭"，腹中常有走注之雷鸣声。体形瘦削，面少光泽。认为是胃机能衰弱，食物停滞，腐败成气，增大容积，所谓"心下痞硬"，胃中停水不去，有时下走肠间，所谓"腹中雷鸣"。以上种种见症，都符合仲景生姜泻心汤证，因疏方予之：

生姜 12g，炙甘草 9g，党参 9g，干姜 8g，黄芩 9g，黄连 3g（忌用大量），半夏 9g，大枣 4 枚（擘）。

以水 8 盏，煎至 4 盏，去渣再煎，取 2 盏，分两次温服。

服 1 周后，所有症状基本消失，唯食欲不振，投以加味六君子汤，胃纳见佳。

按：生姜泻心汤，仲景主治"胃中不和，心下痞硬，干噫食臭，胁下有水气，腹中雷鸣，下利者"。重点在散水气之痞结，并补益中气，故以生姜为主药，辅以半夏宣泄胁下之水气。唯痞坚之处，必有伏阳，故用苦寒性的芩、连，以降之清之，但湿浊久积之邪，又非苦降直泄所能尽祛，故必佐干姜之大辛大热以开发之。一苦一辛，一降一开，相反正所以相成，在相互制约又相互促进的作用下，以成其和胃散痞之功。更用人参、大枣、甘草补益中州，振起胃机能的衰弱，以预防苦辛开泄的过当。尤其具有特点的是在于将此方药"去渣再煎"，以协调药味之手段，达到和解胃气之目的。

案 8　徐景藩案：慢性萎缩性胃炎

周某，女，45 岁，干部。1992 年 9 月 30 日初诊。

主诉：胃脘胀痛时发已 6 年。

病史：6 年前因情志不畅而引发，胃脘痞胀，胀甚则痛，痛位于心下及偏左之处，不时发作。3 年前大便易溏，便前上腹、下腹均隐痛，经治疗后便溏症状改善。近 3 个月来天气炎热，但脘痛痞胀常发，嗳气则舒，嗳气不遂则恶心欲吐，甚则泛吐苦涎，量虽不多，咽际不适，口苦。饮水不多，不知饥，食欲不振。大便基本正常。月经按月来潮。因胃痛而常诊治，服药多种，效果不著。

诊查：面色少华，舌质淡红，舌苔薄黄腻，脉稍弦。上腹剑突下（巨阙、上脘）有轻度压痛。

胃镜检查谓中度萎缩性胃炎，胆汁反流显著。B 超未见肝胆有明显异常征象。

临床分析：据患者主症，诊断为胃脘痛。基本证候为肝胃气滞，兼证为湿热内蕴，胃气上逆。

舌苔黄腻，是湿热之征，幸其腻苔不厚，湿热尚不属严重。观其口苦，甚则泛吐苦涎，良由肝胃之郁热所致。胃气上逆，故有恶心感、泛吐。

以往曾兼有腹痛、便溏，便前腹痛，病位似在肝、脾。现在此症已不显著，不必着重治脾。然脾胃互为表里，与肝密切相关，肝胃气滞，肝气横逆，木乘中土，尚须注意勿使再及亏脾。

治法以疏肝和胃降逆，清热化湿为宜，投药以后，再据证调整。

处方：姜半夏 10g，炒陈皮 10g，炒川连 3g，炒黄芩 10g，炒枳壳 10g，厚朴 10g，生薏仁 20g，云苓 15g，佛手 10g，炙柴胡 6g，炒白芍 12g，谷芽 30g，麦芽 30g，生姜 3g（后下）。

每日 1 剂，2 次煎服。

此方服 7 剂，胃脘疼痛痞胀已显著减轻，口苦亦减其半，得嗳气而未见泛吐苦涎。续服 5 剂，渐知饥，食欲亦有改善，舌苔黄腻之状已改变为薄白，上腹剑突下无压痛。原方去川连、厚朴、生姜，加石见穿 15g，厚朴花 6g，姜半夏改为 6g。再服 15 剂，饮食已渐正常，上述诸症基本消失，于是改为隔日煎服 1 剂（第一日煎服 2 次，翌日煎服 1 次，1 剂分 2 日共煎服 3 次），40 日后停药，至年底体检时复查胃镜谓轻度萎缩性胃炎，未见胆汁反流。

按：本例患者症状不重，胃脘痞胀隐痛属一般常见病证。然其特点大致有三：

1）一般患者，夏季脘痛减轻，此例在炎热季节，脘痛痞胀常发，伴有嗳气、口苦、泛苦，考虑为肝胃气滞而兼湿热，故于一般疏肝和胃降逆方中，加入芩、连、厚朴、薏苡仁以清热化湿。药后症状改善，舌苔黄腻已退净，故去连、朴。舌苔黄腻常为判断湿热的重要体征，若黄腻之苔加厚，则清化之品还须加重、扩充，在夏暑之交，尤须注意湿热之邪与清化之法。

2）患者有脘痞，口苦，甚则泛苦，食欲不振等症，按其上腹剑突下有压痛，似与仲景所称"心下痞"较符合。治此类痞证重在通降，欲通降宜从苦辛。半夏泻心汤为苦降辛通之古方，迄今尚为临床医家所常用。本例方中黄连、半夏、黄芩、生姜，即是半夏泻心之意，在古方基础上，以生姜代干姜，不用人参，加减变通，随证而定。

3）胆汁反流入胃腔，对胃黏膜器质与功能有所损害，亦是促成或加重胃黏膜慢性炎症病变的原因之一。本例有口苦症状，胃镜亦提示胆汁反流显著，除药物采用苦降辛通以外，另嘱病人略微垫高床头，以免夜睡时胆汁反流入胃，方法为在床头一边的底座，垫入木板约 3cm高，使头位略高即可。

案 9　何炎燊案：胆汁反流性胃炎

陈某，女，48 岁。

患胃痛多年，1993 年 5 月 3 日纤维胃镜检查示：胃黏膜炎症，空腹胃液有胆汁存在。诊断为胆汁反流性胃炎。病者形体高瘦，面色苍黄颧红，上脘疼痛如灼，进食后加剧，甚则恶心呕吐，吐苦水少许，即觉咽喉热辣，心烦少寐，便秘，舌苔黄腻根部厚浊，脉略弦。前医或用参、芪、归、术，或用沙参、麦冬，补则助火，柔则腻膈，皆不中病。故宜苦辛通降，和胃降逆，兼佐平肝。

处方：半夏、太子参、代赭石各 15g，黄连 7g，干姜 5g，柴胡、紫苏梗各 12g，黄芩、木蝴蝶、香附各 10g。

并随症加味：痛甚加川楝子、延胡索，便秘加大黄、枳实，气滞加百合、乌药，胁痛加白芍、麦芽。

治疗 3 月余，诸症悉除。1994 年 3 月 10 日胃镜复查：胃黏膜炎症（轻度），胃液无胆汁。后以柴芍六君子汤加竹茹、木蝴蝶、砂仁，常服善后，随访 2 年无复发。

按：叶氏治胃大法，一是甘凉濡润，如上例所述，一是苦辛通降，因"腑以通为补，胃气以下行为顺"也。如此例之胆汁反流性胃炎，病者身高瘦，面色苍白而颧红，是素禀木火之质，其余脉症，皆一派寒热虚实错杂、胃失和降之象。医用温补固非，即甘凉濡润亦不中病。故用半夏泻心汤合旋覆代赭汤苦辛通降之法加减治之。因此症胃酸恒多，故摒除甘草、大枣之甘，而目前药肆中出售之旋覆花，其味极劣，虽用布包煎，亦有辣喉催吐之副作用，故用木蝴蝶、苏梗二味代之，效果相伴。

中医脏腑生克理论中，临床最常见者乃肝木克土，《临证指南医案》专辟"木乘土"一门，饶有深意。因脏腑之中，肝性至刚至横，既能反克肺金，更易伺机犯胃，故善治胃者，不忘疏肝。而疏肝之药，柴胡当是首选。因柴胡不仅有升发清阳之功，更"能于顽土中疏理结气"（徐灵胎语），或配香附理气，川楝子泻热，麦芽化滞，庶几肝木得制，则胃自安和。至于四逆散之柴胡配白芍，则是肝脾同治之法矣。

又按：昔贤有久痛入络之说，近年医刊亦有用活血化瘀法治胃之报道，然不可拘泥。即如此例与上例均久痛多年，但脉舌均无血瘀之象，故自始至终未用血药而病得愈。因祛瘀常用之三棱、莪术、五灵脂、蒲黄、红花、桃仁等，皆为克伐之品，必损胃口，非审证确实，不可妄投。且既是久病，胃气必伤，何堪峻药之摧残。遇有脉沉涩，舌暗边瘀，痛定不移，绵绵拒按者，方是夹瘀之征。何氏常用丹参、三七等较和平之品治之，且气为血帅，故活血须佐行气，其效始显。如用丹参，则佐以砂仁、木香，用三七则佐以郁金、佛手，此何氏多年临证之一得也。

5. 瘀滞型

案 1　赵绍琴案：十二指肠溃疡

韩某，男，39岁。初诊。

胃脘疼痛6年余，疼痛每于饥饿或劳累时发作，疼处不移，得食稍缓。诊脉沉弦细，按之沉滞不起，舌质暗苔白根厚。气郁日久，必及血分；痛久入络，此之谓也。拟用活血化瘀法，以定其痛。

处方：川楝子10g，延胡索6g，生蒲黄10g，炒五灵脂10g，青陈皮各6g，炒枳壳6g，焦三仙各10g，水红花子10g。7剂。

药后胃痛未作，脉弦舌红，大便偏干，时有嗳酸，继用疏调木土，合以左金丸方法。

处方：川楝子6g，延胡索6g，生蒲黄10g，炒五灵脂10g，青陈皮各6g，吴茱萸3g，黄连2g，生牡蛎15g，焦三仙各10g，大黄1g。7剂。

胃痛未作，嗳酸亦止，二便已调，食眠均佳。停药饮食消息，辛辣刺激皆忌，尤当戒烟为要，否则仍易复发也。

按： 十二指肠溃疡一症，多表现为饥时痛作，似乎中虚不足之证。但本案患者病已延久，6年不愈，痛处不移，舌质色暗，已现瘀血之征，正合叶天士"久病入络"之论，故从络病调治，用活血化瘀方法，方用金铃子散合失笑散加减，疏肝理气，化瘀止痛。服之即效。凡瘀血作痛者，用之极效。此临床常用之经验方，治疗胃溃疡、胃炎、十二指肠球部溃疡等凡有瘀血见症，皆可用此法治疗。若兼见胀满气滞，加青陈皮、香附、木香、枳壳等；若夹食滞胀满，舌苔垢厚，加焦三仙、水红花子、大腹皮、槟榔等；若嗳气吞酸，肝郁化热，可合用左金丸即吴茱萸、黄连，再加生牡蛎、海螵蛸之类。溃疡病的治疗饮食调理极为重要，忌食辛辣刺激性食物，戒酒忌烟。凡烟客，嗜烟如命者，治之无功。故一定嘱咐患者密切配合，戒绝烟酒，以保证治疗达到预期效果。

案 2　姜春华案：胃溃疡及胃黏膜脱垂症

邬某，男，46岁，教师。

胃痛持续年余，中西药物治疗罔效，经胃肠钡餐检查发现有胃溃疡及胃黏膜脱垂症。半月来胃脘部剧痛，如锥刺刀割，发作有节律性，食后更甚，痛有定处，胃部坚硬拒按，泛恶，大便硬而黑（隐血+++）。舌质紫暗、边有瘀斑、苔薄，脉弦涩。久痛入络，瘀血内结中焦，拟辛通胃络，活血化瘀。

方用：丹参、当归、桃仁、三棱、莪术、九香虫、刺猬皮、五灵脂、生大黄各9g，红花6g，乳香、没药各4.5g，全瓜蒌12g。

药后大便日行3次，胃部坚硬顿消，5剂后胃痛已止，大便隐血转阴。原方去大黄。续服7剂而愈。

按： 此例具有较典型的瘀血症征，如胃脘痛有定处，脘部按之坚硬拒按，舌质紫暗、边有瘀斑，脉弦涩等。其证显属气滞血瘀，故治以莪术、三棱、桃仁、红花、当归、丹参、五灵脂以及乳香、没药、生大黄等大队行气活血，破血逐瘀之品，方证颇为契合。

案 3　董建华案：十二指肠球部溃疡

郭某，男，38 岁。

因胃脘刺痛反复发作，于 1976 年 9 月 7 日来院诊治。缘患者于 1972 年开始胃脘痛，经钡餐透视，诊断为十二指肠球部溃疡。目前空腹胃痛，刺痛拒按，痛处固定不移，为典型的瘀血痛表现，且伴有烧心、吐酸、黑粪，舌质微红，苔薄黄腻，脉弦细。患者胃痛反复发作，气滞血瘀，郁久化火，且有伤络征象，故用瘀痛 2 号方加减。

处方：炙刺猬皮、九香虫、佛手、延胡索粉（冲）、甘草各 4.5g，马尾连 6g，白芍、金铃子、香橼皮各 9g，煅瓦楞 12g，吴茱萸 1.5g。

服 6 剂后，空腹胃痛即大减，吐酸已止，唯脘胀似饱，食欲差。前方去芍、草、连、萸，加枳壳、砂仁、香附、大腹皮等行气宽中，开胃醒脾。又服 3 剂，胃脘痛胀基本消失，食欲增加。1 个月后，因饮酒病情反复，仍按前法治疗，亦取得同样效果。

按：本例亦属气滞血瘀之证，然此证更具有郁久化火，损伤血络之征象，故于行气活血祛瘀之方中加入马尾连、白芍以清火益阴宁络，获效之后即去之不用，而入砂仁、香附、枳壳、大腹皮等行气宽中，醒脾开胃。投药颇有法度。

6. 阴虚型

案 1　陈伯勤案：慢性萎缩性胃炎

钟某，男，45 岁。

因饮食不节，起居失常，胃脘疼痛反复多年，伴口干而渴，溲短黄，大便结。夜不安寐，日渐消瘦，胃纳大减。曾到某医院做胃镜检查，拟诊为"慢性萎缩性胃炎"，屡治未效，忧虑甚重。诊见形体羸困，舌红苔黄偏干，脉弦细而数。此乃胃阴不足，久病入络之胃痛重症。治宜养阴益胃，通络止痛，仿养胃汤合丹参饮方意。

处方：沙参 12g，麦冬 12g，白芍药 15g，玉竹 15g，百合 15g，丹参 15g，甘草 6g，红枣 15g，谷芽 15g。

服上方药月余，胃痛大减，时觉腹胀，仍以原方加香橼片 9g 以其理气而不伤阴。调治 3 月余，疼痛消失，饮食如常，体重增加。

本例患者乃胃阴亏损，久痛入络，故治以养阴益胃、化瘀通络止痛而获效。陈老治疗慢性胃痛属胃阴不足者，多主张以养胃阴为主，认为"有一分阴液，便有一分生机"，故治宜养阴为要。

案 2　徐景藩案：慢性浅表性萎缩性胃炎

李某，男，34 岁，工人。1993 年 6 月 23 日初诊。

主诉：4 年来上腹痛时作，近 4 个月来加重。

病史：患者起病已 4 年，上腹胃脘部疼痛，不时发作，近 4 个月来频发加重。食后痛甚，呈胀痛、隐痛，嗳气则舒，不泛酸。有时脘痛不著而痞胀殊甚，以致进食减少，神倦乏力。大便日一行，无黑粪史。脘痛诱发与受凉、情志不畅有关。近查胃镜，诊为慢性浅表性萎缩性胃炎、肠上皮化生、Hp（＋）。3 个月来，曾服雷尼替丁、铋剂等药，并又曾服中药汤剂、成药，症状未见改善，脘痛仍发作。近旬日来，每日胃痛，且心下上腹痞胀，不知饥，不思食，常觉口干，欲饮水。神倦、乏力，活动后心悸。夜间胃中嘈热，寝寐不安。

诊查：舌质微红少津，舌苔甚薄，诊脉细弦。上腹按之不适，下脘轻度压痛。肝脾不大，墨菲征阴性。

临床分析：本例诊断为胃脘痛，且有痞胀之症，痛位固定，久痛入络，胃中气滞血瘀。曾服多种中西药物，其中中药大多用理气辛燥之品，兼服理气、补气之中成药。再加西药具有抑制 Hp 和受体的作用。渐觉嘈热、口干，舌质微红少津，可见胃阴渐形不足，阴虚郁热内生，胃中失濡，使气滞血瘀未获改善，故疼痛与痞胀反而增重。脘痛较著，必有气滞。然若胃阴渐亏，胃中之气，散而不收，不得再用破气或过用辛燥理气。应于养胃阴、泄郁热之中，佐用酸甘药物，敛气和阴，使胃阴来复，气机得畅，气阴得濡，庶可获效。至于治气之中可配加行瘀药，气行血行，则通则不痛，亦属一般常理。

处方：炒白芍25g，乌梅15g，生甘草5g，川百合25g，麦冬15g，川石斛10g，青皮5g，陈皮5g，木瓜10g，五灵脂10g，丹参10g，酸枣仁15g，谷芽30g，麦芽30g。

每日1剂，2次煎服。

另用延胡索粉1g，白芍粉1g，甘草粉0.5g，一日3次，温开水送服（其中1次为临睡前服）。

上方服5剂，胃脘痞胀疼痛减轻，并有饥饿感，进食有所增加。药服10剂时，夜间嘈热、口干等症相继改善。停服粉剂，单服汤剂10日，诸症俱安。以后间断服药1月余，症状偶有发作，但甚轻微。再1个月后，宿疾逐渐向愈。随访半年，能维持疗效。复查胃镜，慢性炎症、浅表性萎缩性病变由原来中度转为轻度，肠上皮化生呈灶性，Hp（－）。疗效判断为症状近期痊愈，病理有效。

按： 此例亦属胃脘痛常见病。胃脘痞胀疼痛经久未愈，服中西药多种，原有处方中多偏于辛香理气之品，加以 Hp 和受体抑制剂。可能由于久病、多药，药损胃阴，胃阴不足，胃气渐虚，散而不收。

处方主要取酸甘之品，重用白芍，配用乌梅、木瓜之酸，甘草、百合、麦冬之甘凉。谷芽、麦芽，亦属甘药，俾助胃气，疏达气机。酸甘化生胃阴，阴液得充，胃中濡润，故脘痛、痞胀得以减轻。酸以敛摄，使胃气得和。其他如五灵脂、紫丹参行瘀，青陈皮理气，酸枣仁养心宁神，均为辅佐之品。

胃腑体阳用阴，体用正常则水谷容易腐熟，消化充分，借肝之疏泄，脾之运化而精微得以敷布，充养周身。若体用失常，则胃腑气血津液出现异常，不仅导致胃病，还会影响肝脾等他脏之病。"用阴"是指胃须腐熟水谷之重要物质，具有液状而濡润之特性，亦即胃中之津。患者胃中嘈热、疼痛、痞胀、口干、舌红，以往服辛香之药较多，良由胃阴不足所致。如不及时予以恰当治疗，阴愈不足，郁热愈盛，热与瘀合，可成瘀热，久则或结成癥积，或伤及血络，导致痼疾，调治为难矣。

案3　姜春华案：慢性萎缩性胃炎

徐某，男，50岁，干部。

经确诊为萎缩性胃炎，胃脘隐痛，终日不止，得酸甜饮食则痛稍停，旋又复作，口干、便燥，心烦嘈杂。舌光红少津，脉细濡数。证属胃阴亏耗，胃为阳土，宜凉宜润，治以养津润胃，酸甘化阴，缓急止痛。

方用：南沙参、石斛、天花粉、玉竹、麦冬、麻仁、佛手、川楝子各9g，白芍16g，甘草、乌梅、白蔻壳各6g。

连服2个月，诸恙悉解，胃痛未再发。

按：本例所见之症为胃阴亏耗所致，故投以南沙参、石斛、玉竹、麦冬、白芍、天花粉等大队滋养阴津之品，又用乌梅、白芍配甘草以酸甘化阴，而少佐以佛手、白蔻壳、川楝子醒胃调气，组方配合极妙。

7. 脾胃亏虚型

案1 严苍山案

何某，男，62岁。初诊。

久年胃病，近则食下脘腹胀，行动亦然，夜寐则舒，多嗳气与矢气，形瘦色黄，舌苔薄腻，脉右濡左弦。脾胃气虚，生化无源，治宜补益中土为主，仿东垣法。

处方：炙黄芪9g，北沙参6g，生薏米9g，广橘白4.5g，白茯苓9g，软柴胡3g，炙升麻3g，怀山药9g，石莲肉9g，谷麦芽各9g，资生丸9g（吞）。

二诊：胃纳颇佳，仍予前法进一步求之。

处方：炙黄芪9g，北沙参、太子参各6g，甜冬术9g，生薏米9g，广橘白4.5g，白茯苓9g，软柴胡3g，炙升麻3g，怀山药9g，石莲肉9g，白蒺藜9g，炒谷麦芽各9g。

三诊：连服5剂，纳增，食下渐舒，大便已实，补中益气之效也。

处方：北沙参、太子参各6g，炙黄芪9g，甜冬术9g，软柴胡3g，升麻3g，酒白芍6g，山黄精9g，酒当归6g，青陈皮各4.5g，生薏米9g，藿佩兰各6g，炙内金4.5g。

四诊：久病脘胀，去夏治后便逐渐告愈，纳增形丰，遂止药迄今。刻诊苔薄脉和，性多以动，尚有腹胀之象。还需成药再进，以巩固之。

处方：补中益气丸9g，九转黄精丹1粒，陈饴糖60g（冲）。10剂。

按：先生受天士"柴胡劫肝阴"之影响甚大，升麻亦不轻易试用，盖亦洁古学术之余绪，总虑升、柴升阳也，偶用之则必虚羸之质，无阳动之虞者，用量甚小，只3g而已，先生用药谨慎如此。其实宋前用药并非如斯，柴胡专解客热，升麻解毒，仲景方颇多见之，而唐、宋医方更持为清解热毒之主药，古方书俱在，足可征信，洁古迂阔之论，后人笃信，因循沿袭，远离临床实际，悲夫！

案2 何炎燊案：慢性萎缩性胃炎

李某，男，42岁，干部。

1988年春因胃脘部不适，做纤维胃镜检查，诊为慢性浅表性胃炎（中度），因忙于工作，未系统治疗，又间服各种治胃痛之成药，形体日渐消瘦，上腹部不适加重，时有隐痛，饮食稍多则痛甚。1992年2月再做胃镜示：胃黏膜稍粗，呈花斑状。色泽灰暗，血管透见，胃酸分泌功能降低。病理诊断为慢性萎缩性胃炎（中度）。症见形瘦憔悴，夜寝不宁，纳食不香，脘闷，时有肠鸣，大便先硬后溏，舌淡，苔薄而干，脉濡细略数。此病起于饮食不节，劳倦思虑过度，以致脾胃气阴两虚，苦寒清泻，过温过补均非所宜。

处方：太子参、百合各20g，山药25g，北沙参、石斛、玉竹、麦冬各15g，半夏、乌药各10g，陈皮、炙甘草各5g。

并随症加味；纳差加谷芽、鸡内金，腹痛加郁金、佛手，便溏加萹蓄、木瓜，内热加竹茹、旱莲草。另用新开河参3g，三七1g，切片，每日晨起含服。

患者坚持治疗1年，诸症递减。1994年1月全面复查，病理报告：慢性浅表性胃炎（轻度）。继以上方去半夏、石斛，加黄芪、白芍、大枣等，间歇服用，以巩固疗效。至今4年，健康状况良好。

按：脾胃学说首创于东垣，然东垣长于治脾，短于治胃。至叶天士立甘凉濡润与苦辛通降等法以治胃，脾胃学说乃臻完善。

"胃为阳土，得阴则安"，故胃阴不足之证宜用甘凉濡润或甘平清养之法，佐以展气流畅之品，大忌苦寒温燥。

现代医学所称之萎缩性胃炎，多有胃酸分泌不足之病机，与中医所说之胃阴虚有相似之处。即如此例，形瘦憔悴，脉细数，是气阴两亏之征，胃阴虚则纳谷不馨，胃失和降则夜寐不安，不仅忌用苦寒温燥之药，即使甘腻厚味，气味不纯之品，皆妨碍胃气之通降流布，亦非所宜。故用《金匮要略》之麦门冬汤为主方，宗张锡纯法，以怀山药代粳米，加百合、玉竹、石斛之清养，乌药、橘红之利气，则清补而不腻滞，以王道和平之剂，长服经年而已，萎缩性胃炎竟可逆转为浅表性胃炎，虽无近功，却收实效。

又，胃炎一症，按中医理论，常是脾胃同病者，此例有大便先硬后溏，时有肠鸣之兼症，可知脾气亦虚，四方中已有太子参、怀山药、陈皮、炙甘草等可以脾胃兼顾之药，故不加用任何药物，以防掣肘。善后常服之方，加入黄芪、白芍、大枣，取黄芪建中汤之义，而黄芪配芍药不配升麻、柴胡，亦不虑其升也。

案3　朱良春案：胃小弯溃疡

冯某，男，39岁，干部。

1974年5月31日初诊：1972年患肺结核，经治已稳定。近数年来经常胃痛、善饥，于1974年5月27日在南通医学院附院行钡餐检查：胃小弯见一恒久性腔外龛影，蠕动可通过全胃，十二指肠球部无变形。印象：胃小弯溃疡，胃脘疼痛，食后2小时为甚，得食则痛缓，易消谷善饥，年来增剧，形体为之羸瘦。苔薄质红，脉细弦。此脾虚气滞，阴虚胃热之"饥疝"也。治宜调脾补中，养阴清胃。

处方：潞党参、怀山药、炙黄芪、玉竹、黄精各15g，川石斛9g，炒延胡索12g，煅瓦楞30g，甘草6g。6剂。

二诊：1974年6月6日。药后痛缓，自觉颇适，苔薄质微红，脉细弦。药已中病，毋庸更张，前法继进之。

上方加生白芍12g。6剂。

三诊：1974年6月13日。脘痛已定，唯善饥未已，苔薄质微红，脉细弦。脾虚气滞之象已获渐解，但阴损胃热之证，尚未悉效，续当汤丸并进，以期根治。

上方续服10剂。另予丸方：党参、黄芪、当归、杞子、延胡索各75g，山药120g，石斛、黄精、玉竹、煅瓦楞、煅乌鲗、白芍各90g，甘草45g。共研极细末，蜜丸如绿豆大，每早、中、晚食前半小时服6g。

1974年8月20日：药后症情平稳，唯尚有轻度善饥感，苔薄质微红，脉小弦，丸方续服一料以巩固之。

1974年10月28日：继服丸剂2个月，善饥已瘥。近2个月来形体较前丰腴，精神亦振。又去附院钡餐复查：胃外形完整，蠕动良好，原胃小弯之龛影已消失，黏膜及充盈相均未见异常，球部正常。印象：胃小弯溃疡已愈。1976～1977年连续复查，均正常。

按：溃疡病概括在胃脘痛、心胃气痛、肝胃不和、呕吐反胃等门中，在临床上表现的症候是多种多样的，因此，各地辨证分型的意见也不一致，有按脏腑的，有按八纲的，有按病机结合脏腑的，有按病机结合八纲的，一般以虚寒、郁热、肝胃不和、血瘀等分型施治为较多，这是抓住病机来分型的。因其发病的机制与肝、脾、胃有关，主要多由于肝郁气滞，失于条达，横逆犯胃，或郁久化热伤阴，或气滞既久，则导致血瘀，或因饮食失节，或由长期劳倦而伤脾，脾虚不运，胃失和降而致。本例患者因系单位负责人，长期工作劳累，"劳倦伤脾"，脾之气阴俱伤，乃病之根源。脾气既虚，则易中运失健，气机郁滞，而疼痛以作。阴虚既久，又易生热，胃热则消谷善饥。故本例在辨证上属于脾虚气滞、阴虚胃热之候，既不同于单纯性脾胃虚寒的黄芪建中汤证，又不同于阴虚胃热的一贯煎证，是两者兼而有之的综合型，相似于《诸病源候论》之"饥疝候"，所以在治疗上，既用参、芪来补气健中，又用玉、精、斛以养阴缓中，再伍以行气活血的延胡索，因其不仅能入肺脾，走气分而行气，又能入肝经，走血分而活血，气行血活，通则不痛，故善止痛，同时，延胡索与瓦楞、甘草并用，又能制酸护膜，促进溃疡之愈合。故一剂即痛缓，再剂而痛定，但脾虚气滞之象虽解，而阴虚胃热之征未复，是以善饥减而未已，乃续守原意加味以丸剂徐调之，药进两料，历时3个月而痊可。

8. 阳虚型

案1　何任案

项某，女，47岁。1978年3月27日初诊。

胃脘疼痛，每遇寒或饮冷而发，发则疼痛牵及背部，绵绵不已，甚则吐酸泛漾，大便溏泄，曾温灸中脘而得缓解。诊查：脉迟苔白。治法：以散剂缓进。

处方：制川乌9g，炒白术15g，川椒9g，高良姜9g，干姜12g，制附子9g，炙甘草9g，党参15g，煅瓦楞30g，赤石脂30g。

上方药各研细末，和匀再研极细。存贮。每日服2次，每次1.5g，开水吞服。

随访：药后胃脘痛大减，大便亦成形，续服上方药料以巩固疗效。

本方是《金匮要略》乌头赤石脂丸加参、术、甘草、瓦楞。《金匮要略》原方治"心痛彻背，背痛彻心"。方意是附子、乌头温中散寒止痛，协同川椒、姜、脂以除其沉痼。本例则加入参、术、甘草，以和胃缓急，扶脾止泻，而赤石脂亦发挥治泻实肠的作用；煅瓦楞治脘痛泛酸有显效，近人叶橘氏配合三分之一橘皮末服，治胃酸过多、胃溃疡（见《现代实用中药》）。诸药配合，并以散剂缓进，故病告愈。

案2　施今墨案：消化性溃疡

时某，男，52岁。

胃脘痛十余年之久，时发时止，饮食失调，或遇凉，或饥饿则发作，得食稍缓。平素喜热饮，经市立三院检查，诊断为消化性溃疡。3日前，不慎于食，又复感寒，以致引发旧疾，脘痛不休，嗳气频频，泛酸，有时食后欲呕，嘈杂不适，热敷减轻，但不能止，影响睡眠，身倦少力，大便微溏。舌苔薄白，脉沉细。胃阳久虚，寒滞阻于中宫，胃气不得和降。宜用温中、散寒、理气以治。

处方：干姜炭5g，高良姜5g，制附子6g，砂蔻仁各3g，白檀香5g，代赭石12g（旋覆花6g同布包），姜厚朴5g，刀豆子12g，野於术10g，米党参10g，炙甘草3g。

服药5剂，1周未发疼痛，食量稍增，但有时仍觉胃脘不适，大便日一次，原方加减。

处方：制附片10g，米党参10g，云苓块10g，干姜炭5g，砂仁3g，代赭石12g（旋覆花

6g 同布包），高良姜 5g，蔻仁 3g，野於术 10g，广皮炭 6g，川厚朴 5g，炙甘草 5g。

另：丁香、檀香各 18g，研极细粉，分 2 次冲服。

本案由于饥饱不节，七情失偏，或劳役过度，致伤胃阳，其痛多在心下。经云："中脘穴属胃，隐隐痛者，胃脘痛也。"又云："胃病者，腹䐜胀，胃脘当心而痛。"此一类型临床较为多见，施师常用虚者补之，寒者温之之义，疗效显著，方以附子理中汤、二姜丸加味，温中散寒，旋覆代赭汤降逆止痛，并用砂仁、檀香、厚朴、丁香、刀豆等理气、开胃、止痛、散郁。

案 3 丁光迪案：胃下垂

俞某，男，58 岁，煤球店会计。

1975 年 8 月 28 日初诊。胃痛已七八年，时发时平（曾做上消化道 X 线钡剂检查，诊断为胃下垂）。近半月来，胃脘胀痛不已，痞闷不舒，自感气阻于胸脘，欲嗳不得。胃中有振水声，时吐苦浊，吐浊后仅感稍适。大便不通，已经 1 周。每当胃痛发作之时，总伴见牙痛齿浮，不能咀嚼。不欲纳谷，尤其不能吃稀粥，稍纳即吐清冷水，有咸味。形体消瘦，面色晦滞。四肢清冷，形神疲乏。脉左弦右濡；舌苔滑腻。分析病情，此由中阳衰微，阴寒内盛，病属寒饮胃痛。同时，土虚则木侮，所以又见肝气夹浊阴上逆之势。治拟温中暖肝，化饮降逆法。方从理中汤合桂苓吴茱萸汤出入。

处方：党参 10g，干姜 5g，炙甘草 5g，桂枝 10g，吴茱萸 5g，茯苓 15g，白芍 10g，炒川椒 3g，炒小茴香 3g，生姜 3 片。5 剂。

二诊：1975 年 9 月 4 日。据述服第 2 剂药后，即能转气，嗳气、矢气畅行，胃脘痛胀顿减，小便多，大便亦顺解。继续服药，出现奇迹，牙痛竟然自止，以往从无这样见效。胃稍欲纳，腹中亦觉暖和，滑腻苔亦化。这种转机，真如《金匮要略》论气分之病，"阴阳相得，其气乃行，大气一转，其气乃散，实则矢气，虚则遗尿"。药病相当，效不更方，原方再进 10 剂。

三诊：1975 年 9 月 18 日。胃痛基本平复，纳谷亦香，二便顺调，吐浊吐水全止。唯尚有嗳气，遇寒偶有腹胀，这是气机未尽调畅，原议加味。

处方：原方加陈皮 6g，青皮 6g。5 剂。

四诊：1975 年 9 月 25 日。胃痛止，嗳气减而矢气多，自谓脘腹均舒，二便顺调，纳谷亦干稀均适，精神清爽。唯近日有些感冒，咳嗽气逆，夜尿次多，但胃痛并无反复。脉转弦，左细右滑；舌苔薄滑中腻。盖又感外寒，触动内饮，由脾侮肺。转为表里兼顾，改用苓桂术甘汤合桂苓五味姜辛半夏汤，并加款冬花 10g，补骨脂 10g，党参 10g。服药 5 剂，诸症痊愈。

按：本例胃痛，是寒饮所致；而寒饮之生，实际是由中阳虚衰，阳不化津而成。同时，中阳不振，必然招致肝木乘侮，气机逆乱，即为胀痛，为吐水，形成目前局面。概括此病变化，主要是虚、寒、饮、逆四个字。即中焦阳虚，肝气夹寒饮上逆。前者为本，后者为标。病位在肝胃。中阳式微，所以四肢逆冷，面色晦滞。饮逆则吐清水咸冷，牙痛齿浮；阳微饮阻，气失宣通，故上为胃脘胀痛，欲嗳不得，下则大便不通。种种见症，要之为阳微饮逆，中虚木侮。治拟温中暖肝，化饮降逆法，是从通盘考虑的。方用理中、桂苓，温中化饮，以为之主。配以萸、姜、椒、茴，暖肝泄浊，同时椒、茴二味，又能温胃肠，治牙齿浮痛。芍药一味，在此既能合桂枝甘草调和肝脾，又是刚中寓柔，防止大队辛温药的僭逆，亦可以说是药中的反佐。理中不用白术，是嫌其呆守，不利于痛胀。如此斟酌配伍符合病情，所以疗效较佳。这里的便闭、牙痛二症，最易使人疑惑，是实证、火证？显然不符整个病情；其实亦有属于阴寒饮逆，胃气被浊阴痹阻为患的。所以在此用温阳泄浊方法，应手而效，大便通顺，牙痛竟止了。"治病求本"之论，要牢牢记住。

案4　徐景藩案：慢性浅表性胃炎

孙某，男，41岁，职工。1989年12月6日初诊。

主诉：上腹冷痛1年。

病史：患者于1年前因饮冷受寒，以致上腹隐隐作痛。初时未予注意，渐致饮食减少，影响工作、生活。空腹餐前疼痛，得食稍可缓解，但食后移时又觉脘痛，喜暖，喜按，上腹辘辘有声。从今年2月以来，多方诊治，经查胃镜为慢性浅表性胃炎，并有息肉一枚，已行摘除。服多种中西药物，症状时轻时重，近1个月疼痛持续加重。饮水不多，饮食均需热，背恶寒，上腹觉冷，常厚衣于上腹用"棉兜"敷住。大便正常，无黑粪史。

诊查：舌质偏淡，舌苔薄白，诊脉细弦，上腹下脘附近轻度压痛，胃部稍有振水声。肝功能无异常，胃镜复查仍为浅表性胃炎（中度）。

临床分析：病属胃脘痛，喜温，喜按，舌质偏淡，似属中虚胃寒之证。然病历记载曾服黄芪建中汤及良附丸之类，已投数十剂，效果并不理想。近日发作加重，服上药仍未见效。询知其痛位比较固定，无明显嗳气、泛酸、嘈杂等症。证由中虚胃寒，基本无误，但以寒凝气滞，久痛入络为主，继而饮停中脘，故治法似可选择温中化饮，行气活血。

处方：桂枝5g，白术10g，云苓15g，炙甘草5g，高良姜10g，制香附10g，炙五灵脂10g，延胡索10g，广木香10g，荜澄茄10g，白芍15g，谷芽30g。

每日1剂，2次煎服。服药后静坐约半小时。

此方先配5剂，另处方外治配合丁桂散3g。用法：令病人仰卧，于中脘附近皮肤上放丁桂散约0.5g，外覆8cm×8cm胶布固定。翌日揭去胶布，温水清洁皮肤，隔约1小时后如法再贴（局部皮肤有皮疹瘙痒则停用）。

患者服药后胃中有温暖感，冷痛当即减轻。服完5剂，胃脘冷痛基本控制。复诊时中脘附近压痛不著，舌象、脉象如前。原方续进，高良姜改为5g，荜澄茄改为3g，再服5剂，脘痛未作。以后隔日1剂，巩固前效。20日后停药观察，留药5剂，以备发作时再服。时值冬寒，小有发作，服1～2剂仍获控制。外治法仅用10日。随访半年，脘部冷痛未发，饮食正常。从无黑粪。

按：本例中虚胃寒证，以胃寒兼饮为主，并有血瘀，但基本病机以内寒为主。处方以苓桂术甘汤、良附丸、失笑散等复方治之，均为习知之常用方药。

荜澄茄系胡椒科植物荜澄茄或樟科植物山鸡椒的果实，辛温、入脾、胃、肾、膀胱四经。擅治脘腹冷痛、反胃呕吐。《扁鹊心书》荜澄茄散、《济生方》荜澄茄丸等，均以之为主药，以之为方名。此药对内寒而确无热象之脘腹冷痛者，其效颇佳。据个人体会，应注意：一是辨证应明确；二是用量不宜过大，见效即减；三是配用白芍，刚柔相济。

本例系复方兼投，服药与外治相合。看来应是复方之效，综合治疗之效。然其他药如桂枝、香附、失笑、芍药、甘草、木香、延胡等，前医用之不少。所异者，昔以黄芪为多，余以苓桂术甘，配以荜澄茄等，以冷痛为重，以化饮特别是温中为主。药后见效颇快，可能是抓住"温中"主法，而祛饮、行瘀等法并非短时即可奏止痛之效。治病抓主症、主证，以冀尽快减轻病痛，亦是医者临床诊疗之常理之一。

另外，病人以脘痛为苦，当疼痛减轻、消失特别是短时内其痛如失时，医者还当注意观察有无黑粪（上消化道出血），切勿麻痹大意。

此例配用外治之"丁桂散"，由公丁香与肉桂等量组成。研成细粉，外敷痛处，覆以胶布1~2层，以利窜通入皮，行气活血，温中祛寒。丁桂散外敷还可治少腹痛、慢性胆囊炎、肠易激综合征腹痛下利、术后肠粘连、腹腔淋巴结炎等疾患，另如软组织闭合性损伤也可用此法外治。简便方法，临床上常可配合用之。

（二）疑难病案

1. 肝郁脾虚

案1　步玉如案：萎缩性胃炎

李某，女，66岁。1985年10月8日初诊。

患胃病40余年。胃脘疼痛，发无定时，烧心泛酸颇甚，每遇食酸味甜食则加剧；嗳气频作，纳物极少；平素性情烦急；大便1~2日一行，时可成形。今年7月份在日坛肿瘤医院查胃镜示萎缩性胃炎。曾服药多种未见效验。刻诊六脉弦细，舌苔薄白。证属木土不和，气滞作痛。拟健脾和胃，疏肝理气。

处方：台党参10g，白术10g，茯苓皮30g，甘草10g，陈皮10g，焦六曲12g，炒内金6g，荷梗3g，尾连6g，吴茱萸8g，百合30g，乌药15g，旋覆花10g，生赭石10g，冬瓜皮30g。

前方药连进20剂，烧心泛酸近平，偶有发作亦属轻微；脘痛亦缓，纳物增多，仍有嗳气，口苦，自觉胃口发干而饮水不多。舌黄，脉弦细。拟原法佐以养阴清热。

处方：太子参20g，白术10g，茯苓皮30g，甘草8g，陈皮10g，焦六曲12g，炒内金8g，荷梗3g，尾连8g，吴茱萸6g，延胡索10g，川楝子10g，旋覆花10g，生赭石10g，冬瓜皮30g，枳壳8g，炒山栀10g，石斛30g，寸冬10g，天花粉12g。

上方药续服10余剂，泛酸烧心止，胃疼除，嗳气缓，纳物较前增多但未复正常。嘱其上方药间断服用，以防复发。

治疗此症，步老喜用朱丹溪的左金丸，但强调根据不同情况调整二药用量，不必拘泥于6：1的比例。现代研究表明，吞酸一症与胃酸高低无直接关系。亦即胃酸低者可有吞酸，胃酸高者亦可无吞酸。因此，步老又强调治病求本，不可见酸制酸。此例患者即属萎缩性胃炎而见吞酸者（一般萎缩性胃炎，胃酸分泌显著降低），故在治疗上以异功散强脾胃助运化，左金丸、百合汤、旋覆花、代赭石调理气机，通降胃气，治得其本，不制酸而酸自止矣。

案2　严苍山案：胃下垂

张某，男，31岁。初诊。

早年有胃溃疡出血症，后胃下垂为患，食下腹部作胀，行动不舒，卧则良已，夜寐欠安，噩梦多，因胃不和则卧不安也，头亦晕。血虚不能养肝，治宜益气养胃，养血安神。

处方：移山人参4.5g，潞党参6g，柴胡4.5g（酒炒），炙升麻3g，山黄精9g，酒白芍6g，制香附6g，肥玉竹9g，北秫米9g，青陈皮各4.5g，姜半夏9g，炒杭菊6g，陈饴糖30g（冲），川楝子6g。

二诊：服药后，腹胀较痊，因工作劳累，胃不舒，夜寐不安，头晕。还须益气养胃、养血安神为治。

处方：移山人参4.5g，酒白芍6g，酒柴胡3g，炙升麻3g，路路通6g，制香附9g，肥玉竹 9g，山黄精 9g，炒枣仁 9g，陈皮 4.5g，合欢皮 9g，夜交藤 9g，甘菊花 6g，陈饴糖 30g（冲）。

三诊：胃中渐舒，前法合度，毋庸更张。

处方：移山人参 4.5g，酒白芍 6g，柴胡 4.5g（酒炒），炙升麻 3g，甜冬术 9g，白蒺藜 9g，路路通 6g，山黄精 9g，制香附 4.5g，青陈皮各 4.5g，生甘草 3g，陈饴糖 30g（冲）。

四诊：胃虚下垂，甘以补之，脘腹舒畅已多，扶土抑木已著效验，还当再接再厉。

移山人参 4.5g，柴胡 4.5g（酒炒），酒白芍 6g，炙升麻 3g，炙远志 4.5g，肥玉竹 9g，黄精 9g，白蒺藜 9g，青陈皮各 4.5g，炒枣仁 9g，炒杭菊 6g，陈饴糖 30g（冲），大熟地 12g（砂仁 3g 拌），大黑枣 3 枚。

2. 夹瘀证

（1）肝胃不和夹瘀

案 1 张镜人案：慢性萎缩性胃炎

冯某，女，59 岁。1983 年 11 月 30 日初诊。

胃病 10 余年，脘痛反复发作，近日加剧。1983 年 11 月 17 日曾在某医院做胃镜检查，发现胃窦大弯侧有一黄豆大小息肉，当即电灼。胃窦黏膜略粗糙，呈细颗粒状增生，胃体黏膜较薄，见黏膜下网状血管和静脉显现。诊断：慢性萎缩性胃炎。胃脘隐隐疼痛，以中上腹为主，缠绵不愈。口苦，嗳气频作，纳谷呆滞，大便通。脉弦，舌苔薄腻，质红。肝失条达而气郁，胃失和降而气逆，久病入络而瘀阻，证属肝胃不和，兼夹瘀热。先拟调肝和胃，清化瘀热。

处方：软柴胡 5g，炒黄芩 9g，生白术 9g，赤白芍各 9g，清炙甘草 3g，铁树叶 16g，平地木 15g，八月札 15g，旋覆花 9g，代赭石 15g，制香附 9g，佛手片 6g，炒枳壳 6g，半枝莲 30g，炙乌梅 5g，香谷芽 12g，白花蛇舌草 30g。

二诊：1984 年 8 月 16 日。胃脘胀满隐痛已减，嗳气亦平，纳谷增进，但食后 2 小时有嘈杂感。脉细弦，舌苔薄。肝胃渐调，脾弱气虚。再予疏肝和胃，健脾安中。

处方：软柴胡 6g，炒黄芩 9g，生白术 9g，怀山药 9g，香扁豆 9g，炙香附 9g，佛手片 6g，赤白芍各 9g，清炙甘草 3g，铁树叶 15g，平地木 15g，八月札 15g，炒枳壳 6g，香谷芽 12g，白花蛇舌草 30g。

患者坚持服药 1 年，胃脘胀痛大减，唯饮食不慎时仍稍见胀痛。平时食纳已馨，精神亦振。1984 年 12 月 6 日于某医院复查胃镜，诊断为浅表性胃窦炎、萎缩性胃体炎。症状缓解，胃镜及黏膜变化观察均见好转。

《杂病源流犀烛》曰："胃病，邪干胃脘病也。……惟肝气相乘为尤甚，以木性暴且正克也。"从本例临床表现的脘痛、胀满、口苦、嗳气等症状分析，均属肝胆郁热犯胃、久痛入络之征。故取四逆散合旋覆代赭石汤疏肝和胃，升降并调，再增入黄芩、赤芍、平地木、白花蛇舌草清热消肿，活血祛瘀。尝见《本草纲目拾遗》载铁树叶有"平肝，统治一切肝气痛"的功能，因默志之，并常采用以配芍药、甘草，医肝气相乘而引起的胃脘疼痛，颇获灵验。赵氏之说，诚不诬也。

案 2 董建华案

居某，男，42 岁。1977 年 9 月 8 日初诊。

多年来时有胃脘疼痛，近 20 多天来疼痛加剧，呈阵发性，痛甚则反射至肩背，呕吐酸苦水，空腹痛甚，口渴干苦，纳差，大便干，小便黄，经用中西药治疗 2 周，疼痛未见缓解，经某医院钡餐检查，诊断为十二指肠球部溃疡。诊查：舌边紫中心苔黄腻，脉弦。辨证：肝胃不和，气血瘀阻。治法：疏肝理气，化瘀止痛。

处方：金铃子 10g，延胡索 5g，乌贼骨 10g，黄连 2.5g，吴茱萸 1.5g，炒五灵脂 10g，香附 10g，煅瓦楞 12g，枳壳 10g，青陈皮各 5g，佛手片 5g。6 剂。

二诊：1977 年 9 月 14 日。药后胃痛略有减轻，但痛甚时仍反射至后背，泛吐酸水已少。原方加重化瘀止痛之品。

处方：金铃子 10g，黄连 3g，吴茱萸 1.5g，炙刺猬皮 5g，九香虫 5g，煅瓦楞 13g，炒五灵脂 10g，香附 10g，乌贼骨 10g，橘皮 5g，三七粉 3（冲）。6 剂。

另方：乌贼骨 120g，象贝母 60g，三七粉 15g，炙刺猬皮 30g，九香虫 30g。

共研细末，每次 3g，每日 3 次，开水冲服。

10 月 16 日随访：前方药连服 18 剂，胃痛消失，末药仍在续服，饮食正常，临床治愈。

中医学认为，脾胃正常功能与肝气疏泄有关，土壅木郁或肝气犯胃所导致的肝脾不和或肝胃不和，是临床常见病理变化。本案系因肝胃不和、气血瘀阻所致，故方中以左金丸清肝解郁而止酸，金铃子散以疏肝理气而止痛，乌贼骨甘温酸涩以通血脉，五灵脂、香附化瘀止痛，瓦楞味咸走血而软坚散结，从而使疼痛得解，泛酸得止，后以乌贝散加三七活血化瘀，刺猬皮、九香虫行瘀止痛，从而使疾病很快治愈。刺猬皮、九香虫是董老治疗瘀血胃痛的常用药，临床观察确有良效。

案 3　严苍山案

傅某，男，27 岁。初诊。

去岁时脘痛甚剧，治愈后相安者半载。近以劳顿复发，胀痛又甚，大便见黑，苔薄腻，脉弦。肝火郁勃，胃络受灼，姑先与清胃平肝。

处方：旱莲草 9g，蒲公英 9g，益母草 9g，仙鹤草 9g，路路通 6g，煅石膏 12g，五灵脂 6g，赤白芍各 6g，延胡索 4.5g，煅瓦楞 15g（打）。

二诊：胃痛未已，大便仍黑，故再予清胃凉血、平肝理气方。

处方：路路通 6g，川楝子 4.5g，蒲公英 6g，桃仁泥 6g，五灵脂 6g，酒白芍 6g，仙鹤草 9g，茜草炭 6g，紫花地丁 9g，九香虫 4.5g，炙远志 4.5g，延胡索 4.5g，紫丹参 9g。

三诊：服药 5 剂，大便渐转黄色，脘腹胀痛未愈。再与理气疏肝方。

处方：软柴胡 3g，路路通 6g，川楝子 4.5g，蒲公英 6g，五灵脂 6g，桃仁泥 6g，茜草炭 6g，仙鹤草 9g，醋制香附 9g，九香虫 4.5g。

四诊：便色已黄，胀痛亦减，唯头晕殊甚。续进养血平肝理气之治。

处方：软柴胡 3g，料豆衣 9g，潞党参 6g，川楝子 4.5g，石决明 12g，仙鹤草 9g，九香虫 4.5g，制香附 9g，路路通 6g，炒杭菊 6g，钩藤 9g。

五诊：胃痛之后，头晕亦瘥，但脉弦细，形色㿠白。血虚已甚，还须补养。

处方：潞党参 6g，北沙参 6g，酒白芍 6g，女贞子 9g，甘杞子 6g，制首乌 9g，石决明 12g，料豆衣 9g，钩藤 9g，白蒺藜 9g，甜冬术 6g。

（2）脾胃虚寒夹瘀

王德光案：完全性幽门梗阻

汪某，男，42 岁。

初诊：1976 年 11 月 9 日。

主诉：患消化性溃疡病 8 年。此次劳累感寒，胃脘疼痛。得食与热则痛减，痛处喜按，泛酸，嗳气，大便潜血阳性。3 日前参加宴会后，前症转重，呕吐频频，吐物为大量清水，上腹胀满，腹中雷鸣，痛如刀割，阵阵加剧，痛处固定不移，拒按，疼痛攻窜右侧胁肋、腰背部，口干，不能食，大便 4 日未通，小便量少而黄。经 X 线钡餐透视，诊断为完全性幽门梗阻，准备手术治疗。因家属不同意手术而邀余往诊。

诊查：见其形体消瘦，颜面苍白，神疲气短，四肢不温，六脉沉弦虚细，舌淡，苔白厚腻。

辨证：乃脾胃虚寒为主，兼有气滞、血瘀、肝旺之象。

治法：拟健脾疏肝，理气化瘀，降逆和胃。用黄芪健中汤、柴胡疏肝饮、小半夏汤三方出入加减。

处方：黄芪 35g，白芍 40g，桂枝 20g，生姜 20g，甘草 20g，柴胡 16g，陈皮 15g，五灵脂 16g，郁金 15g，生半夏 20g，玄胡索 15g，高良姜 15g。

浓煎，分多次频频饮之。服药前先用胃管吸尽胃内液体。

二诊：1976 年 11 月 11 日。服药 2 剂后，饮水不吐，腹痛大减，仍感脘闷，不思食，舌苔脉象无明显变化。原方加白蔻 10g，以醒脾快气。

三诊：1976 年 11 月 13 日。腹痛完全缓解，能饮少量牛乳，舌苔转薄。

原方去生姜，减柴胡、半夏量（各为 10g），以防耗阴。停止输液。

四诊：1976 年 11 月 15 日。腹痛明显减轻，10 余日之便秘，今日始通下；胃纳转佳，唯感全身乏力。舌苔薄白，脉象较前有力，仍有弦象。

原方加党参 30g，莱菔子 10g，以扶正益气，消食导滞。

五诊：1976 年 11 月 22 日。前方药连服 1 周，饮食正常，二便通畅，胃脘已无任何不适。

按：张介宾认为，胃脘痛"因寒者十居八九，因热者十惟一二"（《景岳全书·心腹痛》）。笔者之经验，亦以寒者为多。在慢性病中，外寒多为诱因，内寒乃为共本。本例属于脾阳不振、寒由内生，更因天气转寒、饮食不节，以致宿疾大发，清阳不升，胃气上逆，气滞血瘀痰阻等证，纷至沓来。用黄芪健中汤温养中焦，以振脾阳，即以治其本。伍用疏肝、理气、化瘀之品，使木郁得疏，气机流畅，自无乘土之患。小半夏汤降逆止呕、温化痰饮，本方中用之以治其标。生半夏之功优于制半夏，已为多数临床医家所证实。用胃管吸尽胃中积液者，亦为治疗痰饮方法之一。可使痰饮速消，以免重伤脾胃，并可避免其稀释药液，影响疗效，俾药物能迅速发挥其功能。

（3）中虚湿阻夹瘀

案 1　史道生案：胃溃疡并发出血

汪某，男，51 岁。1958 年 11 月 22 日初诊。

患者 1 个月来上腹部疼痛，剧时病痛难忍，放射肩背，近半个月来病情进展，痛厥 3 次而于 1958 年 11 月 22 日入本院内科病房。X 线钡透：①胃小弯溃疡；②溃疡恶性变？西医诊断为胃溃疡并发出血，恶性变。患者入院后输液、输血、内服颠茄合剂、氢氧化铝等治疗月余，效果不大，故于 1958 年 12 月 26 日请中医会诊。诊查：患者面色苍白，唇淡尤剧（血红蛋白 60g/L），苔白腻中薄黄质淡，脉关弦寸尺偏沉细，声低息短，胃脘胀痛频作拒按，有时波及两胁，泛酸，腹不和，纳谷极弱，全身浮肿以下肢为著，大便潜血强阳性。辨证：脾虚湿滞，脘痛瘀血为患。治法：清热利湿，祛瘀生新。

一号方：凤凰衣 30g，三七参 24g，乌贼骨 18g，浙贝母 12g，黄连 15g，延胡索 15g，制乳没各 1.5g，生甘草 10g。以上共为细末，作散服。

二号方：赤白芍各 12g，生薏米 24g，丹参 18g，佩兰叶 15g，野於术 6g，冬瓜子 30g，鲜茅根 60g，草决明 10g，茯苓 24g。

三诊：温阳行气，小便得通，温润下焦，大便亦行。这是肾阳来复，腑气得通，升降复常，诸症亦随之平安，病员甚喜，既不愿手术，但又怕再有反复，要求调理巩固，老年能够过得舒坦些，即用天真丹原方（沉香、巴戟、茴香、萆薢、胡芦巴、破故纸、杜仲、牵牛、琥珀、肉桂）去萆薢；加茯苓、苁蓉为丸服。坚持 2 年余，病未复发，1990 年尚健在。

三号方：杭白芍 12g，内金炭 10g，制乳没各 1.5g，丹参 15g，香附 10g，酒延胡索 6g，鲜茅根 60g，生甘草 10g。

二、三号方水煎服。

按：本例患者以粉剂治疗为主，配合汤剂。治疗中每次服一号方粉剂 2g，白开水送服，每日 3 次，持续服用。与此同时每日服二号方 1 剂，连续服 3 剂后再进 3 号方 3 剂，两方药交替服用。截至 1959 年 1 月 22 日，除药粉每日坚持服用 3 次外，二号方已服 9 剂，三号方已服 15 剂，上述诸症迅速缓解，病情基本稳定。1959 年 1 月 18 日钡餐复查，胃小弯溃疡已基本愈合。又据二号方及三号方意化裁，加重缓肝和胃之品，继进药 10 余剂，2 月 20 日经钡餐透视复查，胃及十二指肠未见器质病损，于是出院。半年后信访，患者除消化力稍弱外，其他均正常。

患者初诊病势急，脘痛剧，贫血严重，面苍神疲，面目及下肢浮肿，趋于严重衰弱状态，大便潜血强阳性，西医认为胃小弯溃疡并发出血，考虑为恶性变。笔者因其脘痛频剧，高度面苍色夭，亦虑其胃中有坏血凝聚，故急进凤凰衣，因其为雏出之蛋膜，内含胚血有情之物，性味甘平，清肺而护胃膜，尤为增强体质控制胃膜恶变的价廉功贵之品；三七参对胃出血后之血瘀肿痛，有止血散瘀止痛之独特功效，故一号粉剂方即以此二味为方中主药，伍以乳香、没药、延胡索以增强祛瘀定痛之功；乌贼骨制酸敛疮；浙贝母清胃散结，并缓解乌贼骨收敛过剧之弊；黄连清胃热泻心火而安神宁志，生甘草解热毒，中和诸药之偏，并对缓解胃痉挛，促进溃疡面愈合有积极作用。汤剂内服为其兼症而设，故先予二号方以清利脾胃湿热，意在健运中州，消除苔腻腹胀虚浮等以扶正而祛邪，继进三号方以缓肝祛瘀，清热生津，意在祛蠲脘痛，护胃而止血，运用三方药不同效能而终收全功。

案 2　梁乃津案

林某，男，35 岁。

患者于 2 年前因工作劳累而经常胃脘胀满，伴恶心、纳呆、便溏，曾服吗丁啉、三九胃泰、补脾益肠丸等治疗，症状无好转。近日外院胃镜检查示萎缩性胃炎。诊见：胃脘胀满、食后尤甚，嗳气，纳呆，便溏，神疲，舌质淡、苔腻微黄，脉弱。中医诊为痞满。辨证属脾气虚弱，胃气失降，湿阻化热。治宜健脾益气，和胃降气，清热祛湿。

处方：党参 30g，白术、法半夏、枳壳、佛手各 15g，石菖蒲、木香（后下）、苏梗、柴胡、黄芩、黄连各 12g，陈皮 6g。水煎服，每日 1 剂。

二诊：服药 1 周，胃胀减轻，胃纳增进，大便成形，舌苔白略腻。上方去黄连，加五灵脂 15g，三七末 3g（冲），调治月余，诸症悉除，精神体力转佳。

按：梁老认为，萎缩性胃炎之胃脘疼痛，多为瘀滞所致，故治法上宗辛香理气、辛柔和血之法，常用自拟加味金佛止痛方，以郁金、佛手、延胡索、五灵脂、蒲黄、三七、血竭等行气活血药。借辛通之性以促气血运行，消散胃络瘀血，使络通痛止。对顽痛难愈者，还可酌情加用三棱、莪术、䗪虫等破血逐瘀药，以加强活血通络止痛。另外，梁老认为本病还有虚的一面，因实致虚，又由虚致实，形成虚实夹杂。因此，梁老治本病在"通"的同时，必施补法，寓补于通，通补兼施。本病以阴虚为多，常表现为口干、舌苔少或无，脉细。故常选用沙参、麦冬、石斛、白芍、玉竹、乌梅、五味子等以生发胃阴、濡润胃络、缓急止痛。对于舌质红干，口干甚者还可用生地黄以养阴生津。因阴阳互根，胃之阴津有赖于脾气健运才得以生化，故梁老常加用太子参、党参或黄芪以益气生阴。梁老治疗本病胃痛之症的常用基本方（沙参、麦冬、白芍、党参、黄芪、郁金、佛手、延胡索），就反映出其辨本病为虚实夹杂，治以通补兼施、行气活血、益气养阴的学术观点。

梁老治疗本病之痞满，在和胃降气的同时，重视健脾益气法的运用，常用黄芪、党参、升麻、柴胡、白术等以升清阳降浊气。脾胃虚寒者可加干姜、吴茱萸等以温中散寒。另外，梁老常配合醒脾运脾法，选用砂仁、木香、枳壳、石菖蒲、陈皮、法半夏等芳香辛散药；或常配伍消食导滞之品，选用鸡内金、谷芽、麦芽、山楂、枳实等，促进脾升胃降，加强疗效。以上之法，乃温补法范畴，仅适用于虚寒之痞满。而萎缩性胃炎之痞满多是病久郁而化热，热可伤津，出现胃脘痞满、疲倦纳呆、口苦而干、舌质淡而苔微黄腻等寒热错杂、虚实互见之证候，梁老效法仲景诸泻心汤，用温清并用法。在配伍清热药方面，常选用柴胡、黄芩、黄连、蒲公英、人工牛黄等。梁老认为，本病郁热多在气滞血瘀、脾胃虚弱的基础上产生，过用苦寒之品势必损伤脾胃，治疗应在行气活血，健脾益胃的前提下使用清热药，且要适可而止。梁老治疗寒热错杂之痞满常用方组成：党参、白术、木香、枳实、法半夏、陈皮、柴胡、人工牛黄、鸡内金。临床实践证明，单纯较长时间使用清热解毒药，虽可清除慢性胃炎的幽门螺杆菌，但因其损伤脾胃而降低病人接受治疗的顺从性，而结合运用扶正补益药，则不但减少单用清热解毒药的弊端，还可提高临床疗效。

（4）阴虚腑实夹瘀

丁光迪案：慢性萎缩性胃炎

魏某，男，64岁，离休干部。

胃痛多年，确诊慢性萎缩性胃炎亦已4年。近年又患慢性结肠炎。时常胃脘作痛，脘腹痞胀，喜得温按，口作干，纳尚可，但乏味，大便艰行；唯得大便后，则脘腹痛胀均减。前医用养阴和胃止痛方法，药后胃痛见轻，但脘腹痛胀依然，嗳与矢气不畅，大便仍然难行。舌质嫩红，无苔，脉见细滑。分析病情，证属胃气郁滞，脾约津伤，虚中有实，升降失调。治以通降法，行气顾阴，取六腑以通为补之义。方从脾约、麻子仁丸加味，改丸为汤，荡涤中焦。

处方：火麻仁泥10g，桃仁泥10g，白芍15g，制大黄5g，川朴5g，焦枳实10g，北沙参15g，麦冬15g，陈皮5g，炒川楝子10g，醋炒五灵脂10g，炙蛴螬虫10g。5剂。

药后平平，又服5剂，嗳与矢气畅行，脘腹胀减，又进5剂，其间得大便顺下，甚畅，胃痛大减，纳谷转香，自感一身轻松。舌布薄白苔，口中亦和，效议出入。原方去大黄、川朴、陈皮，枳实减5g；加炙甘草4g，全瓜蒌15g（杵），炒青皮5g。5剂。

服完上药，自觉平善，停药数天，又加小劳，旧病复发，胃痛腹胀又至，大便不行。再服第一方，连用 1 周，诸症均解，并得熟寐，痛胀全除，再为调理巩固，康复出院。

胃痛诊断为慢性萎缩性胃炎、胃窦炎，临床日见增多；而并发慢性降结肠炎，并不多见。此证抓住升降失调，治以通降法，兼顾行气养阴，取得疗效。方中以脾约丸为主，减朴、黄之量，是缓其攻势；增沙参、麦冬，是资水行舟。又加陈皮、川楝，行气利其升动；五灵脂、蜣螂，活血助其下降（因为多年痛胀，气滞必有络瘀，所以参用活血药；杏仁亦改桃仁。同时血药多，亦能润下）。总之，还是在脾约的养阴与通降两个方面设法的。

此例病经反复，用此方仍然获效，足证方药是符合病情的。胃痛一经检查诊为慢性萎缩性胃炎的，临床常用养阴和胃止痛方药，有效有不效；不效的，大多是套用成方，欠于过细的辨证选药；而养阴又多取甘凉和酸甘之药，反而遏抑胃气，病情亦见复杂。即使宜用养阴之药，余每先虑阴柔凝重之嫌，多伍以辛通和降之药，取阴凝非阳不化；胃气非降不通之义，较为妥当。总之，治疗胃痛，要考虑以通为补，胃气以下行为顺的大原则。

（5）气阴两虚夹瘀

案 1　邓铁涛案：浅表性萎缩性胃炎

吴某，女，47 岁。1978 年 3 月 9 日初诊。

患胃病 30 余年，近 3 个月加剧，纳呆消瘦，间歇性，呕吐，于某医院做纤维胃镜检查诊断：浅表性萎缩性胃炎及十二指肠球炎、胃下垂。经治疗未见好转。入本院后经补液、解痉止痛、镇静、消炎等治疗，呕吐止，继以助消化药后渐好转，能进半流质食物，但每日进食只一两左右，故体重仍在下降，几个月来共减重 12kg。于 3 月 9 日来诊。诊见面色黄滞少华，唇暗，舌暗嫩、有齿印、舌边有瘀点瘀斑，苔剥近于光苔；只于舌根部尚有疏落之苔，脉左弦细，右虚寸弱尺更弱，低热，大便 7 天未行，背部夹脊有多处压痛点。此乃气阴大虚，胃失煦养，血失鼓动，瘀阻脉络之候。治宜补气健脾和胃，养阴救津，佐以活血通络，兼退虚热。

处方：太子参 24g，云苓 12g，怀山药 12g，石斛 9g，小环钗 9g，丹参 12g，鳖甲 30g（先煎），麦芽 18g，甘草 5g。

另：参须 9g，每周炖服 1 次。7 剂。

二诊：1978 年 3 月 15 日。低热退，精神较好，食量稍增，唯大便尚秘结难排，面色由黄滞转稍有润泽，唇暗，舌嫩色暗，苔薄白（中根部），舌边见瘀斑，脉右细弱，左细而弦，稍沿缓。病有起色，治守前法。

于前方中加白术 9g，大麻仁 18g，另炖服参须 9g，每 5 天一次。

三诊：1978 年 3 月 22 日。又见低热，开始有饥饿感，大便仍靠开塞露始能排出。舌嫩胖色暗，舌边有瘀斑，苔薄白润，脉缓细弱，右稍弦。

处方：太子参 30g，云苓 12g，怀山药 18g，石斛 18g，小环钗 9g，丹参 15g，鳖甲 30g（先煎），麦芽 18g，百合 15g，甘草 4.5g。

另：炖服参须 9g，每 4 天一次。7 剂。

四诊：1978 年 3 月 29 日。头痛头晕，月经来潮已 3 天，翌日将净；胃纳转佳，每餐能进半两米饭，唇暗稍淡，舌暗嫩，瘀斑稍减少，苔薄白，尖部少苔，脉细数，右稍弦。

照上方加百合 24g、炙甘草 6g，去丹参（因月事未完），并嘱从第 4 剂起加丹参 18g，百合加至 30g，连服 10 剂。仍 4 天炖服参须 9g，1 次。

五诊：1978 年 4 月 12 日。体重比入院后最低时（41kg）增加 3kg 多，有饥饿感，面色转好，面部较前饱满。舌暗，白苔复长，舌边瘀斑减少，脉细稍弦。

处方：太子参30g，云苓12g，怀山药18g，小环钗18g，龟板30g（先煎），百合30g，素馨花15g，麦芽30g，丹参18g，大枣4枚，炙甘草6g。7剂。

六诊：1978年4月18日。病况继续好转，4月15日做纤维胃镜检查：慢性浅表性溃疡（已非萎缩性胃炎）。活检亦为慢性炎症细胞。舌质淡暗，苔薄白（全舌有苔），舌边瘀斑缩小，脉缓稍弦。

处方：照上方小环钗改为15g，百合24g，丹参15g。共服半个月。

七诊：1978年5月3日。患者自觉良好，每天可食三四两米饭，面色转润，颧部仍暗。唇淡，舌质淡嫩，有瘀斑，但色变浅，苔薄白，脉左细右稍弦。

处方：太子参30g，黄芪15g，云苓12g，白术9g，怀山药18g，龟板30g（先煎），小环钗12g，丹参15g，麦芽30g，大枣4枚，甘草5g。

病者带药出院，继续到杭州疗养半年后恢复工作。追踪观察至今7年余，未见反复。

案2　梁乃津案

李某，男，93岁。

患者3天前无诱因下出现排黑色烂如柏油样大便，每天2～3次，每次约小半碗，伴头晕目眩，神疲乏力，面色㿠白，口干甚，胃纳差，舌暗红，苔黄干，脉细数。检查血压97/67mmHg，腹平软，剑突下压痛，肠鸣音亢进，化验大便潜血（+++），血红细胞$2.8×10^{12}$/L，血红蛋白82g/L。纤维胃镜示胃体上部后壁见1个1.2cm×1.2cm的溃疡，表披腐苔，周围充血肿胀，少许渗血。病理活检为胃体慢性溃疡。中医诊断为便血。辨证为胃阴不足夹痰，瘀热损伤胃络。治以养阴畅血，凉血止血。

处方：生地黄、地稔根、紫珠草各30g，玄参、麦冬、茜根、海螵蛸各15g，大黄6g，三七末3g（冲）。

二诊：连服3剂，大便转黄色条状，口干减轻，但仍疲倦乏力，面色苍白。

改方为太子参30g，沙参、麦冬、石斛、海螵蛸、郁金、延胡索、佛手、白芍各15g，阿胶20g（烊），三七末3g（冲）。

后以此方加减调治2个月，精神胃纳佳，面色转红润，大小便正常，复查胃镜为胃溃疡愈合期。

按： 在补法中，梁老常用李东垣的升阳补气法以健脾益气，方用补中益气汤加减，重用黄芪、党参；用叶天士的甘凉润燥法以养阴益胃，方用沙参麦冬汤加味，酌加石斛、玉竹。在通法中，梁老认为气滞血瘀之标，多继发于脾胃虚弱。故治气虚致瘀滞者，通过温补脾胃，振奋元气，可畅通气机，推血运行，甘温益气寓于行气活血之内；治阴虚致瘀滞者，则通过甘凉阴柔，滋润增液，可生发胃阴，濡畅胃络，寓滋阴养胃于润降畅血之中；对于气滞血瘀重症，这些补虚行气化瘀法尚不足用，还要兼以行气活血，标本同治。在选理气药方面，梁老常选用入肝经、辛散苦降且能行血中之气药，如郁金、延胡索、香附等；若因脾胃升降影响中焦气机出入，对脾虚下陷者加柴胡、升麻等以升清，对胃失和降者加橘皮、法半夏等以降浊；因气郁日久而化热者，则加柴胡、黄芩以清郁热。在选活血药方面，除常用行气活血药郁金、延胡索外，还根据血瘀寒热属性选用药物。如瘀热者，选赤芍、牡丹皮，阴虚内热配生地黄、玄参等；血瘀寒凝者，用川芎、五灵脂等；脾胃虚寒配桂枝、干姜等。因三七、血竭较为平和，祛瘀且止血，故临床最常用，特别是伴黑粪者。若溃疡面积大，恐有癌变者，则要祛瘀解毒，选加三棱、莪术、蒲公英、半枝莲、重楼等。梁老认为行气活血清毒之法，一定要在健脾养胃的前提下酌情选用，扶正以祛邪，祛邪不伤正。

3. 痰瘀交阻

案 1　朱良春案：胃溃疡

李某，男，26 岁，工人。1976 年 5 月 10 日初诊。

胃小弯溃疡病史 2 年，经常疼痛，以往西医用解痉制酸药后，能迅速止痛，但此次胃痛月余，服西药效不佳，大便隐血试验（+++），脘痛拒按，时泛酸水。舌质淡红，右手关脉滑，尺脉弦。久痛入络，瘀血内阻，脉右关弦滑，则是痰浊阻于胃络之征，治当化瘀消痰，以冀速效。

处方：炒延胡索、竹沥半夏、象贝母各 12g，五灵脂、化橘红各 9g，三七粉 2g（冲服），血余炭 3g（冲服），凤凰衣 1.5g，生瓦楞 18g，徐长卿 15g。4 剂。

服完后，胃痛已止，大便颜色转黄，隐血试验阴性。

按：方中延胡索、五灵脂理气行瘀止痛，三七粉、血余炭、凤凰衣有化瘀止血定痛，修复溃疡之功；半夏、贝母、橘红化痰通络，生瓦楞善消老痰瘀血，制酸止痛，徐长卿善止胃痛。朱师说："胃痛久治不愈，应考虑痰瘀并病，痰瘀同治，每收奇功"。推求师意，盖胃痛初病在经，久痛入络，而痰瘀互阻，则是久痛之症结所在，故亟宜消痰行瘀，通则不痛矣。

案 2　徐景藩案：慢性浅表性胃炎

患者韩某，女，54 岁，职工。1993 年 7 月 1 日初诊。

主诉：咽中不适，如有物阻 4 个月，胸骨后隐痛 1 个月。

病史：患者于 4 个月前起病，咽中不适，如有物阻，有痰不易咯出。曾去耳鼻咽喉科诊查，谓慢性咽炎，经服药及含片等治疗，效果不著。每于情志不畅时症状加重。近 1 个月来胸骨后隐隐作痛，吞咽并无困难，饮食尚可，口干而饮水不多。大便正常，夜寐欠佳。近经某医院内科诊治，胃镜检查谓慢性浅表性胃炎，有少量胆汁反流。前后数月内已服西药不少，症状仍然，且有加重之感，乃来院诊治。

诊查：面色无明显病容，舌苔薄白，舌质淡红，脉细弦。咽弓轻度充血，两侧扁桃体不大，心肺（-），上腹无压痛，肝脾不大。心电图示窦性心律不齐。X 线食管钡餐检查未见异常。

临床分析：本例据症似属"梅核气"。病位在咽管上段，病机系痰气交阻，治当理气化痰，可以半夏厚朴汤为主方。经百日未得改善，兼有胸骨后隐痛，痛位较固定，可能由于气郁日久而血行不畅。吞咽无困难，饮食无噎塞感，故尚无噎膈的诊断依据。从胃镜检查而论，患者有慢性浅表性胃炎。胃与食管相连，报告中有"少量胆汁反流"，胆汁既可反流至胃，也有可能从胃部再反流至食管。胆汁属碱性液，对胃与食管黏膜均可引起损害。"胆随胃降"，胃以降则和。目前虽未见食管炎症征象，但不排除反流性胃食管病变。治法拟在理气化痰之中，佐以行瘀，再加降逆之品，亦属妥善之举。

处方：苏梗 10g，厚朴 10g，法半夏 10g，炒枳壳 10g，云苓 15g，赤芍 10g，白芍 10g，木蝴蝶 6g，刀豆壳 20g，柿蒂 10g，威灵仙 10g，川通草 3g，生姜 3g，生甘草 3g。

每日 1 剂，2 次煎，分 4 次服。

此方服 7 剂，咽中不适减轻，每日咯出痰液 3～4 口，胸骨后隐痛亦见缓，一昼夜中仅痛 1～2 小时，程度减轻。续服 7 剂，症状进一步改善。乃于原方中去厚朴，改用厚朴花，法半夏改为 6g，去威灵仙、生姜，加麦冬 15g。再服 10 剂，诸症渐消失。以后处方用厚朴花 6g，麦冬 15g，生甘草 2g，木蝴蝶 3g。每日 1 剂，开水泡闷后代茶饮服，历月余颇安，症状未见反复。随访 8 个月，笑谢平安。

按： 食管古称"咽系"，为"胃之系"。《医贯》载："咽系柔空，下接胃本，为饮食之路。"不仅说明食管的解剖特征，还指出其具有"柔空"的生理特点。据有些解剖生理书籍所述，食管的肌纤维和神经分布在人群中各有微细结构的差异。《金匮要略》早有"妇人咽中如有炙脔，半夏厚朴汤主之"的记载。以"妇人"为多，病因以饮食不当，特别与情志不畅及体质有关。《圣济总录》描述其症状谓"咽喉噎闷，状如梅核"，后世遂有"梅核气"之名。此症一般有属食管功能障碍者，有属食管上段炎症者，因常伴有慢性咽炎，故食管疾患之诊断易被忽略。慢性咽炎患病者在成人中十之八九，男多于女，而食管功能障碍引起"咽中如有炙脔"，却以妇人为多，此中机理，值得进一步研究。

本例患者继而出现胸骨后隐痛，经检查排除心脏、纵隔疾患。结合胃镜所见，推测可能是食管功能障碍又加轻度炎症，胃、食管反流性病变引起的症状。按中医学理论分析，痰气交阻，血行不畅，病久入络，然以痰气郁结为主。痰气能得消散，气行血行，其疾自瘳。加"降逆"之法，降胃气，降胆，防气逆，符合"胃宜降则和"之原则。

立方选药，半夏厚朴汤全方诸药俱用。唯用苏梗而不用苏叶，余意"梗能主中"，行气而宽胸利膈，疏调肝气而和胃气，对食管病、胃病，苏梗疗效优于苏叶。

方中木蝴蝶利咽疏肝，枳壳和胃理气。通草宣通，威灵仙走而不守，宣通十二经络，与赤芍相配，行瘀通络。历来常用威灵仙治骨鲠在咽，其实际上也是治疗食管疾病的常用良药。

胃气上逆而致呃逆者，有用柿蒂、刀豆子之方，此例虽非呃逆，在临床分析中已言及防其胆汁反流，故降逆之法甚为必要。除半夏、枳壳以外，个人经验常加柿蒂与刀豆壳，以壳代子，更兼理气之功，二味虽非主药，却是本方之特点之一。

药既取效，减厚朴、半夏之辛燥，加麦冬以"润燥相合"，以后改用厚朴花等泡服代茶，巩固其效，方便服用。至于初诊所嘱每日 1 剂，2 次煎，分 4 次服，乃宗《金匮要略》半夏厚朴汤"日三夜一服"的方法。此方此症，必须增加服药次数，以增药效，一日 4 服之效确实高于一日 2 服，已历试不爽。

（三）特殊医案

1. 肝肾亏虚

施今墨案：消化性溃疡

齐某，男，42 岁。

13 岁起即患胃酸过多之病，中间曾一度好转，约有 10 余年未犯，近几年来病势又渐发展，腰痛，胃病，大便燥结，劳累过度大便检查即有潜血，曾经医院诊断为消化性溃疡。舌淡苔白，脉沉弦而细。经云："肾主二便，大便难者，取足少阴"。腰为肾之府，肾虚则腰痛。泛酸责在肝，肾为肝之母，标在胃肠而本在肾虚。故因证用药，益肝肾为法。

处方：鹿角胶 6g（另烊化兑服），陈阿胶 10g（另烊化兑服），黑升麻 5g，山萸肉 12g，火麻仁 15g，黑芥穗 5g，川杜仲 10g，生地炭 15g，鸡血藤 15g，炒续断 10g，熟地炭 15g，杭白芍 18g，酒当归 10g，炒枳壳 6g，淡苁蓉 10g，炙甘草 10g。

二诊：服药 10 剂，腰痛好转，大便正常，食欲渐增，服药后腹中鸣，其他无变化，仍依前方增加药力。

处方：川杜仲 10g，黑升麻 5g，生地炭 18g，川续断 10g，黑芥穗 5g，熟地炭 18g，二仙胶 15g（另烊化兑服），淡苁蓉 15g，山萸肉 12g，杭白芍 10g，当归身 10g，炙黄芪 18g，炒枳壳 6g，漂白术 6g，炙甘草 10g。

三诊：服药 10 剂，诸恙均除，时届深秋，天气稍凉，只觉腹中时鸣，仍依前方增损药味为治，以期巩固疗效。

处方：故纸炭 10g，二仙胶 15g（另烊化兑服），甘枸杞 15g，川杜仲 10g，生地炭 18g，当归身 6g，炒续断 10g，熟地炭 18g，炒枳壳 6g，胡桃肉 30g，山萸肉 12g，炙黄芪 18g，炒建曲 10g，漂白术 6g，炙甘草 10g。

四诊：服药 10 剂，已完全恢复正常，期内离京返闽，要求丸药常服，巩固疗效。

处方：按二诊处方将药量加五倍为蜜丸，每丸重 10g，早、晚各 1 丸，白水送服。

按： 历诊方药青娥丸，治腰痛；二仙胶通督任；甘枸杞补冲督之精血；山萸肉，固阴补精。并化裁养血润肠丸以通便润燥，芪、术、炙甘草益气补中，此案本属消化性溃疡病，而施师立法用药着重于肾，诸症逐渐缓解。胃病治肾而愈，体现了中医辨证施治之特点。

2. 胃病郁证

徐景藩案

江某，女，40 岁，工人。1993 年 11 月 17 日初诊。

主诉：胸闷短气，不思饮食，胃中抽动 5 个月。

病史：5 年前曾患胃痛隐隐，经多次服药，症状基本缓解，但不时仍小有反复。5 个月前因情志不畅，郁而不伸，遂致胸宇窒闷，短气，善叹息，不思饮食，无饥饿感，进食甚少，饮水亦少，胃脘部常有抽动感，无规律，神疲乏力，体重逐渐减轻。2 个月来休息在家，屡经治疗，效果不著。已婚，生育 1 次，人工流产 5 次，半年来经期稍衍，经量较少。

诊查：面色少华，舌质淡红，舌苔薄白，脉细弦。心肺无异常体征。上腹无压痛，肝脾未触及。胃镜检查示轻度浅表性胃炎、Hp（-）。胸部 X 线检查及心电图均无明显异常。

临床分析：病人自觉症状显著，缘情志因素诱发。胸闷短气而善叹息，上腹抽动，食欲不振，饮食减少约 1/2，以致乏力、体力不支，但无胸痛、咳喘、胃痛、胁痛等症，诊断似属郁证。胸廓心肺，肺主一身之气，辅心主血，肺气膹郁，其因有外感、有内伤，患者一直无寒热、咯痰等症，外感可以排除。内伤之因，良由肝气郁滞，影响升降功能，以致肺气不畅，故见胸闷短气而善叹息。胃气不振，不思饮食，进食减少，胃中有抽动感，亦可能由于肝郁而致，肝气易犯中土，肝胃相邻，胃腑首当其冲。总其关键，良由肝气郁滞所致。

治法当以疏肝解郁为主。宗经旨"肝苦急，急食甘以缓之；肝欲散，急食辛以散之"，选用甘缓、辛散之剂为主。

处方：川百合 30g，炙甘草 5g，淮小麦 30g，大枣 7 枚，广郁金 10g，合欢花 15g，佛手片 10g，薄荷 3g（后下），橘皮 6g，橘叶 15g，娑罗子 10g，全当归 10g。

每日 1 剂，2 次煮服。服后平卧约 1 小时。

此方服后，自觉有气从上腹上行至胸，颇觉舒服。3 剂后胸闷短气即有改善。药服 7 剂胃中抽动减少，饮食渐增。乃去薄荷，加谷芽 30g。再服 14 剂，诸症基本消失，饮食渐接近正常，精神好转，恢复工作。随访 3 个月，生活工作均正常，恙未复作，1 年后路遇，谓一直良好，未服药。

按：郁证在临床上颇为常见，尤以妇女为多。症状表现不一，可及头面、躯体，内脏以上焦中焦为多。其特点之一为起病或加重与情志因素关系明显；其二为各种理化检查，明显阳性者较少，以影响脏腑功能为主。医者诊视此类病证，既应重视药物选治原则及处方用药配伍，且须关心开导，予以同情、慰藉。因郁证经久不愈，有的可从功能导致器质疾患，诚如《临证指南医案·郁》所述"郁痨沉疴"之证。

甘缓、辛散，乃治郁证之大法，甘而不能温，不可甘而滞气，辛亦以微辛为度，勿过用辛温。患者曾经他医诊治多次，有投参、芪，有用干姜、桂枝，病人服后均甚不适，症状不但无改善，反而加重。上方由百合汤、甘麦大枣汤、解郁合欢汤等复方加减组成。百合、甘草、小麦、大枣均属甘缓而养心神之品，百合补气而利气，心神与肺气得养，利于郁气和缓。郁金、佛手、橘皮、橘叶均属微辛之品，善行气而开郁。薄荷辛散，逍遥散即用此药以疏达气机。娑罗子微辛微温，行气而宽胸膈，且能宣通肺络心脉，当归甘、微温，入血分，养肝血而利于他药行气散郁，此二药同属佐药。全方药味不甚苦，以疏郁理气为多，兼以养心养胃、补神利肺宁心，服药调治后，症状逐渐改善，恢复健康，于此可见中医药治疗之优越性。

叶桂十分重视郁证的诊疗，从《临证指南医案》所列 38 例、43 案内容，亦可初步窥见一斑。郁证临床表现不一，或诸窍失司，心神失常，或脾胃受损，络道不通，治郁贵在条达宣畅，养其心神，所列"用苦泄热而不损胃，用辛理气而不破气，用滑润濡燥涩而不滋腻气机，用宣通而不揠苗助长"的用药法度和经验，甚为确切、可贵。故在日常诊疗工作中，学前人经验，析患者病因病机，融会贯通，知常达变，构思灵巧，可取事半功倍之效。

3. 溃疡病并发出血

梁乃津案

马某，女，74 岁。

患者有 20 多年胃脘痛史，开始多空腹作痛，近来疼痛呈持续性，固定拒按。近周出现排黑色大便，呈条状，量不多，每日 1 次，伴见面色晦暗，胃脘痛，口干苦，舌暗红有瘀点、苔薄黄，脉细涩。查血压正常，血红细胞总数 2.69×10^{12}/L，血红蛋白 80g/L，大便潜血（++）。胃镜示十二指肠球部见直径 1cm 大小的凹陷性溃疡，披厚腐苔，周边充血肿胀明显。中医诊断为便血、胃痛。辨证属胃络血瘀，血不循经。治以收涩止血，消瘀行气。

处方：白及粉、三七末各 3g（均冲服），珍珠层粉 2 支（冲服），大黄、郁金、延胡索各 10g，生地黄、紫珠草各 30g，海螵蛸、茜草根各 15g，血竭 5g。水煎服，每日 1 剂。

二诊：服药 3 剂，便血止，胃痛除。1 周后复查血常规红细胞 3.63×10^{12}/L，血红蛋白 112g/L。

按：梁老认为中医最强调辨证施治，对于便血色黑，量不甚多，迁延多天、出血后胃痛仍不止，舌质暗或有瘀点（斑）者，应结合活血化瘀法治疗。所选之药，应为活血祛瘀又能止血之品，如三七、血竭、茜草根、蒲黄、云南白药等，而不宜选用活血动血之川芎、红花、桃仁等。此外，因瘀血可阻滞气机，气机壅塞又加重血瘀，两者相互影响。故梁老消瘀止血时宗唐容川"以散气为止血之法"，适加行气之品，选用枳壳、郁金、延胡索、佛手等，但量不宜多，选一二味足矣。

4. 组方独特

章次公案

李某，男。

患胃病已 8 年，多作于食后 3 小时许，得食可稍缓，曾有黑粪史。辨证：其为溃疡病。殆无疑义。

处方：凤凰衣 30g，玉蝴蝶 30g，轻马勃 20g，象贝母 20g，血余炭 15g，琥珀粉 15g。

共研细末，每服 2g，一日 3 次，食前服。

患者经钡餐造影确诊为复合溃疡，共服上方 2 剂，复查龛影消失而告痊愈。

按： 本方是一张很别致的治疗溃疡的经验方，效果好，价廉，值得进一步研究和推广。凤凰衣有养阴清肺之功，除善治久咳、咽痛失音外，还可用于颌下淋巴结结核溃疡不敛。它是先生治疗溃疡病的常用药。玉蝴蝶功擅润肺疏肝、和胃、生肌，除治咳嗽、音哑外，又善治肝胃气痛、疮口不敛，还有补虚、宽中、促进食欲之功。其与凤凰衣同用，起协同作用。马勃长于清肺利咽、解毒止血，又可疗疮。象贝母具有清热泄降、医疮散结之功，对于溃疡病之胃痛吞酸者尤为适宜。琥珀不仅为镇惊安神药，而且有化瘀止血、疗疮散痛作用。血余炭主要有消瘀止血作用，与琥珀同用，治溃疡病出血极佳。本方虽药仅六味，但从辨证与辨病相结合的角度出发，可谓老药新用，而又丝丝入扣，颇能启发后人。

三、辨证用药规律探讨

以慢性胃炎为例，探讨其辨证用药规律。

案 1　徐景藩案

王某，女，44 岁。患者食后上腹发胀，嗳气、矢气则舒，大便不畅，属于气胀实证，治以理气通降为主。方中苏梗、枳壳、香附、陈皮、木香、乌药、槟榔、降香、佛手理气通降。理气首选苏梗，"凡顺气诸品，惟此纯良"，枳壳降气。患者夏暑症状最轻，气候转冷之时，入秋会胀痛加重，所以用药要偏温，如乌药、降香、木香等。二诊时症状改善，可减少温燥药物。方中还用到了疏理肝气的香附和佛手，患者并没有与肝有关的症状，可见是通过疏理肝气来加强梳理脾胃气的效果。患者 Hp（＋），对此，中医清热解毒，清利湿热药物有效，方中石见穿清热解毒，可针对 Hp（＋）。白芍、炙甘草健脾养胃。其中白芍一方面可以和胃养阴，另一方面又可以制理气药物的温燥之性。

案 2　盛国荣案

卢某，青年，未婚。患者有十二指肠淤积的病史，曾经出现过黑粪。现色苍白，精神疲乏，形体消瘦，无规律性隐痛，饱食后甚，腹胀欲呕伴吐酸水，小便短少，大便干结，舌红少苔，脉沉细弦。证属肝郁气滞，横逆侮土，兼有阴津不足，治以疏肝解郁，和中理气，兼顾阴津。

患者肝郁气滞，用柴胡、佛手疏肝理气，菜豆壳、陈皮、砂仁调气畅中；伴有呕吐酸水，加代赭石来降逆止呕；大便干结，用枳壳通腑降气。兼有阴津不足，用沙参、怀山药、甘草养胃阴。凤凰衣是在鸡蛋壳内附在表面的一层软膜，以膜护膜，患者之前出现过内出血，所以用凤凰衣来保护黏膜。茯苓利水，针对小便短少。二诊时口干、大便干结，加槟榔、川连清热导滞。

案 3　徐景藩案

叶某，女，43 岁。患者有胃下垂、胃窦炎，胃脘痞胀，食后甚，嗳气则舒，食饮皆少，晨起恶心，大便 2 日一行、微溏。证属肝郁气滞，胃气不和。治法宜疏肝解郁，理气和胃降逆，方选柴胡疏肝饮、解郁合欢汤加减。

患者食后甚，嗳气则舒，属气胀实证，选用苏梗、枳壳、香附、橘皮、法半夏、石菖蒲等药理气通降。起病与症状加重均与情志不畅有关，加佛手、合欢花、郁金疏肝解郁；晨起恶心，加代赭石降逆止呕；食饮皆少，加鸡内金消食导滞；白芍发挥和胃养阴和制燥之效。患者有胃窦炎症，用石见穿来清热解毒消炎。患者虽有胃下垂，但无脾虚气陷的症状，且服"补中益气"丸剂及汤剂后，胃脘痞胀尤甚。因此，不用补气升阳的方法，仍以通降胃气为主。

案 4　董建华案

唐某，女，46 岁。患者胃痛拒按，闷胀不舒，嗳气，大便干结，时矢气，带多色黄，尿黄灼热，口干而苦，食欲不振，肢倦，舌质红苔腻中心稍黑，脉细滑而数。证属湿热壅滞脾胃，升降失司。治宜清热化湿，理气导滞。

患者胃痛拒按，属实证，用苏梗、香附、陈皮、枳壳、砂仁等药理气通降。大便干结，带多色黄，尿黄灼热，口干而苦，舌质红苔腻中心稍黑，脉细滑而数，患者湿热明显，加上三黄泻心汤来清利湿热，通腑降气；黑苔化尽之后去掉大黄。食欲不振，用神曲消食导滞。桑枝疏通经络，又兼条达肝气，加强理气效果。胃痛缓解之后，改用异功散。异功散以补益为主，患者肢倦，有气虚的表现，但是在胃痛比较重的时候，先以疏通为主，到胃痛完全缓解，再加上补益的药物，这也就体现了胃以通为补的思想。

案 5　丁光迪案

何某，男，35 岁。近来天气阴湿，患者胃脘痛胀，不喜按，得嗳气则舒，大便溏薄，小便滞涩，小便畅利则舒；纳谷不香。

患者因为近来天气阴湿，胃脘胀痛骤加，属于《临证指南医案·脾胃》之"脾阳不足，胃有寒湿"，所以此患者就以治脾为主。用五苓散健脾祛湿，陈皮、藿香理气祛湿。方中白术改为苍术，祛湿效果增强，扶正力减弱，可见在痛重时以祛邪为主，扶正特别是补气要尽量少用或不用。痛胀消失，才加用党参、白术健脾益气。患者大腹小腹有坠胀感，是气陷的表现，所以理气的药物就不是以降气为主了，改用柴胡、川芎、藁本来升阳举陷；患者得嗳气则舒，属于气滞的实证，同样要理气来导滞，本案升阳除湿与五苓散结合疏理气机，不是通过理气药物、降气药物来实现的。这就是跟前面医案的不同点。

案 6　岳美中案

胡某，男。患者心下有膨闷感，饱食后嗳生食气，腹中常雷鸣，符合仲景生姜泻心汤证的"干噫食臭""心下痞硬""腹中雷鸣"。案中未提到舌脉，故本案是用方证辨证。

方中温通的半夏、生姜、干姜与苦寒的黄连、黄芩配合，通过寒与温的对撞来达到疏畅气机的效果，此即辛开苦降法。党参、炙甘草、大枣是益气和中的。

案 7　徐景藩案

孙某，男，41 岁。患者上腹冷痛，空腹餐前疼痛，得食稍可缓解，喜暖，喜按，上腹辘辘有声。有息肉一枚，已行摘除，舌质偏淡，舌苔薄白，脉细弦。痛位固定，证属寒凝气滞，久痛入络，饮停中脘，治以温中化饮，行气活血为法。

患者上腹冷痛，喜暖喜按，故用药要偏温，除用香附、延胡索、木香等理气止痛外，还用到了温里散寒的高良姜、荜澄茄、桂枝温通经络。患者做过息肉摘除术，疼痛部位比较固定，久痛入络，所以加五灵脂疏通血络。患者上腹辘辘有声，胃有停饮，中焦有饮，用苓桂术甘汤温中化饮，又配合丁桂散外敷，温敷中脘。

案 8　徐景藩案

赵某，男，50 岁。患者胃脘部痞胀嘈杂，患球部溃疡、慢性胆囊炎，并有黑粪史。不知饥，进食减少，得食后饱胀，须少食、多行，渐而感觉上腹有"板滞不通"之感，嗳气不遂，得矢气则舒，心烦神倦，体重亦减轻。舌质淡红，舌苔腻，边白中黄，脉稍弦。诊断为胃痞、嘈杂。既有气滞，又有湿热浊邪，久羁不去，治以清热化浊行气为法。

患者中焦气机结滞的情况比较重，甚至出现了"板滞不通"之感。所以在理气通降导滞的基础上又加上了黑丑、通草和五灵脂加强理气的效果。五灵脂与香附、黑丑合为"五香丸""灵丑散"，擅于泄浊，又加上通草通达宣畅。舌苔腻，边白中黄，显示中焦湿热，加川连清热燥湿；进食减少加麦芽消食导滞；白芍、炙甘草健脾养胃。

案 9　徐景藩案

韩某，女，54 岁。患者咽中不适，如有物阻，胸骨后隐痛，少量胆汁反流，舌苔薄白，舌质淡红，脉细弦。症似属"梅核气"，病位在咽管上段，可以半夏厚朴汤为主方。兼有胸骨后隐痛，痛位较固定，气郁日久而血行不畅。胃与食管相连，报告中有"少量胆汁反流"，胆汁属碱性液，对胃与食管黏膜均可引起损害。"胆随胃降"，胃以降则和。目前虽未见食管炎症征象，但不排除反流性胃食管病变。治法拟在理气化痰之中，佐以行瘀，再加降逆之品。

苏梗、厚朴、法半夏、枳壳、茯苓、木蝴蝶降气化痰，柿蒂、刀豆壳降逆气，针对胆汁反流。病位在食管，威灵仙是治疗食管疾病的常用良药，可以治疗骨梗在咽，加上威灵仙，一方面来疏通，另一方面切合病位，通草宣通，赤芍活血通络，患者无水饮、瘀血，加上通草和赤芍增强行气效果。

规律探讨

以上医案中，理气通胀的药物用得特别多，所以理气通降就是慢性胃炎的最主要的治法。

除了理气通降之外，健脾养胃药物用得也不少，但是不是特别明显。常用白芍、炙甘草，有阴虚加沙参、山药等，有食滞加麦芽、山楂、神曲等，有气虚一般不补气，待病情缓解之后，再改用健脾益气之法。所以理气通降药物用得特别多，用药的力度特别大，但是在扶正方面用得特别小心谨慎，所以补养正气是一个辅助的方法。其他属对症处理，有炎症，加清热解毒药；有呕吐，加降逆止呕药；有湿热，我们就加清利湿热药。中间三个医案与脾的关系比较密切，如丁光迪案有坠胀感，用升阳举陷法，岳美中案用很多温中的药物，徐景藩案有温里散寒的药物，这些都表明胃有寒湿的情况。但因为慢性胃炎病位在胃，所以治疗上还是符合慢性胃炎的基本规律。

小结

由此可以得出来慢性胃炎的用药规律：一是调理气机，以理气通降为主。因为病位主要在胃，胃主降，所以调理胃气，是以通腑降气为主。在通降胃气时，多用治肝安胃、辛开苦降、活血化瘀药物等来加强治疗效果。二是健脾养胃。慢性胃炎病久会损伤脾胃，要注重健脾益气养阴等扶正治本，但用药宜纯良平和，忌呆补、漫补、壅补。三是对症治疗，制酸、护膜、止痛等。

第九章 痛 经 案

凡在行经前后或月经期出现下腹疼痛、坠胀，伴腰酸或其他不适，程度较重以致影响生活和工作质量者称为"痛经"。痛经分为原发性和继发性两类，前者是指生殖器官无器质性病变的痛经，后者系指由于盆腔器质性疾病如子宫内膜异位症、盆腔炎或宫颈狭窄等所引起的痛经。

本病可以按照中医"痛经""经行腹痛"等辨证治疗。

一、证治源流

痛经病在清朝之前没有一个统一明确的病名，古医书通常称之为"月水来腹痛""经行腹痛""经期腹痛""经痛"等。中医学早在公元 3 世纪已对痛经有了认识，并经历了一个逐步提高和发展的过程。

（一）两汉至隋唐时期：以"寒凝血瘀"立论

有关痛经的描述，首见于《金匮要略》，其论述有"妇人腹中血气刺痛""妇人腹中诸疾痛"及"妇人腹中痛"等，但未明确提出是行经期的腹痛。如《金匮要略·妇人杂病脉证并治》曰："带下经水不利，少腹满痛，经一月再见者，土瓜根散主之。"记述了痛经的症状及治疗，认为痛经以血瘀为主，治宜活血化瘀。

痛经病因学的最早认识和明确记载首见于隋代巢元方的《诸病源候论》，《诸病源候论·月水来腹痛候》载："妇人月水来腹痛者，由劳伤血气，以致体虚，受风冷之气，客于胞络，损冲任之脉，手太阳、少阴之经……其经血虚，受风冷，故月水将下之际，血气动于风冷，风冷与血气相击，故令痛也。"明确提出是月经期的腹痛，并对痛经的证候和病因进行了论述。

孙思邈对痛经记述较详，《备急千金要方·卷第四·妇人方下》有"桃仁散"主要治"月经来绕脐痛，上冲心胸"；另有"治月经往来，腹肿，腰腹痛方"，弥补了《诸病源候论》有证无方的不足。方以活血化瘀温通为主，多用虫类破血药和大黄、桃仁等攻下药，配合使用干姜、蜀椒、桂心等温通药物，较少采用补益药。

此时期虽未出现痛经病名，亦未有详细的辨证，但这些论述为研究痛经奠定了理论基础。

（二）宋、元时期：辨别虚实与气血

陈素庵在《素庵医要》中首次结合腹痛的时间辨虚实及在气在血，如"经正来而腹痛者，血滞也。法当行血和气，宜服大玄胡索散""经行后腹痛者，是气血两虚也。法当大补气血……可服三才大补丸""经欲来而腹痛者，气滞也。法当行气和血，宜调气饮"。

齐仲甫《女科百问》第八问更为详细地谈及痛经形成的机理："或外亏卫气之充养，内乏营血之灌溉。血气不足，经候欲行，身体先痛也。或风冷之气，客于胞脉，损伤冲任之脉，及手太阳手太阴之经，故月水将下之际，血气与风冷相击，所以经欲行而腰痛也。"他认为经络和气血在人体中有重要作用，人体感受寒邪后，经期正气与寒邪交争，所以出现痛经的症状。选用趁痛饮子、温经汤、没药除痛散、撞气阿魏圆、滋血汤和琥珀散等方，病机上虽分虚实，然治疗仍以活血温通为主，少用补益。常用活血化瘀药物有三棱、莪术、当归、川芎、牛膝、延胡索、蒲黄、没药，温经药有肉桂、高良姜、胡椒、小茴香、熟附子等。此外，痛甚而夹滞者，加用玄胡索、五灵脂、青皮、枳壳等理气止痛之品。

陈自明《妇人大全良方》继承了《诸病源候论》关于痛经病因病机的理论，言："夫妇人月经来腹痛者，由劳伤气血，致令体虚，风冷之气客于胞络，损于冲任之脉、手太阳、少阴之经。冲脉、任脉皆起于胞内，为经脉之海也。……其经血虚，则受风冷。故月水将行之际，血气动于风冷，风冷与血气相击，故令痛也。"陈自明在家传及自己临床经验基础上提出了治疗痛经的方药——温经汤、桂枝桃仁汤、万病丸等方药，临床有显著效果。用药仍以温通化瘀为主，多采用当归、川芎、赤芍、牛膝等温和的活血化瘀药，配合桂心以温通经脉，稍加补益之品，很少使用虫类破血化瘀药和攻下之品。

严用和在《济生方》中对气滞血瘀所致的痛经也有记述，如"延胡索汤，治妇人室女，七情伤感，遂使血与气并，自腹作痛，或连腰胁或引背膂，上下攻刺，甚则抽搐。"指出除见腹痛外，还可出现肝郁气滞的典型症状。

朱丹溪提出痛经由气滞、气血虚弱所致，在辨证上以经将行作痛、经来后作痛分虚实。如《格致余论·经水或紫或黑论》提出："将行而痛者，气之滞也。来后作痛者，气血俱虚也。色淡者，亦虚也。错经妄行者，气之乱也。紫者，气之热也。黑者，热之甚也……所以热则紫，甚则黑也。况妇人性执而见鄙，嗜欲加倍，脏腑厥阳之火，无日不起，非热而何？若夫风冷，必须外得，设或有之，盖千百而一、二者也。"《丹溪心法·妇人八十八》亦有："经过后而作痛者，乃虚中有热，所以作痛。经水将来作痛者，血实也，一云气滞，四物汤加桃仁、香附、黄连。临行时腰疼腹痛，乃是郁滞，有瘀血，宜四物加红花、桃仁、莪术、玄胡索、香附、木香。"初步建立辨证论治之体系。

（三）明清时期：辨证论治体系完善

明清时期对痛经有进一步的认识。《普济方》提出痛经的病机是"血与气两不流利"，治法"顺血气，无令蕴滞"。书中首次提出原发性痛经的症状及治疗："治女子忽作小腹痛，月经初来，便觉腹中切痛，连脊间如刀锥所刺，忍不可堪。"戴原礼在《证治要诀》中提出痛经的病机是"血之不调"，"欲调其血，先调其气"，即通过调气而达到调血的目的。虞抟在《医学正传》中提出根据经色辨证及用药注意，如："色淡者亦虚也，而有水以混之也，……紫者气之热，黑者热之甚也。"若"悉指为风冷，而行温热之剂，祸不旋踵"。薛己在《校注妇人良方》中认为："痛经虚多实少，肝脾郁结，在治疗上应重视补益，调理肝脾，常用归脾汤、逍遥散等方。"另外，江瓘在《名医类案》中，首次提出"寒湿搏于冲任而致痛经"。王肯堂在《女科准绳》中提出痛经病机有寒客血滞、气滞血瘀、气血不足、由热转寒，认为痛经虚多实少，肝脾郁结，在治疗上重视补益，并注意调理肝脾，故常用四君、六君、归脾、逍遥等方。《济阴纲目》将痛经分为以下三类：经水将来作痛，为气滞血瘀；经水行腰疼腹痛，为瘀滞夹热；经行以后作痛，乃气血皆虚。赵献可在《邯郸遗稿》中重视疼痛性质的描述，如

"经水来脐腹绞痛，时作时止""经水欲行脐腹绞痛""经水行后腹痛绵绵不止"等。

张景岳在《景岳全书·妇人规》中，提出痛经有虚实之分，然"实中有虚，虚中亦有实"，"挟虚者多，全实者少"。应根据疼痛的时间、性质，结合形气察质辨证施治，提出"实痛者多痛于未行之前，经通而痛自减；虚痛者于既行之后；血去而痛未止或血去而痛益甚，大都可按可揉者为虚，拒按拒揉者为实。凡妇人经行作痛，即如以可按拒按及经前经后辨虚实，固其大法也。然有气血本虚，而血未得行者，亦每拒按，故于经前亦常有此证。此以气虚血滞，无力流通而然。但察其形证脉息"。指出经前痛并非都是实证，应结合全身症状综合分析，使痛经的辨证进一步完善。治疗应分清有滞无滞，"全滞而无虚者"，以通为主，"虚中夹实者"，补血温通，"气血虚者"，温补气血，较前人更胜一筹。

傅山的《傅青主女科》对痛经的论述较详，将痛经分为四类，并结合疼痛的性质、部位、经色、经质进行辨证施治。如《傅青主女科·调经门》言："经水将来脐下先疼痛，……状如刀刺，……所下如黑豆汁，……是下焦寒湿相争之故，利其湿而温其寒，……方用温脐化湿汤""经水忽来忽断，时疼时止，……是肝气不舒，……宜补肝中之血，通其郁而散其风，方用加味四物汤""经水未来腹先痛，……其经来多是紫黑块，……是热极而火……泻肝之火，……解肝之郁，方用宣郁通经汤""行经后少腹疼痛，……是肾气之涸，……舒肝气为主，而益以补肾之味，……方用调肝汤""经欲行而肝不应，则抑拂其气而疼生""妇人有少腹疼于行经之后者，人以为气血之虚也，谁知是肾气之涸乎！""妇人有冲任之脉，居于下焦，冲为血海，任主胞胎为血室……经水由二经而外出，寒湿满二经而内乱，两相争而作痛"。在痛经的治疗上重视肝肾，疏肝与滋肾相结合，所选方剂多为自创，然组方严谨，疗效颇佳，为临床所常用。

叶天士在《叶氏女科证治》中提出根据疼痛的时间、性质辨证："经来腰腹痛而气滞血实""经来未尽腹痛，……乃气血俱炙，经来尽后作痛，……乃腹中虚冷也""经后腹痛，乃虚中有滞也"。

林珮琴在《类证治裁》中对病机不同的痛经明确提出其治法，如"经前身痛拘急者，散其风""经前腹痛畏寒者，温其寒""气滞者行其滞""血瘀者逐其瘀""气血瘀结者理其络""癥瘕痞胀者调其气血""虚寒急痛者温其里""痛在经后者补其虚""心腹攻筑、胁肋刺痛，月水失调者，和其肝""经滞脐腹，痛不可忍者导其壅"。

徐灵胎的《女科指要》中首载痛经病名，他通过探讨脉象和症状对痛经进行辨证："将行之际在表则身先疼痛……寒者色必紫，热者色必鲜，血虚者色必淡，血瘀者多作块，然血为气配，随气而行，块血亦有气滞者，阴从阳化也，至阳极似阴，紫黑亦有血热者，若挟水挟痰，经必异色。""寒凝紧盛，迟细虚寒，热结于血或洪或数，血少挟热弦数涩芤，水停沉细，滑必痰凝，风冷脉浮，沉则气滞。"经前腹痛，气血之滞。经后刺疼，血室之虚。寒者多见经血色暗而脉紧，热者多见经血色鲜而脉数，虚者多见经色淡而脉细，瘀者多见经血成块而脉沉；经前腹痛者多因气血之滞；经后刺痛者多因血室空虚。

综上所述，对于痛经的记载最早见于汉代张仲景的《金匮要略》。隋唐时期认为痛经由"寒凝血瘀"所致，治宜活血化瘀温通为主，多用虫类破血药及攻下药，少用补益药；宋、元时期，医家结合疼痛时间确定病因，认为痛经有虚实之分，实证中又有气滞与血瘀，常用活血药，少用攻下药，补益药的比例逐渐增大；明代，提出原发性痛经的证治，认为痛经虚多实少，重视补益及调理肝脾，根据疼痛的时间、性质，结合患者自身体质辨虚实，使痛经的辨证体系更加完善，为临床论治痛经积累了宝贵经验。

二、医案选读

（一）按中医院校六版系列教材证型分类

1. 气滞血瘀

案 1　徐志华案

黄某，女，21 岁，工人，未婚。1979 年 9 月 15 日初诊。

经行腹痛 5 年，既往月经规则，5～6/32 天，经量中等，色紫红，有血块，下腹剧痛，持续 2 天，块下痛减，有时排出膜样组织，伴恶心呕哕，甚至昏厥，末次月经：1979 年 9 月 15 日。月经刚潮，心烦易怒，舌尖有瘀点，脉沉弦，为气滞血瘀，胞脉瘀阻。治法：理气活血，逐瘀止痛。处方拟用痛经散加制没药。

处方：当归 10g，白芍 10g，丹皮 10g，香附 10g，郁金 10g，乌药 10g，川芎 5g，莪术 10g，延胡索 10g，红花 10g，川楝子 10g，制没药 5g。5 剂，经期服。

二诊：1979 年 9 月 30 日。服药后，本月痛经不甚，血量略多，嘱调情志，下次经前一天开始再服本方 3 剂。

三诊：1979 年 12 月 20 日。观察 3 个月，痛经消失。

案 2　徐志华案

王某，女，28 岁，干部，已婚。1982 年 12 月 1 日初诊。

经行腹痛 5 年余。平时月经规则，量略少，色紫暗有血块，经期下腹持续性胀痛，伴呕吐肢厥，血块下后坠痛缓解，伴经前乳胀，胸胁胀满。西医妇科检查：宫颈：光；宫体：后位，略小于正常；附件：（-）。末次月经：1982 年 11 月 3 日。现正值经前，舌质暗红，苔薄白，脉沉弦，为气血阻滞，运行不畅，治法：疏肝理气，活血逐瘀。处方用痛经散。

处方：当归 10g，白芍 10g，丹皮 10g，香附 10g，郁金 10g，乌药 10g，川芎 5g，莪术 10g，延胡索 10g，红花 10g，川楝子 10g。5 剂。

复诊：1982 年 12 月 8 日。12 月 2 日来潮，服药后痛经明显缓解，仍胸胁胀满，乳胀不舒，嘱下次经前 5 天开始服疏肝散。

处方：柴胡 10g，白芍 10g，佛手 10g，香橼皮 10g，玫瑰花 15g，绿萼梅 5g，刺蒺藜 10g，无花果 10g，青皮 10g，木贼草 10g，木蝴蝶 3g，甘草 5g。5 剂。

经期服痛经散 5 剂，连用 3 个月。

三诊：1983 年 3 月 10 日。痛经已消失。

案 3　徐志华案

张某，女，29 岁，教师，已婚。1979 年 3 月 15 日初诊。

经行腹痛 10 年，结婚 2 年余未孕。

患者近 10 年经期下腹坠胀痛，伴恶心呕吐，面色苍白，四肢厥冷，腰腹酸楚，持续 2 天后缓解，服去痛片效果不显。月经 4～5/30～32 天。经量少，色暗红，质黏稠。末次月经：1979 年 3 月 14 日。西医妇科检查：宫颈轻度糜烂；宫体后位，正常大小，质中；附件：（-）。舌质暗红，苔薄白，脉弦紧。为气滞血瘀，冲任虚损。治法：理气活血，化瘀调冲。处方拟用痛经散加甘草。

处方：当归 15g，丹皮 15g，白芍 5g，乌药 10g，香附 10g，郁金 10g，延胡索 10g，川楝子 10g，甘草 5g，川芎 5g，莪术 10g，红花 10g。5 剂。

复诊：1979 年 3 月 20 日。服上方后，痛经较前减轻，无呕吐恶心、四肢厥冷，唯腰酸如故，四肢欠温，给补肾养冲汤（熟地、山药、菟丝子、枸杞子、关沙苑、覆盆子、补骨脂、仙茅、仙灵脾、肉苁蓉、锁阳、巴戟天）5 剂，以滋补冲任。下次经潮再服痛经散 5 剂，经后服补肾养冲汤 5 剂，调理元气。

三诊：1979 年 6 月 30 日。上法调理 3 个月，痛经消失，腰酸亦除，后怀孕生子。

案 4　徐志华案

孙某，女，39 岁，干部，已婚。1978 年 6 月 10 日初诊。

痛经 2 年，进行性加重。

患者月经周期规则，6 年前出现经行腹痛，渐加剧，经行第 1～2 天痛剧难忍，于 3 年前在上海某医院诊断为子宫内膜异位症，经手术治疗后，痛经本已缓解。但近 2 年来经汛前一天即开始剧烈腰痛，经前半个月觉乳房胀痛，烦躁易怒。经来量多色紫，夹有血块。既往曾服中药（具体不详）效果不显，面色潮红，口干便结。末次月经：1978 年 5 月 20 日。脉弦数，舌质暗红，苔薄。辨证为气血阻滞，不通则痛。治当理气行滞，活血消癥，处方拟用异位方加桃仁。

处方：当归 10g，丹皮 10g，白芍 15g，黄芩 10g，山栀子 10g，白芥子 10g，香附 10g，郁金 10g，红花 10g，莪术 10g，三棱 10g，玄胡 10g，川楝子 10g，制没药 10g，八月札 10g，徐长卿 10g，桃仁 10g。15 剂。

嘱经前 1 周开始服，连服 15 剂。

二诊：1978 年 7 月 2 日。服上方后，末次月经 6 月 19 日，诸症明显好转，上方改为经前 3 天开始服，每次服 10 剂，共治疗 3 个月经周期。

三诊：1978 年 12 月 28 日。痛经基本消失，经量正常，后随访半年，未见复发。

案 5　徐志华案

黄某，女，35 岁，教师，已婚。1975 年 7 月 1 日初诊。

经行腹痛 3 年余，渐加重。

患者 3 年前自然流产并行清宫术，术后继发痛经、进行性加重，至今未孕。2 月前在外院做腹腔镜检查诊断为子宫内膜异位症，月经量中，有紫血块，经期下腹剧痛。伴恶心欲吐。痛有定处，持续 5～6 天，逐渐缓解，每月经前 2 天即开始腹痛，至月经将净方消失，严重影响生活，末次月经：1975 年 6 月 20 日。西医妇科检查：宫颈轻度糜烂；宫体后位，子宫后壁峡部有数个黄豆大结节，触痛；附件右侧片状增厚、压痛（±），左（-）。脉沉弦，舌暗有瘀点，苔薄，为气滞血瘀，阻滞胞脉。治法：理气活血，化瘀止痛。处方用异位方。

处方：当归 15g，丹皮 15g，白芍 15g，黄芩 10g，山栀子 10g，白芥子 10g，香附 10g，郁金 10g，红花 10g，莪术 10g，三棱 10g，延胡索 10g，川楝子 10g，制没药 10g，八月札 10g，徐长卿 10g。15 剂，经前 1 周服。

复诊：1975 年 7 月 23 日。服上方后，末次月经 7 月 18 日，痛经有所减轻，持续 3 天缓解，效不更方，嘱下次经前即服本方。

三诊：1975 年 12 月 28 日。上药每次经前 3 天即服 7 剂，连治半年（共服 42 剂），痛经基本消失，经量中等，血块少。

四诊：1976 年 3 月 1 日。观察 2 月未见复发。因未孕，嘱经后再服补肾养冲汤调理数月（熟地 10g，山药 10g，菟丝子 10g，枸杞子 10g，关沙苑 10g，覆盆子 10g，补骨脂 10g，仙茅 5g，仙灵脾 5g，肉苁蓉 5g，锁阳 10g，巴戟天 10g），于 1977 年 2 月妊娠。

案 6 徐志华案

宋某，女，30 岁，工人，已婚。1987 年 5 月 25 日初诊。

经行腹痛 4 年，进行性加重。

月经：5～6/26～30 天。末次月经：1987 年 5 月 12 日。月经量中色黑有块，经前一天小腹绞痛拒按，伴呕吐，结婚 2 年余，配偶体健，精液化验正常，同居未孕，舌质紫暗有瘀点，苔少脉沉。西医妇科检查：子宫略增大，活动受限，子宫骶骨韧带增厚，后穹窿触及一米粒大痛性结节，诊断性刮宫及输卵管通液检查，未见异常，验子宫内膜异位抗体（＋）。辨证属气血阻滞，运行不畅，不通则痛。治宜理气活血，逐瘀行滞。处方用异位专方。

处方：当归 15g，丹皮 15g，白芍 15g，黄芩 10g，川栀子 10g，白芥子 10g，香附 10g，郁金 10g，红花 10g，莪术 10g，三棱 10g，延胡索 10g，川楝子 10g，制没药 10g，八月札 10g，徐长卿 10g。10 剂。经前一天开始服。

复诊：1987 年 6 月 20 日。服上方后月经于 6 月 10 日来潮，痛经减轻，舌质瘀点渐化，嘱按上法再服 2 个月观察。

三诊：1987 年 9 月 24 日。因停经 44 天，恶心不适来诊，诉经行腹痛基本消失，查尿 HCG（＋）。嘱禁房事，免劳累。

案 7 罗元恺案

谭某，女，28 岁，已婚，技术员。1975 年 6 月 25 日初诊。

患者以往无痛经史，从 1973 年婚后不久呈渐进性痛经。疼痛时间以经前至经行中期为甚，腰腹和肛门坠痛难忍。剧痛时呕吐，出冷汗，不能坚持上班。月经周期基本正常。从 1975 年 2 月开始，经量增多，经期延长达 10 多天，血块多，块出痛减。大便溏，有时每日大便 3 次。婚后 2 年余，同居未孕。曾在几家医院检查，均诊为子宫内膜异位症，治疗未效。末次月经 1975 年 6 月 10 日～24 日。

检查：外阴阴道正常，宫颈有纳氏囊肿，白带较多。子宫体后倾，活动受限，较正常胀大。宫后壁表面可触及几粒花生米或黄豆大的硬实结节，触痛明显。左侧附件增厚，有压痛，右侧附件可触及索状物，压痛。

舌脉：舌淡暗，边有小瘀点，苔薄白。脉弦细数。

中医诊断：痛经。西医诊断：子宫内膜异位症。

辨证：血瘀气滞。

治则：活血化瘀，行气止痛。

处方：失笑散加味。

五灵脂 10g，蒲黄 6g，大蓟 15g，茜草根 10g，九香虫 10g，乌药 12g，广木香 6g（后下），益母草 25g，岗稔根 30g。3 剂，每日 1 剂。

二诊：1975 年 9 月 13 日。近 2 月经前服上方数剂，痛经稍减。末次月经 8 月 30 日～9 月 9 日，经后仍有血性分泌物，纳差。治依前法加强活血化瘀之力。

处方：田七末 3g（冲服），五灵脂 10g，蒲黄 6g，九香虫 10g，橘核 15g，干地黄 25g，白芍 20g，甘草 9g。每日 1 剂。

三诊：1975 年 9 月 24 日。服上药 10 余剂后，痛经明显减轻，舌淡略暗，脉弦细。

照上方去干地黄、木香，加乌药 12g，川断 15g，首乌 25g，党参 15g，以调理气血。

四诊：1975 年 10 月 28 日。末次月经 10 月 24 日，现经行第 5 天，腹痛腰酸大减，经量亦减，无甚血块。舌淡暗少苔，脉弦细略数。拟二方予服。

方一：仍依前法，药物为田七末 3g（分 2 次冲服），五灵脂 10g，蒲黄 6g，益母草 30g，九香虫 10g，鸡血藤 25g，山楂子 20g，川断 15g，桑寄生 25g，白芍 15g，甘草 9g。上方嘱在经前 2～3 天和经期服，每日 1 剂。

方二：大金不换 20g（草药），九香虫 10g，当归 12g，白芍 15g，甘草 9g，乌药 12g，橘核 15g，广木香 6g（后下）。嘱在平时服，此方以调理气血为主，佐以缓急止痛，使气血畅行，不致瘀阻积痛。

五诊：1976 年 8 月 7 日。患者回当地依上方按月调治半年，诸症渐减，末次月经 7 月 30 日来潮，5 天即净，经期无腹痛腰坠，经量中等，仅觉口干苦，睡眠欠佳，多梦，舌稍淡暗，少苔，脉弦细数。仍拟二方。

方一：五灵脂 10g，蒲黄 6g，九香虫 12g，香附 12g，丹参 15g，赤芍 12g，怀牛膝 15g。拟订上方，目的是除去积瘀，以巩固疗效。

方二：女贞子 20g，旱莲草 15g，丹参 15g，干地黄 5g，夜交藤 30g，白芍 15g，九香虫 6g，香附 9g。

此方平时服。因久用活血化瘀行气辛燥之品，必伤阴血，致口干苦、失眠多梦。故邪去八九后，用二至丸（女贞子、旱莲草）加味以滋养肝肾，补益阴血。

六诊：1976 年 12 月 8 日。前症悉除，5 个月来无痛经，月经期准，量中等，5 天净。末次月经 11 月 16 日。现仅觉痰略多，色白清稀。舌淡稍暗。脉弦细略滑。

检查：子宫后倾，正常大小，宫后壁未触及明显结节，无触痛，双侧附件略增粗，无压痛。

因患者体较肥胖，痰湿稍重，拟芍药甘草汤合二陈汤加味以调理。

处方：白芍 20g，甘草 6g，当归 12g，九香虫 10g，香附 12g，陈皮 6g，法半夏 12g，丹参 15g，云苓 25g。3 剂。

随访 2 年，疗效巩固，无复发。

2. 寒凝血瘀

案 1　罗元恺案

珍妮特，34 岁，已婚，英国人，外语教师。1989 年 6 月 8 日初诊。

原发性痛经 19 年。每于来经时剧痛 2 小时左右，必须用止痛针药。确诊为子宫内膜异位症，两年前曾在英国手术治疗，术后痛经稍减，但未痊愈，近期又逐渐加重。经量较多，持续时间 7～8 天，色暗，夹有血块。平时白带多而质稀，胃纳欠佳。舌淡暗。脉沉细迟缓。

诊断：痛经（子宫内膜异位症术后）。

辨证：寒凝血瘀。

治则：温经散寒，活血化瘀。

处方：少腹逐瘀汤加减。

小茴香 10g，桂枝 12g，干姜 5g，五灵脂 10g，蒲黄 9g，当归 12g，川芎 10g，芍药 15g，乌药 15g，苍术 9g，鸡内金 10g，谷芽 30g。每日 1 剂。

另服田七痛经胶囊，每日 3 次，每次 3 粒。

服药 7 天后，月经来潮，经量较前减少，持续时间也缩短，腹痛消失，无其他不适。患者再诊时说，10 多年来月经来潮从未如这次舒适，称中药是"魔水"。

案 2 丁光迪案

周某，女，22 岁，纺织工人。

初诊：14 岁初潮，月经一直正常，至 18 岁开始，进入工厂，并多夜班，出现痛经。月经周期尚准，但经前一二天即开始腹痛，畏寒欲暖。腹痛从脐周开始，拒按，痛甚其气上逆，欲作呕吐。乳胀，胸胁亦痛，不欲饮食，食入作胀，常欲太息。经转之初，血量很少，其色紫暗，一二日后，经量增多，腹痛亦缓，从此转入正常，二三日向愈。至下月经行，再如此发作。多方治疗，不见好转。

诊时正在经前 1 周，气色晦滞，形体较瘦。脉细而弦，舌色暗，苔腻。分析病情，属于寒凝脉络，气滞血涩，少阳厥阴俱病。以小柴胡合当归四逆加味主治。

处方：柴胡 7g，姜半夏 10g，陈皮 7g，茯苓 10g，当归 10g，白芍 10g，桂枝 10g，炙甘草 4g，吴茱萸 4g，细辛 4g，川芎 7g，红花 10g，生姜 3 片，大枣 5 个。7 剂。

服药法：经前 4 天开始服药，连续服完 7 剂，停药，下月再如此服法，连服 2 个月。

二诊：据述，第一个月服药即见效，腹痛势缓，其气亦不再上逆，亦不作呕吐了。第二个月，经转血量亦较前为多，乳胀亦减轻。这是肝气见和，气和则血亦自行，佳兆。效议出入再进。

原方去细辛；加醋炒延胡 10g。如上服法，再服两个月。

三诊：腹痛大缓，经量亦较多，经色亦稍转红。畏寒之象已解除，亦不妨饮食二便。唯脉气尚细，舌色未全转红，营气尚弱，重视温经。

上方再去姜、枣、半夏；加陈艾叶 10g，炒阿胶珠 10g。如上服法，再服两个月。

四诊：腹痛几平，经量经色进一步改善，气色亦转润泽，精神亦见活泼，脉有滑象，舌色亦转红。病情大有改进，效议巩固之。

上方再服 2 个月，服法同上，仍是每月服药 7 剂。

五诊：一切转入正常，形体亦见丰盛，毕竟青年，康复亦是较快的。

停服煎药，改用养血归脾丸收功。

案 3 刘云鹏案

刘某，女，38 岁，沙隆达厂医务室医生。1995 年 2 月 25 日初诊。

患者经期小腹疼痛 5 年，月经每推迟 10 天左右来潮，量少色暗，5 天净，每于经前一天开始小腹疼痛，逐渐加重拒按，并有小腹、二阴、两股内侧胀坠，热敷稍有缓解，小腹发凉，全身恶寒，经净后逐渐痛止，形体偏胖，平素精神、饮食均佳。曾在某医院检查诊为"子宫内膜异位症"，用过"假孕疗法"和孕三烯酮治疗，曾一度痛经未作，近 1 年多来复发。因不愿做腹腔镜手术而来就诊，诊时正值经期第一天，量少色暗，小腹疼痛下坠较剧，面色苍白，肢厥恶寒，舌暗苔白，脉沉弦。

诊断：痛经（子宫内膜异位症）。证属寒凝血瘀。

治则：温经散寒，化瘀止痛。

方药：少腹逐瘀汤加减。

小茴香 9g，干姜 6g，香附 12g，当归 15g，乳没各 15g，川芎 9g，赤芍 12g，红花 9g，延胡索 15g，肉桂 6g，桃仁 9g，五灵脂 15g，生蒲黄 9g。

5 剂，水煎服，一日 1 剂。

二诊：1995 年 3 月 4 日。

服上药 3 剂后，经量增多，疼痛下坠明显减轻，月经 5 天净，现无任何不适，唯小腹发凉，舌暗苔白脉弦。

上方去香附、桃仁、红花，加三棱 12g，莪术 12g，水蛭 6g，内金 9g，5 剂。

三诊：1995 年 3 月 26 日。

服上药 5 剂后，患者按原方自配 10 剂做成丸剂，每天服 3 次，每次服 12g，至今未断，无任何副反应，月经今日来潮，量稍增，小腹、二阴疼痛、股内侧下坠、肢冷均减轻，舌暗红，苔微黄，脉弦。

守初诊方 5 剂，嘱其经净后继续服所制丸药。

四诊：1995 年 4 月 23 日。

月经昨日来潮，量中等，较畅，仅有轻微腹痛下坠，四肢温暖，小腹已无发凉，精神纳食均可，微有口渴，舌脉如上。守初诊方 5 剂。

嘱其再按原方配制丸药 1 料，继续服用，经期服初诊方，以观察疗效。

4 个月后，患者来告，共服丸药 2 月余，至今已潮经 4 次，无腹痛，故未来就诊。10 天前，在原检查医院行妇科检查和 B 超检查，均未见异常。

按：患者恶寒，四肢厥冷，小腹发凉，热敷痛缓，舌苔白等，均为寒邪阻遏阳气之故。血遇寒则凝，寒久则血脉凝滞而血瘀。瘀血积滞于胞宫、胞络，经血排出不畅，因而月经量少、色暗。《灵枢·经脉》云："肝足厥阴之脉，循股阴，入毛中，过阴器，抵少腹。"冲脉隶属于肝，瘀滞经脉故小腹疼痛坠胀，连及二阴、两股内侧。综观此症，系由寒致滞，由滞而凝，由凝成瘀，由瘀致痛。刘老用少腹逐瘀汤正对其证，方中小茴香、干姜、肉桂温经散寒；当归、川芎、赤芍活血调经；延胡索、蒲黄、五灵脂、乳没祛瘀止痛；气为血帅，气行则血行，故加香附以增行气之功；瘀血内留，不通则痛，特加桃仁、红花以加强通经下瘀之力。药后经量增而痛坠减，此通则不痛之谓。二诊月经已净，去香附、桃仁、红花之理气行血之品，加三棱、莪术、水蛭、内金以化瘀消癥，因子宫内膜异位症也属癥瘕之故。此病非短期能治愈，将该方制成丸剂服用，既可免去服汤药之苦和麻烦，又符合"渐消缓散"法则。经期守服初诊方，非经期服丸药，如此三月，寒散血活，瘀化癥消而疼痛除，获愈。

案 4　刘云鹏案

李某，女，37 岁，啤酒厂会计。1995 年 10 月 15 日初诊。

患者经期腹痛 4 年，加重 1 年。月经常 35~40 天一潮，5~7 天净，怀孕 3 次，生产 1 胎，人工流产 2 次。4 年多来，每于行经期小腹疼痛，逐渐加重，甚至昏厥，月经量多，近年来常头昏倦怠，怕冷。曾在某医院检查疑为子宫内膜异位症，建议其做腹腔镜手术，患者不愿意，曾用中西药治疗，痛经时轻时重，近 3 个月来，腹痛加剧，曾两次昏厥。诊时为月经来潮第 2 天，腹痛剧烈，拒按，下坠，坐卧不宁，面色苍白，月经量多有块，畏寒肢厥，舌暗淡，苔白，脉弦紧。

诊断：痛经（子宫内膜异位症）。证属寒凝血瘀，兼气虚。

治则：温经散寒，活血化瘀，兼以益气。

方药：少腹逐瘀汤加味。

乳没各 15g，白芍 15g，延胡索 15g，当归 12g，川芎 9g，甘草 6g，干姜 6g，生炒蒲黄各 6g，黄芪 30g，五灵脂 15g，肉桂 6g，小茴香 9g。

5 剂，水煎服，一日 1 剂。

二诊：1995 年 10 月 21 日。服药后疼痛稍见缓和，月经 5 天净。现感倦怠畏冷，纳差，舌暗淡，苔白，脉弦软。

上方去乳没、炒蒲黄，加党参 15g，桃仁 9g，红花 9g，三棱 12g，莪术 12g。10 剂。

三诊：1996 年 3 月 15 日。

精神较好，畏冷减轻，其他无明显不适，舌暗淡，苔薄，脉弦软。

守上方，10 剂。

四诊：1996 年 10 月 28 日。

月经今日来潮，经量减少，腹痛下坠明显减轻，略有畏寒肢冷，精神尚好，舌暗略淡，苔白，脉弦。守初诊方 5 剂。

五诊：1996 年 11 月 5 日。

此次经期腹痛下坠较轻，经量中等，5 天净，其他尚好。舌暗略淡，苔薄，脉弦软。

二诊方加：土鳖 10g，10 剂，制成丸药，每次 12g，一日 3 次，饭后服。

六诊：1996 年 11 月 28 日。

月经来潮第 2 天，量中等，较畅，腹痛下坠未作，仅感小腹轻微不适。无畏寒，肢温，精神较佳。舌略暗，苔薄，脉弦软。守初诊方 3 剂，经净后继续服丸药，服完后停药观察效果。

3 个月后患者来告，月经来潮 3 次，腹痛未作，要求按原方再配制丸药一料。

1 年后得知，患者月经一直正常，偶有小发，自服丸药即止，曾在某医院检查，未见明显异常，现在身体较健康。

按：患者痛经 4 年，系由血瘀所致。瘀血未去，反而渐积而甚，因而逐渐加重。瘀滞胞宫胞络，经血排出不畅，故腹痛拒按下坠；其经量多，为瘀留胞中，血不循经之故；阳气不得伸，故腹痛加剧，面色苍白，畏寒肢厥，甚至昏厥。由于病程较久，经血量多，以致气血亏虚，所以近年来头昏倦怠。刘老用少腹逐瘀汤以温经散寒，化瘀止痛；加黄芪益气，合当归而补血；加白芍、甘草以养肝血，缓肝急而止痛，药后小效。二诊时经已净，虚象显露，去乳没之碍胃，炒蒲黄之止血，加党参以增益气之力，增桃仁、红花、三棱、莪术以加强化瘀消癥之功。全方祛邪不伤正，益气既可补虚，又增强了运血之力，促进血活瘀化癥消。药后正气渐复，寒邪渐去。四诊时，经量减少，腹痛下坠明显减轻，略有畏寒肢冷，此时，已见显著效果。守初诊方为治，经净后按二诊方加土鳖以增搜剔经络之功，制成丸剂以缓图之，经期则服初诊方。如是三月，告愈，身体健康。

案 5　祝谌予案

韩某，女，40 岁，未婚，工人。门诊病历。1994 年 8 月 19 日初诊。

主诉：经行腹痛 20 年，加重 2 年。

患者 15 岁月经初潮，行经正常，自 20 岁始痛经，逐年加重。近两年尤为明显，今年 5 月 12 日妇科确诊为子宫腺肌病、多发性子宫肌瘤、双侧卵巢囊肿。未予特殊治疗。现症：行经第 1 天腹痛剧烈，畏寒肢冷，腰痛如折，大便不成形，痛甚则恶心欲吐心烦纳差。末次月经：1994 年 8 月 1 日，量少不畅，伴血块，5 天干净。舌淡暗，脉细弦。

辨证立法：气滞血瘀，寒凝胞脉。治宜行气活血，散寒温经。方用艾附四物汤加减。

处方：艾叶 10g，香附 10g，当归 10g，川芎 10g，生熟地各 10g，白芍 10g，橘核 15g，荔枝核 15g，乌药 10g，延胡索 10g，炒小茴香 10g，川断 15g，女贞子 10g。7 剂。

二诊：1994 年 8 月 26 日。昨日经至，腹痛明显减轻，小腹不胀，但乏力神疲，腰酸膝软。舌红，脉细滑。守方去乌药、女贞子，加桑寄生 20g，菟丝子 10g，再服 7 剂。并嘱经净后早服茴香橘核丸 6g，晚服杞菊地黄丸 1 丸，共 20 天。

三诊：1994 年 9 月 23 日。经行两天，腹痛不明显，亦未畏寒肢冷，现头痛头晕，乏力腰疲，此气血两亏，血不上荣。治用补中益气汤加减升阳益气，调经止痛。

处方：生黄芪 30g，党参 10g，白术 10g，升麻 5g，当归 10g，陈皮 10g，炙甘草 6g，荆芥炭 10g，艾叶炭 10g，香附 10g，延胡索 10g，川断 15g，桑寄生 20g，菟丝子 10g。5 剂。

以后继服 8 月 26 日丸药 20 天。2 个月后随诊，痛经告愈。

按：本案之痛经虚中夹实之证，祝师治疗首先活血行气，散寒止痛，用艾附四物汤加减，俟痛经减轻再以补气养血，健脾益肾为主。用补中益气汤加减。可见治疗痛经，不宜执"通则不痛"之语，一任攻伐，而要根据病机虚实转化，实则通之，虚则补之，痛经自除。

案 6　祝谌予案

高某，女，28 岁，工人。门诊病历。1990 年 9 月 28 日初诊。

主诉：经行腹痛 10 年，加重 4 年。

患者月经初潮 14 岁，经期尚准，经量少，4 天净。自 1980 年以来，经前两天即乳胀、小腹疼痛、便溏。经行则腹痛明显，伴腰痛、头痛、恶心欲吐、服止痛药可缓解。近 4 年痛经加重，服止痛药亦不效，妇科诊断为子宫内膜异位症。患者 1988 年结婚，婚后怀孕，2 月自然流产，以后未再怀孕。末次月经：1990 年 8 月 29 日。

现症：经行第 3 天，小腹胀痛下坠，喜暖怕冷，头痛，恶心不思饮食，腰酸腰痛，大便溏薄。月经量少色黑不畅，平素乏力神疲，白带量多。舌淡红，边有瘀斑，脉细滑。

辨证立法：气滞血瘀，寒凝胞脉。治宜行气活血，温经止痛，方用艾附四物汤加味。

处方：艾叶 10g，香附 10g，当归 10g，川芎 10g，生熟地各 10g，赤白芍各 10g，橘核 10g，荔枝核 15g，柴胡 10g，白蒺藜 10g，苍白术各 10g，白芷 10g，川断 10g，枸杞子 10g。5 剂，水煎服。

二诊：1990 年 10 月 29 日。月经于 25 日来潮，患者服方后腹痛减轻，未头痛、恶心，仍感腰痛，小腹发凉。舌淡暗，脉沉细。嘱早服茴橘核丸 6g；晚服安坤赞育丸 1 丸，共 20 天。

三诊：1990 年 11 月 30 日。此次经行未再腰痛，但经量仍少色暗。近两天白带量多，腰酸膝软，舌淡暗，苔薄白，辨证为脾肾两虚，寒湿下注。拟完带汤加减健脾补肾，燥湿止带。

处方：苍白术各10g，党参10g，柴胡10g，白芍10g，荆芥炭10g，陈皮10g，车前子10g（包），炙甘草6g，橘核10g，荔枝核15g，川断10g，枸杞子10g。14剂。

药后白带消失，诸症均减。经用上法调治半年余，痛经控制。1992年2月10日因流产后3年未孕来诊，祝师为拟促孕基本方丸药（促孕基本方：菟丝子、五味子、枸杞子、覆盆子、车前子、蛇床子、韭菜子、女贞子、川续断、紫河车、肉苁蓉），服药3个月即怀孕生子。

按：痛经有虚有实，但虚中夹实亦不少见。祝师认为，妇女痛经以气滞血瘀，寒凝胞脉者较为常见。因经水为血所化，血随气行，得寒则凝，得温则流。倘经期贪凉饮冷，涉水冒寒致寒凝胞宫，或情志伤肝，气滞血瘀，必致经行不畅，不通则痛，故以行气活血，温经散寒为主要治则。正如《妇人大全良方》所说："妇人经来腹痛，由风冷客于胞络冲任。"本案乏力纳少，腰酸便溏，白带量多乃脾肾两虚之体，阳气不足则寒从中生阻滞气血，不通则痛。祝师治以艾叶温经散寒；香附、橘核、荔枝核行气止痛；四物汤养血活血；苍白术、白芷健脾燥湿；柴胡、白蒺藜疏肝解郁；川断、枸杞子补肾壮腰，全方从肝、脾、肾三脏入手，调理气血，散寒燥湿，温经止痛，每收良效。且经期服汤药治其标，平素服丸药培其本，经治数月，终使痛经告愈，怀孕生子。

案7 徐志华案

王某，女，26岁，职员，未婚。1975年1月10日初诊。

经行腹痛10年伴畏寒。

患者月经周期规则，15岁月经初潮，经期5天，28～30天一行，量偏少，色暗有块，末次月经1月10日晨。每次经行第1天腹痛剧烈，呈冷痛，得热痛减，平时畏寒肢冷，诊脉沉紧，舌淡，苔白腻。证属寒湿凝滞，不通则痛。治宜温经散寒，利湿行滞。处方用温胞饮。

处方：当归10g，赤芍10g，川芎6g，生蒲黄10g（包），延胡索10g，莪术10g，炒苍白术各10g，肉桂3g，白芥子10g，制香附10g，干姜6g，云苓10g。

复诊：1975年2月7日。患者服上方后，痛经减轻。仍冷痛伴畏寒肢冷、胃脘发凉，正值冬季，寒气较甚，嘱本次经前原方加重肉桂至6g，吴茱萸10g，以加重温经散寒之功，连服2个疗程共10剂。

三诊：1975年4月6日。上方连服2个月后，经行腹痛消失，无畏寒肢冷。过食生冷后，小腹轻痛，嘱注意饮食调节。

随访1年，未再复发。

（二）疑难病案

1. 气血亏虚，胞宫虚寒

案1 徐志华案

张某，女，26岁，工人，已婚。1977年12月20日初诊。

经行腹痛2年。

平时月经错后，经行小腹坠痛，牵连腰背，服去痛片虽有小效，停药则发，末次月经12月18日，现值经期，量多色淡，有小血块，腹痛阵作，喜得温按，心慌气短，头昏乏力，夜寐不安，舌淡，苔薄脉沉缓。证属冲任虚寒，不荣而痛。治宜温经养血，调经止痛。拟温经八珍汤加合欢。

处方：党参 10g，白术 10g，茯苓 10g，甘草 5g，当归 10g，川芎 5g，熟地 10g，白芍 10g，仙茅 5g，仙灵脾 5g，补骨脂 10g，肉桂 3g，合欢 10g。5 剂。经期服。

二诊：1978 年 1 月 25 日。服上方后，痛经略减，仍心悸气短，夜寐不安，末次月经 1 月 24 日来潮，再服温经八珍汤 5 剂，经后服归脾丸 15 天。

三诊：1978 年 2 月 22 日。今日月经如期而至，为 29 天一行，色淡，量中，微感乏力，腹痛未作，但觉坠胀，脉较前有力，舌苔薄白，仍宗原方 5 剂，经后服归脾丸 5 天，调理 2 个月而愈。

案 2　刘云鹏案

张某，女，24 岁，未婚。1985 年 7 月 9 日初诊。

主诉：18 岁月经初潮，每次经期小腹疼痛，恶冷，喜热敷，痛甚则呕，经潮两天后则痛渐缓，量少色暗红，每当经潮疼痛不能上班。平素腰酸耳鸣，倦怠无力，纳少便秘。月经周期为 28～40 天，经期 3 天，末次月经 6 月 26 日。脉沉弦软（80 次/分），舌红苔灰。

辨证：阳虚胞寒，血虚血瘀。

治法：温经散寒，养血祛瘀。方用《金匮》温经汤加味。

处方：当归 9g，白芍 9g，肉桂 6g，党参 15g，干姜 2g，吴萸 9g，川芎 9g，甘草 9g，麦冬 9g，丹皮 9g，柴胡 9g，益母草 15g，阿胶 9g，半夏 9g。5 剂。

3 个月后随访，患者服上方药 5 剂后，7 月 27 日经潮时，无任何感觉，精神好转。后又来潮两次，只推后一天，仅轻度不适而已。

按：痛经案虚者多，全实者少，尤其是原发性痛经，往往虚中夹实，实中有虚。本例患者胞脉失于温煦，寒凝血瘀，脉络拘急，故经量少，色暗红，小腹剧痛，恶寒而喜热敷。寒阻冲任，冲气上逆，故痛甚而呕。均属肾阳不足，血虚血瘀之候。《金匮》温经汤温经散寒，养血活血，为对证良方，又选加柴胡、益母草开郁调经，故疗效显著。

2. 脾肾两虚

黄绳武案

陈某，女，18 岁。1984 年 6 月 7 日初诊。

主诉：12 岁月经初潮，每次月经提前 5～8 天。平时大便稀，每日 3～4 次，下腹部有冷感。每经行腹痛，腹坠胀，以坠胀为主。经行第 1 天痛甚，手脚发冷，全身出冷汗，有时呈休克状，不能站立，但不呕吐；痛时欲解大便且稀溏，经期时次数增多，每日 4～5 次。每次行经 7 天，用纸不到一刀，痛甚时经色淡红。平时纳可，但食后有不消化感。

诊查：面色萎黄，形体消瘦，舌淡，苔薄，脉细关软。

辨证：脾肾不足，气血不和。

治法：健脾补肾，调和气血。

处方：党参 15g，土炒白术 15g，炙甘草 6g，陈皮 10g，砂仁 6g，巴戟 12g，枸杞 15g，川芎 6g。

二诊：1984 年 7 月 12 日。服上方药 10 余剂，大便成形，每日 2 次；末次月经 6 月 25 日来潮，经期坠胀感消失，仅感小腹隐隐作痛，但能忍受；经期大便较平时稍溏，但次数明显减少；经期无明显畏寒感，亦无冷汗出等症状。

继服上方药以巩固疗效。

按：本例脾肾气虚之象昭然若揭，然脾肾之中又以脾气虚为主。故用四君子去茯苓加陈皮、砂仁健脾和胃祛湿，其中重用党参、土炒白术。党参益气补中与白术健脾除湿配伍，乃是益气健脾法之关键。茯苓淡渗下行，因患者本以坠渗为主，用此必助其坠，故舍而不用。陈皮燥湿和中，砂仁芳香化湿、行气畅中，都能达到调畅气机、祛湿止泻的目的。用巴戟、枸杞益肾。用一味辛温之川芎，乃血中气药，能化瘀滞、升阳气、开血郁，上行头目，下达血海，既行气又活血。《沈氏尊生书》指出："凡痛必温散，切不可补气，以气旺则不通，则反甚之。"

3. 肝肾阴虚夹瘀

罗元恺案

梁某，32 岁，未婚，音乐工作者。1990 年 6 月 3 日初诊。

痛经 10 多年，每于经前 10 多天（相当于排卵期）便疼痛 1～2 天，腹痛难忍，需卧床休息及服止痛药，至月经来潮前又再次腹痛，月经干净后逐渐缓解。经色暗红，夹有小血块，经量不多，周期准。末次月经 5 月 20 日。大便干结，形体消瘦，烦躁易怒，舌暗红，脉弦细。

诊断：痛经。

辨证：肝肾阴虚夹有瘀滞。

治则：滋养肝肾，佐以化瘀。

处方：六味地黄汤、二至丸合失笑散加减。

生地 20g，山萸肉 15g，丹皮 12g，山药 20g，泽泻 15g，女贞子 15g，旱莲草 15g，五灵脂 10g，蒲黄 9g，丹参 15g，穿山甲 12g，乌药 15g。

守上方以白芍、香附、青皮、桃仁、鸡血藤等药出入，经过 3 个周期的调治，周期性腹痛已减大半，不需服用止痛片，嘱其继续调理。

4. 血虚气滞，痰瘀互结

严苍山案

徐某，女，37 岁。

初诊：经来腹痛颇剧，色淡脉弦迟。血虚气滞之象，治拟养血化痰、运气方。

处方：全当归 9g，青陈皮各 4.5g，赤白芍各 6g，艾绒炭 3g，炒川芎 4.5g，五灵脂 9g，制香附 6g，紫丹参 9g，小茴香 3g，台乌药 4.5g，广木香 3g。

二诊：腹痛已止，经来亦爽，色紫成块，渐已干净，体虚汗易出。续与调养法。

处方：移山人参 4.5g，炒扁豆 9g，甜冬术 9g，甘菊花 6g，怀山药 9g，女贞子 9g，酒白芍 6g，淮小麦 9g，钩藤 9g，白蒺藜 9g。

三诊：经已净，腹亦舒，续予丸药调理。

每日服：八珍益母丸 9g，逍遥丸 9g。

5. 脾虚血瘀，痰热中阻

刘云鹏案

吴某，女，20 岁，未婚。1983 年 6 月 24 日初诊。

主诉：自月经初期至今，每于经期腹痛甚剧，已达 7 年，平时经常头昏倦怠，纳差浮肿，腰酸痛，白带多。14 岁月经初潮，周期为 26～60 天，经期 7 天，量多，开始呈淡红色，以后呈咖啡色，有瘀块，经前两天胸乳腰腹胀痛。上月用逍遥散加味数剂经前诸症得解。

诊查：就诊时正值月经期，此次月经提前5天于6月22日来潮，量多色暗有血块，腹痛腰痛，下肢酸痛，伴头昏倦怠，心慌气短，恶心欲吐，纳差心烦，渴不欲饮。舌红苔白厚腻，脉软滑数（100次/分）。

辨证：证属脾虚血瘀，痰热中阻。

治法：治宜活血祛瘀，清热化痰益气。方用生化汤加味。

处方：当归5g，川芎9g，桃仁9g，炙甘草6g，姜炭6g，益母草15g，牛膝9g，艾炭9g，丹皮9g，炒栀子9g，竹茹9g，半夏9g，陈皮9g，茯苓15g，太子参15g。3剂。

二诊：1983年6月27日。服前方药后，经血减少，色转淡红，腹痛呕吐已止，仍头昏倦怠胸闷，腰痛腿软，口干心慌。口唇苍白，舌红苔转薄黄，脉沉软。继守上方加减。

处方：当归15g，川芎9g，桃仁9g，甘草6g，姜炭6g，牛膝9g，续断9g，杜仲9g，藿香9g，郁金9g。3剂。

三诊：1983年7月6日。月经已净1周，纳食转佳，仍头昏倦怠，目眩耳鸣，心悸气短，嗜睡多梦，渴不欲饮，眼睑及下肢轻度浮肿，腰酸痛，带下色白量多。舌红苔薄，脉沉软，尺弱（90次/分）。此属脾肾两虚，水湿不化。治宜健脾除湿，补肾止带。

处方：党参12g，白术12g，茯苓皮15g，甘草3g，陈皮9g，大腹皮9g，生姜皮9g，桑白皮9g，杜仲12g，续断9g，寄生15g，煅牡蛎30g。5剂。

四诊：1983年7月20日。服上方药后，浮肿近愈，头昏气短，目眩耳鸣均未作，月经提前3天于7月19日来潮，量较前为少，色红有小块，腰腹仅有微痛，小腹略有坠胀，伴倦怠心慌，舌红苔薄，脉沉弦。

治宜益气升阳，活血调经。

处方：当归5g，川芎9g，桃仁9g，姜炭6g，炙甘草9g，党参15g，黄芪24g，白术9g，陈皮6g，升麻9g，柴胡9g，地黄炭9g。

1年后随访，自述服药后未请他医诊治，7年痛经未再复发。

按：*痛经有虚有实。既有痛证，势必见瘀滞，通则不痛，痛则不通，经期宜活血，故以活血通瘀为要，本例是经期脾虚导致血瘀的痛经，本着经期宜活血，经后宜扶正的原则，遣方用药恰当，使七年沉疴两月而愈。*

6. 瘀热困阻

案1　徐志华案

许某，女，30岁，工人，已婚。1973年11月30日初诊。

经行腹痛6年。

既往月经规则，经期7天，23～25天一行，经量多，色紫红，有血块。末次月经：11月6日。痛经较前加剧，经期下腹绞痛，每从经前开始，持续2～3天，痛剧时面色苍白，四肢不温，经用中西药治疗（具体不详）效果不显。经前低热，乳房胀痛，心中烦热，经后腰酸，纳差乏力。西医妇科检查：宫颈轻度糜烂；宫体后位，较正常稍大，质硬，活动受限；附件：左侧条索状增粗，压痛（＋），右（－）。1年前曾做诊断性刮宫，病理检查为月经期宫内膜，部分腺体分泌欠佳。诊脉弦细，舌质暗红，苔薄黄。

辨证：瘀热内阻，肝郁肾亏。

治法：清热解郁，逐瘀通滞。

处方：宣郁通经汤加金铃子散。

当归 15g，丹皮 15g，白芍 15g，柴胡 10g，黄芩 10g，香附 10g，郁金 10g，白芥子 10g，山栀子 10g，延胡索 10g，川楝子 10g，甘草 5g。5 剂，经期服用。

复诊：1973 年 12 月 10 日。末次月经 12 月 1 日，经前 1 天开始服本方，月经量较前减少，6 天净，腹痛显著减轻，持续一天即消失，未服其他药物。经后改用八珍汤加山药、枸杞、菟丝子、关沙苑调补足三阴，3 剂。嘱下次月经来潮前再服宣郁通经汤加金铃子散 5 剂。

三诊：1974 年 4 月 8 日。上述方药调治 4 个月，痛经完全消失，无腰酸，唯经前乳房胀痛，嘱经前服疏经散 5 剂。

四诊：1974 年 5 月 30 日。经前低热、乳胀均消失，月经规则，经期 5 天，26～28 天一行。现停经 40 天，查尿 HCG（+），嘱禁房事，免劳累。

案 2 徐志华案

汤某，女，31 岁，干部，已婚。1976 年 3 月 4 日初诊。

经行腹痛 3 年，同居未孕。

患者月经尚规则，经期 7 天，25 天一行，病起于 3 年前自然流产行清宫术后，术后摄生不慎，其后出现经行腹痛，平时带下量多色黄、质稠，且腥臭，伴腰酸，经前乳房胀痛，伴低热，心烦易怒，便干。末次月经：1976 年 2 月 15 日，月经量多，色紫有块。经人介绍来诊。西医妇科检查：宫颈轻度糜烂；宫体后位，正常大小；附件左侧片状增厚，压痛（+），右（-）。B 超检查：左卵巢大小 4cm×3cm×2cm。其爱人精液常规检查正常，诊脉弦细，舌尖红，苔薄黄。证属瘀热内阻，肝郁肾亏。治法：分阶段治疗，经期清热逐瘀，经前疏肝解郁，经后补肾养冲。

经前处方：柴胡 16g，白芍 10g，佛手 10g，香橼皮 10g，玫瑰花 15g，绿萼梅 5g，白蒺藜 10g，无花果 10g，青皮 10g，木贼草 10g，木蝴蝶 3g，甘草 5g。5 剂。

经期处方：当归 16g，丹皮 15g，白芍 15g，柴胡 10g，黄芩 10g，香附 10g，郁金 10g，白芥子 10g，山栀子 10g，延胡索 10g，川楝子 10g，甘草 5g。5 剂。

经后处方：熟地 10g，山药 10g，菟丝子 10g，枸杞 10g，关沙苑 10g，覆盆子 10g，补骨脂 10g，何首乌 10g，玉竹 10g，阿胶 10g，女贞子 10g，旱莲草 10g。5 剂。

复诊：1976 年 6 月 2 日。上述方药共服 3 个月，经量减少，痛经症状明显减轻，月经周期正常，经期 5 天，26～28 天一行，带下量少，乳房胀痛、低热消失，仍按原方再服 3 个月以巩固疗效。

三诊：1976 年 8 月 1 日。仅服 2 个月，痛经消失，无不适主诉，测基础体温双相明显，指导排卵期同房，观察 3 个月即妊娠，嘱注意休息，禁房事，寿胎丸加味治疗 1 个月，后足月分娩。

7. 气滞血瘀，湿热蕴结

孔伯华案

某绸缎店主人之女。

主诉：素娇养成性，常以小事违意而气恼拒食。年方及笄，天癸至而经水涩少，少腹疼痛。初未介意，后恒二三月一潮，腹痛之象递进，且形羸少寐，烦急便艰。舌红苔黄，脉弦滑带数。问医求药，类皆以血虚寒凝议温补辛通，屡治不验，求医于先生。

辨证：诊曰：病本在肝家气郁，夹湿热下注血室，血分瘀阻，因发并月和居经之象，腹痛缠绵之疾。

治法：为拟解郁疏肝，行气散瘀，清利湿热之法。

处方：生石决明、赤小豆、湖丹皮、制香附、川郁金、川楝子、台乌药、盐橘核、紫丹参、延胡索、车前子、鲜藕、左金丸（布包煎）、醒消丸（分吞）。

在每月经来前5日服药，至经完后停药，即在旬日左右内，每日服1剂，余则辍服。遵法调理2个月，经事以时下，腹痛不复再作矣。

按：为少女痛经，原于气郁血滞、湿热困阻，故用一派清热利湿，解郁散瘀方药获效。案中服药方法，颇值探究。常见先生对待痛经或月经不调不孕者，多采用此法，连续应用2~3个月经周期，多则半年，每可使痛经减而和畅，衍经调而易孕。殊可供求嗣者借鉴，非妄语耳！

（三）特殊病案

杨甲三案

孟某，女，44岁。1989年10月9日初诊。

患者缘"行经腹痛20余年，加重5年余"求诊。患者自月经来潮后即出现行经腹痛，年轻时未予系统治疗。近几年来诸症加重，在妇科就诊，予诊为"子宫内膜异位症"，并收住院治疗，服用中西药物，效不明显，遂来针灸科求治。刻下症见行经腹痛，尤以第2天、第3天为重，腹痛时伴恶心、呕吐、手足冷，月经后期，有血块，色暗红，量中等。平素常感腰痛、乏力、少腹冷痛等不适。舌质淡苔薄白，脉弦细。

辨证：肝脾不调，冲任失和。

中医诊断：痛经。西医诊断：子宫内膜异位症。

治法：理气活血，调和冲脉。

中药处方：柴胡10g，白芍10g，茯苓10g，当归10g，薄荷5g（后下），生姜3片，白术10g，炙甘草5g，吴茱萸10g，桂枝6g，乌药10g，川芎10g，大枣5枚。

针灸处方：痛时选用公孙、内关、上髎、次髎、膏肓、列缺；平素选用三阴交、肝俞、脾俞、内关、太冲、肾俞。

患者经治4个周期后，痛经明显好转，每次行经时腹痛程度减轻，所伴有的腰痛、乏力、少腹冷痛均有明显改善。

继治3个周期，诉末次月经来潮时腹痛基本消失，无恶心呕吐，精神转佳。嘱继治1个周期以巩固疗效。

按：加味逍遥散疏肝健脾，调气养血。柴胡、薄荷理气解郁；茯苓、白术健脾益气以生血；生姜辛散条达，降逆止呕；白芍、川芎和血、行血；桂枝、吴茱萸平肝降逆；乌药行气止痛；大枣、甘草和中。

公孙通于冲脉，又为足太阴脾经之络穴，内关通于阴维，又为手厥阴心包经之络穴，公孙配内关为八脉交会穴的一组配穴，二穴经过四条经脉循行交会于胸胁，故可用于治疗胃心胸疾患，在此可解患者呕吐、恶心之苦。冲脉又为血海，阴维有维系诸阴经之功能，可治妇人经血之患。上髎、次髎穴居腰骶，治下焦生殖系统之病，可通络止痛。膏肓有强壮胞宫之效。平素选用肝俞、脾俞、肾俞调补肝脾肾，使经血生化有源，三阴交健脾通络，太冲理气疏肝，内关开胸解郁，诸穴合用，气调血顺，经血运行正常，则痛经可止。

本例患者痛经腹痛时伴发恶心、呕吐、手足冷，乃气机逆乱之症。冲脉主逆气，且冲脉为血海，为十二经之海，五脏六腑之海，有调气和血的功能。冲脉失和，则逆气里急，气机升降失常则见恶心、呕吐。手足冷乃阳气被遏，不能布于四末。肝脾失调气血运行不畅，则行经腹痛。冲脉失和，肝脾不调，均可影响月经。治疗时选用公孙、内关调和冲脉，理气活血，使气机通顺，经血得运，则病获痊愈。

三、辨证用药规律探讨

在上述医案中，单纯的实证，比如气滞血瘀，寒凝血瘀，医案特别多，各有 7 例。但是单纯的虚证的医案未找到。虚中夹实或者是虚实夹杂的多，往往是在正虚的基础兼有寒凝血瘀，或者是兼有气滞血瘀。哈荔田就提到痛经也有因于虚者，但是临床体会，虚性痛经的发病机制，必因虚而夹滞，方能产生痛的症状。如果是单纯的气虚或血虚，一般不大表现为痛，多表现为麻木不仁的症状。下面主要探讨几位代表医家的用药规律。

1. 徐志华

徐志华的医案最多，有 10 例，最常用的方有 3 首，一个是治疗原发性痛经的痛经散，一个是治疗子宫内膜异位症的异位方，还有一个是治疗盆腔炎的宣郁通经汤加金铃子散。

（1）痛经散：气滞血瘀型

当归、白芍、丹皮、香附、郁金、延胡索、川楝、莪术、红花、川芎、乌药。

（2）异位方：气滞血瘀型

当归、白芍、丹皮、香附、郁金、延胡索、川楝、莪术、红花、三棱、制没药、八月札、徐长卿、白芥子、黄芩、山栀。

（3）宣郁通经汤加金铃子散：瘀热困阻型

当归、白芍、丹皮、香附、郁金、延胡索、川楝、白芥子、黄芩、山栀、柴胡、甘草。

3 方都用了当归、白芍、丹皮、香附、郁金、延胡索、川楝等行气活血化瘀止痛的药物。

痛经散加川芎、乌药，川芎活血化瘀止痛，乌药是理气温通来止痛，都是在行气活血化瘀止痛这个基本治疗大法中。因此可以认为原发性痛经病机比较单纯，治疗用药均是针对气滞血瘀这个基本病机。

异位方加了三棱、制没药是活血化瘀止痛的，八月札理气活血止痛，徐长卿祛风湿止痛，这 4 味药加强了行气活血止痛的效果。白芥子化痰散结，子宫内膜异位症的患者在子宫后穹隆的部位可以摸到一个花生米大小的结节，有压痛，附件增粗增厚，所以用白芥子化痰散结，专门针对结节、增粗增厚。异位方中还用到了黄芩、山栀子这两个清热药。医案中患者有无热象，都用到了黄芩、山栀子。可见这两个药的使用与辨证无关，与病有关，只要是子宫内膜异位症都可以加上清热治法。

宣郁通经汤中行气活血化瘀止痛的药物比前两方要少，但仍是主要治法，加柴胡疏肝行气，甘草调和诸药，缓急止痛。加用白芥子，针对附件的增粗增厚；加用黄芩、山栀子清热消炎，附件炎的患者有压痛，多是一些炎症反应。

通过这 3 个常用的方，我们会发现痛经的治疗最基本的规律就是行气活血化瘀止痛。如果是继发性的痛经，要加强化痰散结和清热治疗。

寒凝血瘀，徐志华还用到温胞饮，方中当归、川芎、赤芍、莪术、生蒲黄活血化瘀止痛、制香附、延胡索理气止痛，同样还是行气活血化瘀止痛。患者有寒湿，加白芥子、炒苍术、炒白术、云苓化痰湿，干姜、肉桂温里散寒。

气血亏虚，他用了温经八珍汤加合欢。八珍汤补益气血，仙茅、仙灵脾、补骨脂、肉桂温补肾阳，合欢理气解郁。这个医案虽然也有行气活血的药物，但是用量特别少，补益药物特别多。治疗以补虚为主，不是以行气止痛，活血化瘀为主，所以止痛效果不好。因此患者服用了上方之后，痛经略减，治疗效果不是特别好。但因为是治本的，所以第2个月经周期，患者痛经大减。

2. 罗元恺

（1）气滞血瘀型，案7

本案是子宫内膜异位症，用失笑散加味，方中五灵脂、蒲黄、九香虫、益母草活血化瘀止痛，乌药、木香行气止痛。绝大部分的药物是行气活血化瘀止痛的，与徐志华的基本治疗方向一致。加大蓟、茜草、岗梅根，凉血止血，清热祛湿，子宫内膜异位症，加上清热的药物。

（2）寒凝血瘀型，案1

少腹逐瘀汤加减，治疗的主要方向还是行气活血化瘀止痛，加小茴香、桂枝、干姜温里散寒，苍术温中祛湿。患者有纳差，加鸡内金、谷芽消食。

（3）疑难医案，肝肾阴虚夹瘀

本案是排卵期痛，以六味地黄汤、二至丸合失笑散加减。五灵脂、蒲黄、乌药、丹参、丹皮、穿山甲行气活血化瘀止痛，生地、山萸肉、山药、泽泻、女贞子、旱莲草来滋养肝肾之阴，与我们经期的用药稍有不同。

罗元恺治疗痛经也有两个经验方，田七痛经胶囊（田七末、五灵脂、蒲黄、川芎、延胡索、木香、小茴香、冰片）和罗氏内异方（五灵脂、蒲黄、川芎、乌药、益母草、桃仁、土鳖虫、牡蛎、海藻、乌梅）。田七痛经胶囊治疗原发性痛经，田七末、五灵脂、蒲黄、川芎活血化瘀止痛；延胡索、木香来行气止痛；加小茴香，温里散寒，可见，原发性痛经的治疗要偏温。治疗子宫内膜异位症的罗氏内异方中，五灵脂、蒲黄、川芎、乌药、益母草、桃仁、土鳖虫行气活血化瘀止痛。特别是虫类药物的使用，化瘀的力量更强一些，说明子宫内膜异位症瘀滞的程度更重一些。加牡蛎、海藻化痰散结，这是因为子宫内膜异位症有压痛性的结节。

由此可见，罗老的用药与徐志华用药是一致的，都是以行气活血化瘀止痛为主。继发性痛经，加上化痰散结、清热的药物。

小结

由以上的医案，我们会发现痛经用药规律是以行气活血为主要的治法。临床中有寒，加温里散寒药；有热，加清热药；有虚，加补益的药。其中，温里散寒常用，因为寒主收引，疼痛多寒；清热药常用在继发性痛经的患者；补益药物的使用不能太多，要以行气活血为主，稍微加一些补益药，这是痛经这个病的治疗要求。补益一般是在月经后，经间期再来扶正。除此之外，痛经是以疼痛为主的，要加上缓急止痛的药物对症处理。

第十章　类风湿关节炎及痛风案

类风湿关节炎是一种原因不明的以对称性关节损害为主的全身慢性炎症性疾病。关节外的多系统常可受累。其主要病理改变为关节滑膜炎。滑膜炎反复发作可导致关节腔内软骨和骨的破坏，继而引起关节畸形、功能障碍，甚至残废。世界各地均有发病，但地区之间发病率不同。我国人口的患病率为 0.24%～0.40%，女性多于男性，为（2～3）∶1。发病年龄常在 40～50 岁。痛风是长期嘌呤代谢障碍、血尿酸增高引起组织损伤的一组异质性疾病。临床特点是高尿酸血症、特征性急性关节炎反复发作，在关节滑液的白细胞内可找到尿酸钠结晶，痛风石形成，其严重者可导致关节活动障碍和畸形、肾尿酸结石和（或）痛风性肾实质病变，上述表现可单独或联合存在。

本节疾病可以按照中医"肢节痹病""历节""顽痹""尪痹"等辨证论治。

一、证治源流

痹证为现代中医临床常见病证之一，是由于人体正气不足，营卫功能失调，感受风、寒、湿、热等邪气，致使气血痹阻，经络、骨节、脏腑失于濡养，导致肢体筋肉、骨节出现疼痛、肿胀、酸楚、麻木，或关节屈伸不利、变形、僵直等症状，重者可累及脏腑的一种疾病。

痹证是中医学术中相对较古的疾病之一，早在马王堆汉墓出土的医学文献《足臂十一脉灸经》中就见录，学术发展历尽二千余载，历代医家对其认识从理论到实践，从诊断到治疗，积累了丰富经验。

（一）秦汉时期

1.《黄帝内经》奠定诊治痹证理论基础

《黄帝内经》中论痹的内容主要集中在《素问·痹论》及《灵枢·周痹》两篇中。书中关于痹的内容涉及病证名、发病原因、病理机转、诊断要点、治疗手段、预后转归等。

《素问·痹论》中提到最著名的外因致痹说："风寒湿三气杂至，合而为痹也。"该篇中还认为"其风气胜者为行痹，寒气胜者为痛痹，湿气胜者为着痹也"。痹与四时有密切关系，"以冬遇此者为骨痹，以春遇此者为筋痹，以夏遇此者为脉痹，以至阴遇此者为肌痹，以秋遇此者为皮痹""痹在于骨则重，在于脉则血凝而不流，在于筋则屈不伸，在于肉则不仁，在于皮则寒"。如果久病不愈、正虚邪恋或反复感受外邪，则可内传脏腑产生五脏痹，如骨痹不已，复感于邪，内舍于肾成肾痹；筋痹不已，复感于邪，内舍于肝成肝痹；脉痹不已，复感于邪，内舍于心成心痹；肌痹不已，复感于邪，内舍于脾成脾痹；皮痹不已，复感于邪，内舍于肺成肺痹。也提到营卫运行状态与痹证发生的关系："荣卫之气，亦令人痹乎？岐伯曰：荣者水谷之精气也，和调于五脏，洒陈于六腑……逆其气则病，从其气则愈，不与风寒湿气合，故不为痹。"《灵枢·五变》说："粗理而内不坚者，善病痹。"

2.《伤寒杂病论》发展了痹病的辨证论治理论

东汉张仲景《金匮要略》中提出"湿痹"和"历节"的概念。"太阳病，关节疼痛而烦，脉沉而细者，此名湿痹"；《金匮要略·中风历节病脉证并治》中"诸肢节疼痛，身体尪羸，脚肿如脱，头眩短气，温温欲吐，桂枝芍药知母汤主之"，明确将具有关节肿痛变形的疾病谓之历节病，此后的许多医家常沿用这两种病名，并阐述了肝肾精血不足，气虚是发生历节病的内在因素的观点。如"寸口脉沉而弱，沉即主骨，弱即主筋，沉即为肾，弱即为肝，汗出入水中，如水伤心，历节黄汗出，故曰历节"。

仲景首开辨证论治之先河，其治法以散寒除湿止痛为主。《金匮要略》治疗痹证治则治法上有解表、疏风、散寒、化湿、通气、养阴、和营等法。故所选的方药，解表有麻黄加术汤、散寒除湿有乌头汤、疏风和营有桂枝芍药知母汤、益气通痹有黄芪桂枝五物汤、温经通阳有桂枝附子汤等。如《金匮要略·中风历节病脉证并治》有"诸肢节疼痛，身体尪羸，脚肿如脱，头眩短气，温温欲吐，桂枝芍药知母汤主之""病历节不可屈伸，疼痛，乌头汤主之"。《金匮要略·血痹虚劳病脉证并治》曰："血痹阴阳俱微，寸口关上微，尺中小紧，外证身体不仁，如风痹状，黄芪桂枝五物汤主之。"《金匮要略·痉湿暍病脉证治》有"伤寒八九日，风湿相搏，身体疼烦，不能自转侧，不呕不渴，脉浮虚而涩者，桂枝附子汤主之""湿痹之候，小便不利，大便反快，但当利其小便"等。

（二）晋唐时期

1. 巢元方系统总结痹证病因病机

隋代巢元方的《诸病源候论》总结痹证的病源和证候，在沿用仲景病名的同时，又将痹病分为历节风候、湿痹候、风湿痹候、风痹候、五体痹候等，并对各候症状进行了详细的论述和鉴别，大大丰富了痹证的内容。

《诸病源候论·历节风候》云："历节风之状，短气，自汗出，历节疼痛不可忍，屈伸不得是也。由饮酒腠理开，汗出当风所致也。亦有血气虚，受风邪而得之者。风历关节，与血气相搏交攻，故疼痛。血气虚，则汗也。风冷搏于筋，则不可屈伸，为历节风也。"

《诸病源候论·风湿痹身体手足不随候》云："风寒湿三气合而为痹。其三气时来，亦有偏多偏少。而风湿之气偏多者，名风湿痹也。人腠理虚，则由风湿气伤之，搏于血气，血气不行，则不宣，真邪相击，在于肌肉之间，故其肌肤尽痛。然诸阳之经，宣行阳气，通于身体，风湿之气客在肌肤，初始为痹。若伤诸阳之经，阳气行则迟缓，而机关弛纵，筋脉不收摄，故风湿痹而复身体手足不遂也。"

《诸病源候论·风湿痹》云："风湿痹病之状，或皮肤顽厚，或肌肉酸痛。风寒湿三气杂至，合而成痹。其风湿气多，而寒气少者，为风湿痹也。由血气虚，则受风湿，而成此病。久不瘥，入于经络，搏于阳经，亦变令身体手足不随。"

2.《千金方》内虚外感致痹说

《备急千金要方·论杂风状》云："诸痹由风、寒、湿三气并客于分肉之间。迫切而为沫，得寒则聚，则排分肉；肉裂则痛，痛则神归之；神归之则热，热则痛解；痛解则厥；厥则他痹发，发则如是。此内不在脏而外未发于皮肤，居分肉之间，真气不能周，故为痹也。……夫痹，其阳气少而阴气多者，故令身寒从中出。其阳气多而阴气少者，则痹且热也。诸痹风胜者则易愈，在皮间亦易愈，在筋骨则难痊也。久痹入深，令营卫涩，经络时疏则不知痛。"

《备急千金要方·肾脏方》治疗腰痛的独活寄生汤成为后世肾虚痹痛的名方："夫腰背痛者，皆由肾气虚弱、卧冷湿地当风得之，不时速治，喜流入脚膝为偏枯冷痹缓弱疼重，或腰痛挛脚重痹，宜急服此方。"

《备急千金要方》还指出"风毒"致病："历节风着人，久不治者，令人骨节磋跌。……古今已来，无问贵贱，往往苦之，此是风之毒害者也。"

3.《外台秘要》称"白虎病"

唐代王焘的《外台秘要》将之称为"白虎病"，亦称"白虎历节"，认为其发病时痛如虎啮故名。《外台秘要·白虎方五首》载："《近效论》白虎病者，大都是风寒暑湿之毒，因虚所起，将摄失理，受此风邪，经脉结滞，血气不行，蓄于骨节之间，或在四肢，肉色不变。其疾昼静而夜发，即骨髓酸疼，其痛如虎之啮，故名曰白虎风病也。"所以白虎病是指因虚受风邪蓄于骨节之间或四肢而使肢痛如虎啮的疾病。

（三）宋金元时期

1. 方书论治痹证

《太平圣惠方》论述："夫白虎风病者，……夫腰脚冷痹者，由风寒湿三毒之气共伤于人，合而成痹也。此皆肾弱髓虚，为风冷所搏故。肾居下焦而主腰脚，其气荣润骨髓。今肾虚受于风寒，湿气留滞于经络，故令腰脚冷痹疼痛也。"

《严氏济生方》记载了蠲痹汤、黄芪酒、防风汤、茯苓汤四个治痹方剂，其中蠲痹汤成为后世治疗痹证名方。"蠲痹汤治身体烦疼，项背拘急，或痛或重举动艰难，及手足冷痹，腰腿沉重，筋脉无力。当归去芦，酒浸，赤茯苓、黄芪去芦、片子姜黄、羌活各一两半，甘草炙半两。上药㕮咀。每服四钱，用水一盏半，加生姜五片、枣子一枚，煎至八分，去滓，温服，不拘时候。"

2. 朱震亨"痛风"主血热主有痰说

朱丹溪提出了"痛风"的概念，并在《丹溪心法·痛风》中将痛风定义为"痛风者，四肢百节走痛是也，他方谓之白虎历节证，大率有痰、风热、风湿、血虚"。

《格致余论·痛风论》曰："痛风者，大率因血受热已自沸腾，其后或涉冷水，或立湿地，或扇取凉，或卧当风。寒凉外传。热血得寒，汗浊凝涩，所以作痛。夜则痛甚，行于阴也。治法以辛热之剂，流散寒湿，开发腠理，其血得行，与气相和，其病自安。"

（四）明清时期

明清时期痹证的辨证已经日趋完善，涉及痹证的医著极多。其中有代表性的如朱橚的《普济方》，其中专门设立了"诸痹方"，收集了大量治疗痹证的方剂，分类详细，内容十分丰富，是对明朝以前论治痹证的总结。

1. 张景岳峻补真阴治风痹

张景岳认为"诸痹者皆在阴分，亦总由真阴衰弱，精血亏损，故三气得以乘之而为此诸证"，所以"治痹之法，最宜峻补真阴，使血气流行，则寒邪随去，若过用风湿痰滞等药而再伤阴气，必反增其病矣"。主张用三气饮、大防风汤、易老天麻丸等治之，并谆谆告诫说"凡治痹之法，惟此为最"。景岳的峻补真阴治痹说对治疗体虚久痹肝肾亏虚有重要的指导作用。

2. 李中梓治行痹"治风先治血，血行风自灭"说

李中梓在《医宗必读·卷十·痹》中提出风、寒、湿三邪致病，虽各具特点，但在临床上往往合而成痹，不能截然分开。他在治疗上主张治行痹以散风为主，佐以祛寒理湿，又治风先治血，血行风自灭，更须参以补血之剂，治痛痹以散寒为主，佐以疏风燥湿，更须参以补火之剂，大辛火温以释其凝寒之害，治着痹以利湿为主，而佐以祛风散寒，更须参以理脾之气，稗土强而能胜湿。尤其是"治风先治血，血行风自灭"之说被后世所推崇。《医宗必读》一书中提到"愚按《内经》论痹，四时之令，皆能为邪。五脏之气，各能受病。六气之中，风寒湿居其半。即其曰杂至，曰合，则知非偏受一气可以致痹。又曰风胜为行痹，寒胜为痛痹，湿胜为着痹，即其下一胜字，则知但分邪有轻重，未尝非三气杂合为病也。皮肉筋骨脉各有五脏之合，初病在外，久而不去，则各因其合而内舍于脏。在外者祛之犹易，入脏者攻之实难。治外者散邪为急，治脏者养正为先。治行痹者散风为主，御寒利湿，仍不可废，大抵参以补血之剂。盖治风先治血，血行风自灭也。治痛痹者散寒为主，疏风燥湿，仍不可缺，大抵参以补火之剂，非大辛大温，不能释其凝寒之害也。治着痹者，利湿为主，祛风解寒，亦不可缺，大抵参以补脾补气之剂。盖土强可以胜湿，而气足自无顽麻也。"

3. 叶桂论痹"湿热入血络"说

《临证指南医案》书中有痹病专篇医案，共载案55个，不仅明确了风寒湿痹与湿热痹病因、治法的差异，而且提出痹证日久则邪留经络，治疗时"须以搜剔动药"，"借虫蚁搜剔以攻通邪结"。

4. 陈念祖论痹主于寒湿

《医学从众录》中对前代认识和治疗痹证作了一个概括，也推崇喻昌的认识思路。"痹者，闭也。风寒湿杂至，合而为痹，与痛风相似，但风则阳受之，痹则阴受之，虽行痹属风，痛痹属寒，着痹属湿，而三气之合，自当以寒湿为主。盖以风为阳邪，寒湿为阴邪，阴主闭，闭则重着而沉痛，是痹证不外寒湿，而寒湿亦必挟风，寒曰风寒，湿曰风湿，此三气杂合之说也。《内经》云在阳命曰风，在阴命曰痹，以此分别，则两证自不混治矣。至于治法，不外三痹汤及景岳三气饮之类为主，如黄芪桂枝五物汤、黄芪防己汤、桂枝芍药知母汤、乌头汤之类皆古圣经方，当知择用。张景岳云只宜峻补真阴，宣通脉络，使气血得以流行，不得过用祛风等药再伤阴气，必反增其病矣。若胸痹、胞痹及脏腑之痹，当另立一门，方能分晓。《医门法律》分别甚详，宜熟玩之。"

5.《医林改错》提出"痹证有瘀血说"

《医林改错》中指出凡肩痛、臂痛、腰痛、腿痛，或周身疼痛，总名曰痹证，用湿热药不愈，用利湿降火药无功，用滋阴药又无效，因不胜风寒湿热，邪入于血管，使血凝而为痹。"古方颇多，如古方治之不效，用身痛逐瘀汤"。提出"痹证有瘀血说"的概念，指出凡对痹

证经用常规的治法不效的情况下，可考虑从瘀血论治，方用身痛逐瘀汤。明确了瘀血在痹证中的重要意义。

6. 林珮琴论治各种痹证

清代林珮琴在《类证治裁·痛风历节风论治》中提出了"箭风"这一概念，但此种说法并不多见。文中指出："痛风，痛痹之一症也，……《灵枢》谓之贼风，《素问》谓之痛痹，《金匮》谓之历节。后世更名白虎历节风，近世俗名箭风。"根据历节病的病因性质及随着病程时间及演化过程如何选择方药论述得十分详细，如"初因寒湿风郁痹阴分，久则化热攻痛，至夜更剧。治以辛温，疏散寒湿风邪，开发腠理，宜十生丹。若痛处赤肿焮热，将成风毒，宜败毒散。如风湿攻注肢节疼痛，大羌活汤。其历节风，痛无定所，遍历骨节，痛如虎啮。又名白虎历节，盖痛风之甚者也。或饮酒当风，汗出浴水，因醉犯房，皆能致之。其手指挛曲，身多，其肿如脱，渐至摧落，其痛如掣，不可屈伸，须大作汤丸，不可例以常剂治。乌头汤主之。因于寒，宜从温散。防风天麻汤。因于火，宜从清凉。犀角散加减。若筋脉挛痛，伸缩不利，系血虚燥。四物汤加木瓜、何首乌、甘杞子。肢节酸痛，脉沉短气，系有留饮。半夏芩术汤，或导痰汤加减。肢节注痛，得捶摩而缓者，系风湿在经。灵仙除痛饮。肢节肿痛，遇阴雨而甚者，系风湿入络。虎骨丸、没药散或虎骨散。肢节烦痛，肩背沉重者，系湿热相搏。当归拈痛散。肢节刺痛，停着不移者，系瘀血阻隧。趁痛散。肢节热痛者，系阴火灼筋。加味二妙散，或潜行散，用四物汤间服。周身麻痛者，系气血凝滞。五灵丸。历节久痛者，系邪毒停留。乳香定痛丸、活络丹。肥人肢节痛，多风湿痰饮流注。宜导痰汤。瘦人肢节痛，是血枯。宜四物汤加羌活、防风。老人性急作劳，患腿痛。宜四物汤加桃仁、牛膝、陈皮、生甘草，煎成，入姜汁，或潜行散，有瘀积者，加热酒服，并刺委中穴出血。风气游行，痛无常处，如虫行遍体，日静夜剧者，麝香丸主之。痛风历节二症，宜参酌治之"。

近现代医家在总结前人的基础上对历节病进行了深入的研究，焦树德提出了"尪痹"的概念，他把关节变形、骨质受损、筋挛肉卷、屈伸不能、活动受限、几成废人的这类痹病，命名为"尪痹"，以区别行痹、痛痹、着痹。并有自己独特的观点，设立了治疗尪痹的方剂。得到中医风湿病学界的认同，中华中医药学会风湿病分会将尪痹作为类风湿关节炎的中医病名。"尪"首见于《金匮要略·中风历节病脉证并治》："诸肢节疼痛，身体尪羸……"《辞源》注曰："骨骼弯曲症。胫、背、胸弯曲都叫'尪'。""痹"指痹病。"尪痹"即指具有关节变形、骨质受损、肢体僵曲的痹病。古代有"骨痹""肾痹"，又有"历节""顽痹"，还有"鹤膝风""鼓槌风"等称谓。随着中西医学术交流的不断加深，现代医学风湿病的不断发展，临床医学风湿病的概念不断与中医痹证的概念进行交叉，在医学界及日常生活中，风湿病的病名逐渐取代了痹证的病名，为大家所常用。

以上诸医家的论述，确立了中医药治疗痹证的理论基础。深入挖掘前人的理论思想，结合现代医学的研究思路，对指导临床实践仍然具有十分重要的意义。

二、医案选读

1. 朱良春医案

案1 类风湿关节炎

杨某，女，33岁，工人。1986年4月5日初诊。

去年 10 月开始周身关节疼痛，怕冷恶热，血沉 147mm/h，经常发热（37.5~38.2℃），一度怀疑为红斑狼疮，但未找到狼疮细胞，嗣查类风湿因子（+），乃确诊为类风湿关节炎。迭用抗风湿类药物无效，长期服用地塞米松（每日 3 片）以缓其苦。目前关节肿痛、强硬，晨僵明显，活动困难，生活不能自理；面部潮红虚浮，足肿，腰痛，尿检蛋白（++~+++），苔薄黄，舌质紫，脉细弦。郁热内蕴，经脉痹阻，肾气亏虚，精微失固。治宜清化郁热，疏通经脉，益肾固下。

处方：生地黄 45g，赤芍、当归、地鳖虫、炙蜂房、制川乌、乌梢蛇各 10g，鸡血藤、白花蛇舌草各 30g，仙灵脾、苍耳子各 15g，甘草 3g。10 剂。

二诊：1986 年 4 月 27 日。药后热未再作，关节肿痛显著减轻，乃又自行继服 10 剂。目前已能行走，自觉为半年来所未有之现象。复查血沉已降为 60mm/h，尿蛋白（+）。效不更方，激素在递减。原方生地改为熟地黄 30g，10 剂。益肾蠲痹丸 3 袋，每次 6g，每日 2 次，食后服。

三诊：1986 年 5 月 10 日。症情稳定，血沉已降为 28mm/h，类风湿因子亦已转阴。激素已撤，汤药可暂停，以丸剂持续服用巩固之。

1986 年 9 月 2 日随访：关节肿痛已消失，活动自如，体重增加，已恢复轻工作。

案 2　类风湿关节炎

林某，女，34 岁，农民。1987 年 9 月 2 日初诊。

患类风湿关节炎 8 年余，腕踝关节肿痛僵硬，手指关节呈梭形改变，长期服用消炎痛、地塞米松，未见好转。近两年来卧床不起，生活不能自理。患者面部虚浮，指、腕、肘、踝、膝关节疼痛，晨僵约 3 小时，口干怯冷，关节得温则舒，苔薄腻、舌边色紫，脉弦细。血沉 54mm/h，抗"O" 883U，类风湿因子阳性。寒湿外侵，痰瘀交结，深入经隧，肾虚络痹。治宜化痰消瘀，益肾蠲痹。

处方：制川草乌各 10g，生熟地各 20g，仙灵脾 10g，乌梢蛇 10g，炮甲片 10g，炙全蝎末 3g（分吞），地鳖虫 10g，白芥子 10g，炙僵蚕 10g，骨碎补 10g，全当归 10g，徐长卿 15g，生甘草 6g。另益肾蠲痹丸 8g，一日 3 次，饭后服。

二诊：进药 60 剂，关节疼痛明显好转。肿痛稍退，已能翻身坐起，但行走困难。地塞米松减至每日 1 片。

原方去白芥子、僵蚕，加炙蜂房 10g，补骨脂 10g，肉苁蓉 10g，30 剂。另益肾蠲痹丸 8g，一日 3 次，继服。

药后已能下床行走活动，关节肿痛基本已消除。当地医院复查类风湿因子阴性，血沉 23mm/h，抗"O"<500U。地塞米松减至每日 1/4 片。药既奏效，处理同前，丸药继服 3 个月，关节活动功能恢复正常，地塞米松已停服，能骑自行车和从事家务劳动。血沉、抗"O"、类风湿因子复查均属正常。嘱再服丸药 6 个月，以巩固疗效。

案 3　类风湿关节炎

朱某，女，33 岁，打字员。1998 年 12 月 10 日初诊。

全身关节疼痛，小指关节肿胀、晨僵 1.5 小时，发作半年，手指已变形。辅助检查：抗"O"<250U，血沉 30mm/h，类风湿因子 1:63，CRP 3.0μg/L，IgG 19.3g/L，IgA 4.0g/L，IgM 3.65g/L，RBC 2.81×10^{12}/L，WBC 6.5×10^9/L。口干，舌红苔薄少津，脉细小弦，此顽痹之候也，治宜蠲痹通络，活血定痛。

处方一：生黄芪、生地黄、鸡血藤各30g，炒延胡索20g，仙灵脾、徐长卿各15g，炙蜂房、炙地鳖虫、全当归各10g，甘草6g。7剂。

处方二：益肾蠲痹丸2盒，每服8g，每日3次，饭后服。

二诊：1998年12月30日。药后症无进退，舌脉如前，此非矢不中的，乃力不及鹄也，原法继进。

处方一：穿山龙50g，鸡血藤、威灵仙、生黄芪、青风藤、炒延胡各30g，炒白芥子、生地黄各15g，甘杞子、乌梢蛇、炙蜂房、地鳖虫、广地龙、炙僵蚕、全当归各10g，水蛭、甘草各6g。14剂。

处方二：益肾蠲痹丸2盒，每服8g，每日3次，饭后服。

三诊：1999年1月26日。药后疼痛稍减，舌红苔薄，脉细弦，前法续进。

处方一：上方加炮山甲、泽兰、泽泻各10g。14剂。

处方二：益肾蠲痹丸2盒，每服8g，每日3次，饭后服。

四诊：1999年2月21日。疼痛进一步减轻，晨僵时间缩短，手指肿仍未消，舌苔脉象同前，原法出入。

处方一：生黄芪、青风藤、炒延胡各30g，生地、皂角刺各20g，徐长卿、赤白芍各15g，胆南星、全当归、炙蜂房、炙僵蚕、炙地鳖虫各10g，全蝎末3g（分吞），甘草6g。10剂。

处方二：益肾蠲痹丸2盒，每服8g，每日3次，饭后服。

五诊：1999年3月13日。疼痛减而未已，肿虽消而未尽，工作时手指不灵活，舌脉同前，余无所苦，原法继进之。

处方一：生黄芪、鸡血藤、油松节各30g，仙灵脾、熟地黄各15g，炙蜂房、炙地鳖虫、全当归各10g，甘草6g。10剂。

处方二：益肾蠲痹丸2盒，每服8g，每日3次，饭后服。

六诊：1999年3月28日。疼痛以夜间为主，除关节变形未复外，已无大碍，原法巩固。

处方一：上方加青风藤30g，赤白芍各15g，炙僵蚕10g，全蝎末3g（分吞）。10剂。

处方二：益肾蠲痹丸2盒，每服8g，每日3次，饭后服。

七诊：1999年4月10日。关节基本不痛，手指梭形变形略消，舌正红，苔薄黄，治当以恢复手指之变形为主。

处方一：鸡血藤、鹿衔草各30g，泽兰泻各20g，生熟地各15g，皂角刺、炙蜂房、炙地鳖虫、全当归各10g，全蝎末3g（分吞），甘草6g。10剂。

处方二：益肾蠲痹丸2盒，每服8g，每日3次，饭后服。

此后以此方为基础加减，继服3个月后，改以丸药巩固。随访未复发，变形之手指亦有所恢复。

案4　类风湿关节炎

张某，女，33岁，工人。1997年6月6日初诊。

双手指关节肿痛，晨僵2小时，双膝、腕关节均肿痛，舌淡红，苔薄，脉细弦，此类风湿关节炎之征兆也，治宜益肾蠲痹。

处方一：鸡血藤、土茯苓、青风藤、鹿衔草各30g，仙灵脾、生熟地各15g，全当归、地鳖虫、炙蜂房各10g，甘草6g。10剂。

处方二：益肾蠲痹丸2盒，每服8g，每日3次，饭后服。

二诊：1997 年 6 月 20 日。药后痛减，肿消未已，有时失眠，便溏日数行，苔薄脉细，辅助检查：类风湿因子弱阳性，IgG 18.58g/L，IgA 3.26g/L，1gM 1.73g/L，X 线片示：右腕关节间隙狭窄。原法继进。

处方一：上方加炒白术 15g，夜交藤 30g。14 剂。

处方二：益肾蠲痹丸 4 盒，每服 8g，每日 3 次，饭后服。

三诊：1997 年 7 月 4 日。关节肿痛时轻时重，晨僵已释。余无所苦，脉舌同前，前法损益。

处方一：6 月 6 日方加油松节、生黄芪各 30g。14 剂。

处方二：益肾蠲痹丸 4 盒，每服 8g，每日 3 次，饭后服。

四诊：1997 年 7 月 18 日。指腕关节时痛，汗出较多。原法出入。

处方一：生黄芪、油松节、土茯苓、鹿衔草、青风藤各 30g，徐长卿 15g，炙蜂房、地鳖虫、桃仁、红花各 10g，甘草 6g。14 剂。

处方二：益肾蠲痹丸 4 盒，每服 8g，每日 3 次，饭后服。

五诊：1997 年 8 月 8 日。关节疼痛呈游走性，晨僵已不明显，肿痛已较前减轻，原法继进。

处方一：鸡血藤、青风藤、油松节各 30g，赤芍、全当归、炙蜂房、地鳖虫各 10g，甘草 6g。14 剂。

处方二：益肾蠲痹丸 4 盒，每服 8g，每日 3 次，饭后服。

六诊：1997 年 8 月 18 日。症状时轻时重，汗出较多，肿已全消，前法继进。

处方一：生黄芪、鸡血藤、油松节、浮小麦、青风藤各 30g，鹿衔草 20g，炙蜂房、地鳖虫、全当归各 10g。14 剂。

处方二：益肾蠲痹丸 4 盒，每服 8g，每日 3 次，饭后服。

七诊：1997 年 11 月 24 日。诸症均减，脉舌同前，复检各项指标均已正常，余无所苦。

处方一：上方加仙灵脾 15g。14 剂。

处方二：益肾蠲痹丸 4 盒，每服 8g，每日 3 次，饭后服。

随访已愈，嘱继服益肾蠲痹丸 3 个月，以资巩固。

案 5　类风湿关节炎

王某，男，55 岁，个体。1998 年 5 月 2 日初诊。

两手指肿痛，晨僵 2 小时，已历半年，呈梭状变形，两足底疼痛，行走、上下楼梯亦困难，局部得温则舒，手背灼热，痛如针刺。辅助检查：类风湿因子 1∶80，血沉 33mm/h，ANA 阴性，CIC 阳性，GRP 27μg/mL，mp 251mg/L，IgG 19.2g/L，IgM 2.68g/L，IgA 3.01g/L。舌红，苔黄腻，脉细小弦，此为顽痹，痰瘀阻络，经脉痹闭。治宜宣化痰瘀，蠲痹通络。

处方一：穿山龙 50g，鸡血藤、威灵仙、青风藤、忍冬藤各 30g，生地 20g，羌独活、白芥子、皂角刺各 15g，胆南星、制川乌、乌梢蛇、炙蜂房、地鳖虫、广地龙、炙僵蚕、全当归各 10g，甘草 6g，制马钱 1.5g。14 剂。

处方二：益肾蠲痹丸 4g×42 包，每服 4g，每日 3 次，饭后服。

处方三：蝎蚣胶囊 0.3g×210 粒，每服 5 粒，每日 3 次，饭后服。

二诊：1998 年 5 月 18 日。药后症情时轻时重，关节红肿灼热，口干，苔薄黄腻，脉细弦。有化热之征，宜参以清泄。

处方一：上方加银花、赤芍各 15g，知母、桂枝各 10g。14 剂。

处方二：益肾蠲痹丸 4g×42 包，每服 4g，每日 3 次，饭后服。

处方三：蝎蚣胶囊 0.3g×210 粒，每服 5 粒，每日 3 次，饭后服。

三诊：1998 年 6 月 1 日。肿退痛止，手能握拳，舌苔黄腻，质红，脉细弦，前法巩固。

处方一：上方 30 剂。

处方二：益肾蠲痹丸 4g×90 包，每服 4g，每日 3 次，饭后服。

处方三：蝎蚣胶囊 0.3g×420 粒，每服 5 粒，每日 3 次，饭后服。

随访已愈，嘱继服益肾蠲痹丸 3 个月，巩固疗效。

按： 病属顽痹（类风湿关节炎），但口干舌红少津，脉细小弦，为阴虚之象，治疗上一面坚持用益肾蠲痹丸治病，一面用生地、当归养阴血，既照顾体质，又可避免虫类药物温燥耗津。案 4 与案 5 病相同，而体质上则偏于脾虚气弱，所以用黄芪、炒白术，健脾益气。案 5 虽亦为顽痹，用益肾蠲痹丸，但为痰瘀互结，故兼用白芥子、胆南星等。方中用制马钱子 1.5g 入汤剂，此药有通络、蠲痹、止痛之长，入汤剂后毒力大减，为笔者多年经验，不过须指出：加入丸散剂，则绝对不可用这样的剂量。

案 6　类风湿关节炎

张某，男，48 岁，工人。1985 年 3 月 12 日初诊。

患类风湿关节炎已 4 年余，经常发作，发则周身关节游走肿痛。遇寒更甚，气交之变增剧。此次发作，症情同前，但局部有灼热感，初得凉稍舒，稍久则仍以温为适，口干而苦。抗"O"为 833U，血沉 32mm/h。苔薄黄，舌质红，脉细弦带数。迭进温经散寒、蠲痹通络之品无效。此寒湿痹阻经隧，郁久化热伤阴之证。治宜泄化郁热，养血顾阴，佐以温经通络。

处方：生地黄 45g，肥知母 12g，全当归 10g，鸡血藤 30g，广地龙 10g，青风藤 30g，制川乌 8g，忍冬藤 30g，土茯苓 30g，虎杖 20g，甘草 6g。7 剂。

二诊：1985 年 3 月 20 日。药后自觉较适，关节热痛及口干苦减轻，苔薄舌红，脉细弦。原方续服 7 剂。

三诊：1985 年 3 月 27 日。关节热痛趋缓，口干已释，苔薄，脉细弦。改服丸药巩固之。益肾蠲痹丸 3 袋，每次 6g，每日 2 次，食后服。

四诊：1985 年 4 月 10 日。症情平稳，复查血沉 18mm/h，抗"O"＜500U。继服丸剂以善其后。

注： 益肾蠲痹丸处方为熟地黄、当归、仙灵脾、鹿衔草、炙全蝎、炙蜈蚣、炙乌梢蛇（蕲蛇效更好，但价格较昂贵）、炙蜂房、炙地鳖虫、炙僵蚕、炙蜣螂虫、甘草等，共研极细末。另用生地黄、鸡血藤、老鹤草、寻骨风、虎杖，煎取浓汁，泛丸如绿豆大。每服 8g，日 2～3 次，食后服。妇女经期或妊娠忌服。

按： 录此案以见临床辨证论治与辨病论治相结合的重要意义。病已 4 年，初则关节游走疼痛，遇寒更甚，为风寒湿痹无疑，但后来局部有灼热感，口干而苦，苔薄黄，舌质红，脉亦弦细而数，从辨证来说就有了变化，一是郁久化热，二是有伤阴之象，所以迭进温经散寒之类无效。从辨证的角度，重用生地、知母养阴，虎杖、忍冬藤泄热，佐用小剂量川乌温通经络，而止痹痛。而生地、虎杖之用，既是辨证用药所需要的，也是辨病用药所需要的，用后症状逐渐减轻，血沉、抗"O"等指标亦得以恢复。

案 7　痛风

夏某，男，55 岁，干部。1988 年 3 月 14 日就诊。

主诉，手指、足趾小关节经常肿痛，以夜间为剧，已经 5 年，右手食指中节僵肿破溃，亦已 2 年余。

病史：5 年前因经常出差，频频饮酒，屡进膏粱厚味，兼之旅途劳顿，感受风寒，时感手指、足趾肿痛，因工作较忙，未曾介意。以后每于饮酒或劳累、受寒之后，即疼痛增剧，右手食指中节及左足踇趾内侧肿痛尤甚，以夜间为剧，即去医院就诊，作风湿性关节炎处理，曾服吡罗昔康、布洛芬等药，疼痛有所缓解，时轻时剧，终未根治。2 年前右手食指中节僵肿处破溃，流出白色脂膏，查血尿酸高达 918μmol/L，确诊为痛风，即服用别嘌呤醇、丙磺酸等药，症情有所好转，但因胃痛不适而停服，因之肿痛又增剧，乃断续服用，病情缠绵，迄今未愈。

检查：形体丰腴，右手食指中节肿痛破溃，左足大趾内侧亦肿痛较甚，入暮为剧，血尿酸 714μmol/L，口苦，苔黄腻，质衬紫，脉弦数。右耳翼触及两枚痛风结节，左侧亦有一枚。

诊断：浊瘀痹（痛风）。

治疗：泄化浊瘀，蠲痹通络。

处方：土茯苓 60g，生苡仁、威灵仙、萆草、虎杖各 30g，萆薢 20g，秦艽、泽兰、泽泻、桃仁、地龙、赤芍各 15g，地鳖虫 12g，三妙丸 10g（包煎）。10 剂。

二诊：1988 年 3 月 25 日。药后浊瘀泄化，疼痛显减，破溃处之分泌物有所减少，足趾之肿痛亦缓，苔薄，质衬紫稍化，脉细弦。此佳象也，药既奏效，毋庸更改，继进之。上方去三妙丸，加炙僵蚕 12g，炙蜂房 10g。15 剂。

三诊：1988 年 4 月 10 日。破溃处分泌已少，僵肿渐消，有敛愈之征；苔薄，衬紫已化，脉小弦。血尿酸已接近正常，前法续进，并复入补肾之品以善其后。

上方土茯苓减为 30g，去赤芍、萆草，加熟地黄 15g，补骨脂、骨碎补各 10g。15 剂。

1988 年 10 月 5 日随访：手足指、趾之肿痛，迄未再作。

2. 于己百医案

案 1　类风湿关节炎

李某，女，22 岁。1997 年 12 月 31 日就诊。

双腕及指关节酸疼半年余，加重 1 个月。日前在其他医院查类风湿因子阳性，血沉 70mm/h，诊为类风湿关节炎。刻诊：双腕及指间关节酸疼、晨僵约半小时，遇冷加重，口干咽痛，左腕及掌指关节稍有肿胀、触痛，舌红，苔薄白，脉浮缓。证属感受风寒湿邪、痹邪化热、寒热夹杂，予祛风除湿、散寒清热、通络止痛。

处方：桂枝 10g，芍药 30g，知母 12g，防风 10g，苍术 12g，桑枝 20g，黄柏 10g，附子 10g，炙甘草 10g，羌活 12g，土茯苓 30g，千年健 20g，露蜂房 10g，鸡血藤 30g，白芷 12g。

开水煎，分 2 次服，每日 1 剂。

服药月余，关节肿消痛止，晨僵缩短，复查类风湿因子阴性，血沉 16mm/h。为服用方便，并有利于患者坚持治疗，将已取效的处方，改汤为丸，重 10g，每次 1 丸，一日 3 次，再治 1 个月。随访 1 年未发。

案 2　类风湿关节炎

赵某，女，53 岁。1998 年 6 月 5 日初诊。

患者患类风湿关节炎 20 余年，双手指间关节变形 3 年，曾经遍服中西药物治疗，症情时好时坏，近日疼痛加重，晨僵明显，故来就诊。

刻诊：双手指间关节肿胀，梭样变形，手指挛缩呈爪形，肌肉萎缩，触之冰凉，全身乏力，口干便结，舌红苔少，脉细数。证属痹证日久，肝肾虚损，筋骨失养，瘀阻络脉。治宜补肾养肝、祛风除湿、活血通络。

处方：黄柏12g，龟板12g，熟地20g，知母12g，芍药30g，锁阳10g，牛膝15g，鸡血藤20g，茜草12g，秦艽15g，桑枝30g，炙甘草10g，土茯苓30g，千年健20g，露蜂房10g，威灵仙15g，仙灵脾15g，全蝎3g，地龙12g，延胡索12g。水煎，分2次服。

上方服用30余剂，手指关节肿痛减轻、晨僵时间缩短、患部皮温增高。又以上方为主，取汤药4剂，共研细末，和蜜为丸，重10g，一日3次，每次1丸，嘱患者长期服用。随访1年，病情稳定，未再发。

案3　痛风

王某，男，50岁。1991年2月20日初诊。

患者10年前突感两足第一跖趾关节疼痛，局部红肿发热，压痛明显，活动时疼痛加重，常于半夜或清晨时疼醒。初起时，自己按关节炎治疗，局部敷伤湿止痛膏等，半个月后疼痛缓解，未再处理。半年后又再度发作，症状如初。由于疼痛剧烈，活动受限，遂到医院检查，诊断为痛风。当时予以消炎止痛等治疗，效果不佳，又服用秋水仙碱，虽然一时痛止，但因头晕恶心等副作用较大，未能坚持治疗。近日症状日渐加重，故来于氏处诊治。

刻诊症见脚痛，尤以两脚第一跖趾处为甚，同时局部红肿发热，余无他症，查体形较胖，舌红苔白，脉沉弦。证属湿热凝聚，血气不清，痰浊凝结，化热阻络。治拟利湿泄浊、清热解毒、消肿散结、通络止痛之法，方投茵陈五苓散加减。

处方：土茯苓60g，云苓20g，猪苓15g，泽泻20g，茵陈蒿20g，防己15g，黄芪30g，甘草10g，川萆薢30g，滑石16g，白茅根30g，牛膝15g，延胡索12g，芍药30g。水煎，2次分服。

二诊：服上药5剂，局部红肿疼痛缓解，自觉小腿发酸，足踝酸痛。原方去茵陈，加木瓜15g，威灵仙15g，继续治疗。

三诊：服上药后，局部疼痛基本消失，近日稍觉食纳欠佳，胃脘胀痛，大便微溏，舌淡红，苔白，脉沉弦。将上方之土茯苓减至30g，加薏苡仁20g，陈皮10g，再服5剂。

1年后随访，自服上药后，疼痛消失，未再复发。

3. 施今墨医案

痛风案

田某，男，53岁。

数日前忽然足大趾红肿剧痛，后又觉手大拇指关节稍微高肿，亦甚疼痛，饮食佳，大便少。舌红苔薄黄，脉数而弦。此为痛风病，宜舒络止痛，清热化湿。

处方：生熟地各6g（细辛1.5g同捣），桂枝木2g，赤白芍各6g，苍术炭6g，肥知母6g，盐黄柏6g，酒川芎5g，酒当归6g，新绛5g，旋覆花5g，威灵仙6g，左秦艽5g，桃杏仁各6g，槟榔片10g，汉防己10g，盐地龙10g，桑寄生18g，炙草节3g，油松节10g，路路通5g。4剂。

二诊：诸症缓解，因防其再发，为拟一丸方，俾令常服。

处方：生黄芪60g，野党参30g，生熟地各30g，丹皮30g，沙蒺藜30g，制首乌30g，当归身 30g，川黄柏 15g，酒川芎 15g，奎白芍 15g，制苍术 15g，槟榔 15g，汉防己 15g，功劳叶 30g，左秦艽 15g，肥知母 15g，油松节 30g，怀牛膝 30g，龟板胶 30g，福泽泻 30g，西红花 15g，威灵仙 15g，怀山药 30g，川桂枝 15g，桑寄生 30g，炒枳壳 15g，忍冬藤 30g，炙甘草 15g，共研细末，炼蜜为丸如小梧桐子大。每日早、晚各服 10g，白开水送下。

4. 单健民医案

痛风案

王某，男，66 岁。1998 年 3 月 11 日初诊。

患者为建筑工人，经常出入于建筑工地，且饮食不节，1996 年起，几次发生左右第一跖趾关节和左手中指关节肿胀热痛，以服止痛片减轻症状。1998 年 1 月，因洗澡感寒，又过食肉类和醇酒，致原痛处疼痛又作，其痛如刺如灼，局部焮红肿胀，服药无效遂就诊于本院。

刻诊：患者左足第一跖趾关节肿胀（侧有硬结），焮红拒按，左中指关节亦然。舌质红、苔黄腻，脉滑数，血尿酸 550μmol/L，诊断为痛风。证属湿热痹证。乃肾气不足，气化失司致废物潴留。湿浊内停，湿盛助热，瘀滞络脉而为患。治以补肾益气，利湿解毒。

处方：黄芪 20g，薏苡仁 15g，泽泻 20g，土茯苓 10g，防己 15g，怀牛膝 15g，秦艽 10g，黄柏 10g，赤芍 10g，丹参 15g，蝼蛄 6g，车前子 10g（包）。

一日 1 剂，水煎服。并用中药渣煎水熏洗患处，每日数次。忌食肉类等高嘌呤类食物和辛辣食品，注意休息。

用方 10 剂，痛止肿消，以原方续用 15 剂，嘱食后服苏打片 1～2 片。2 个月后复查血尿酸已正常，随访 1 年未见复发。

按：痛风是嘌呤代谢紊乱，导致血清尿酸增高，尿酸钠结晶沉着于关节和结缔组织而引起的一种疾病。属中医湿热痹范畴。以往治疗多用西药秋水仙碱及非甾体抗炎药，长期服用有明显的胃肠道反应和肝肾毒副作用。近年来，先生采用中医药方法治疗痛风，取效良好，且无毒副作用。先生认为，此例患者因先天禀赋缺陷，又素嗜肥甘厚味及醇浆之品，损伤脾肾，致脾失健运，升清降浊无权，肾乏气化，分清泌浊失司，复感外邪，气血津液受阻，湿热痰浊内生，痰聚脉络肌肉、筋骨关节致关节红肿疼痛。诸症乃作，证属虚实夹杂。故取黄芪、防己健脾祛湿；土茯苓、薏苡仁、泽泻、蝼蛄利湿泄浊；秦艽、赤芍、黄柏、丹参清热排浊，活血通络；怀牛膝补肾壮骨，引药下行。诸药相合，使正气充盛，湿热痰浊得去，经络通畅。采用药渣熏洗患处，直达病所，亦具有行气活血，清热除湿，祛风通络的功效，气血通行，通则不痛。据现代药理研究，秦艽、薏苡仁对醛性关节炎、蛋清性关节炎有不同程度的消炎镇痛作用，减轻关节肿胀；车前子、防己、蝼蛄等有利尿作用，不仅增加水分的排泄，也同时增加尿毒、尿酸、氯化钠的排泄。先生亦告诫，对此病在用药的同时，合理地控制饮食和调整饮食结构尤为重要。

5. 马光亚医案

痛风案

刘某，男，63 岁。

右足趾红肿剧痛，渐向足背蔓延，服西药止痛乏效，西医验血，诊断为尿酸过高。口渴、脉弦，舌苔薄白。师诊为湿热下注使然。

处方：萆薢 12g，苡仁 15g，牛膝 9g，黄柏 6g，丹皮 9g，茯苓 9g，泽泻 9g，赤芍 9g，苏木 9g，蒲公英 15g，连翘 9g，车前子 9g，地肤子 15g，滑石 15g，苍术 9g。

服方 18 剂，痊愈。

按：痛风之证，中医典籍中论述颇多。《丹溪心法》谓"四肢百节走痛"；《类证治裁》云"风湿客于肾经，血脉瘀滞所致"；《张氏医通》曰"肥人肢节疼痛，多是风湿痰饮流注"。马师认为前贤诸说，揭示了中医之痛风除了包含西医痛风之嘌呤代谢发生障碍之疾病，也包括风湿性关节炎、类风湿关节炎等疼痛性风湿证及关节炎。而且马师立足临床，发现今西医之痛风，其病机多为湿热下注使然。上选刘案，为湿热下注，经络阻滞。师命三妙散（黄柏、苍术、牛膝）为治下肢湿热疼痛之主方，以连翘、蒲公英清热，赤芍、苏木、丹皮活血凉血，茯苓、泽泻利湿。同时，老师发现车前子、地肤子随其病因，加入不同主方之中，治尿酸过高甚佳。

另录一例，李某，女，68 岁。右手中指根至手背剧痛，红肿灼热，口苦失眠，大便秘结，脉滑大，舌苔微黄。曾服西医治痛风成药，服之痛减，停药疼痛如故。师以热证论治，处以《万病回春》之舒筋立安散，去善治下肢之牛膝，加偏走上肢之桑枝，服 15 剂而愈。两案药因病设，消除病因，收效甚速。

三、辨证用药规律探讨

1. 朱良春

案 1

患者除了类风湿关节炎的症状之外，还有面部潮红虚浮，足肿，腰痛，尿检蛋白阳性等类似慢性肾炎的表现。类风湿关节炎会引起肾炎。舌苔薄黄，舌质紫，脉细弦，有热、有瘀。证属郁热内蕴，经脉痹阻。方中制川乌辛温燥烈，温里散寒，可通络止痛。患者有热，仍可用温燥药，加上白花蛇舌草来清热。乌梢蛇祛风湿通经络，赤芍、地鳖虫、制蜂房活血通络，均有通络止痛之效。本病病位是在肾，用生地、当归、鸡血藤补肝肾阴血，仙灵脾补肾阳。方中苍耳子除了祛风解表之外，还可以化痰散结。

案 2

患者口干怯冷，关节得温则舒，苔薄腻、舌边色紫，脉弦细。证属寒湿痹阻，痰瘀交结，治宜化痰消瘀，益肾蠲痹。方中温经通络除了制川乌，又加了制草乌。祛风湿通经络用乌梢蛇、徐长卿，活血通络用炙全蝎、炙僵蚕、地鳖虫、炮山甲，用药较案 1 有相应增加。白芥子化痰散结，生地、熟地、全当归、生甘草补养肝肾阴血，仙灵脾、骨碎补补肾阳。患者口干怯冷，得温则舒，是偏阳虚有寒，补阳药应多用，但在案中同样还是补肝肾阴血的药物多。

通过这两个医案，我们就发现朱良春主要的治疗是通过三类通络药物来实现的，在补肾方面偏重于补肝肾阴血。针对类风湿关节炎的主要的症状，加上化痰散结药。

案 3

患者口干，舌红苔薄少津，脉细小弦，治宜蠲痹通络，活血定痛。患者有明显的阴虚内热，虽属顽痹之候，不用辛温燥烈的温经通络药。因温燥药的药性比较峻烈，会耗伤阴津，因此，使用此类药时要注意顾护阴津。此案因不用辛温燥烈药通经络止痛，故通络力相应减弱，即使加上生黄芪来推动阳气，效果也不好，药后症无进退。二诊提到症无进退，并不是矢不中的，乃力不及鹄，用药力度不够，所以二诊增强了祛风湿通经络和活血通络的药物，化痰散结的药物也增强了。具体用药如下。

祛风湿通经络：徐长卿、穿山龙、威灵仙、青风藤。

活血通络：炙地鳖虫、炙蜂房、广地龙、炙僵蚕、水蛭、炮山甲、泽兰。

化痰散结：延胡索加白芥子、皂角刺、胆南星。

补肝肾：全当归、鸡血藤、生地、甘草、杞子。

补肾阳：仙灵脾、生黄芪。

案 4

本案仅属类风湿关节炎之征兆也，治宜益肾蠲痹。患者病情比较轻，没有用比较峻猛的温经通络药物，只用到了祛风湿通经络的青风藤和活血通络的地鳖虫、炙蜂房。用土茯苓来化痰浊，全当归、鸡血藤、生地、熟地、甘草补肝肾阴血，仙灵脾、鹿衔草补肾阳。

案 5

患者的临床表现是疼痛特别重，有梭形改变。还有舌红，苔黄腻，脉细小弦，此为顽痹，痰瘀阻络，经脉痹闭。治宜宣化痰瘀，蠲痹通络。疼痛比较重，要增强通络的力量，方中三类通络法和化痰散结的用药都比前几案要多。因为疼痛比较重，所以补益的药物就用了很少，仅仅用到了生地、甘草。患者舌红，苔黄腻，有内热，加上了金银花、知母清热。具体用药如下。

温经通络：制川乌、桂枝。

祛风湿通经络：穿山龙、青风藤、威灵仙、羌活、独活、乌梢蛇、制马钱。

活血通络：广地龙、炙僵蚕、炙蜂房、地鳖虫、全蝎、蜈蚣、赤芍。

化痰散结：白芥子、皂角刺、胆南星。

清热：银花藤加金银花、知母。

补肝肾：生地、甘草。

朱良春在医案中常配合成药益肾蠲痹丸使用，具体药物如下。

祛风湿通经络：老鹳草、寻骨风、蛇。

活血通络：全蝎、蜈蚣、蜂房、地鳖虫、僵蚕、蜣螂虫。

清热祛湿：虎杖。

补肝肾：熟地黄、生地黄、鸡血藤、当归、甘草。

补肾阳：仙灵脾、鹿衔草。

第一类是祛风湿通经络药，第二类是活血通络药，因为成药是要长时间用药的，没有用到辛温燥烈的温经通络药。方中祛风湿通经络与活血通络的药物都稍偏温，加用虎杖来清热利湿，是平衡阴阳。补阴血药物用得比较多，补肾阳的药物稍少一些。

2. 焦树德

焦树德教授指出类风湿关节炎属于尪痹，尪痹的发病，关键在于风寒湿邪入肾伤骨，病因是风寒湿邪，病位在肾。治疗方面以补肾祛寒为主，辅以化湿散风、养血荣筋、活瘀通络。若出现邪欲化热之势，则减少燥热之品，加用苦坚清润之品；若出现化热之证，则暂以补肾清热法治其标热，待标热得清后，再渐转为补肾祛寒之法治其本。并注意调护脾胃以保后天之本。他治疗类风湿关节炎的经验方是补肾祛寒治尪汤，具体用药如下。

温经通络：制附片、桂枝、麻黄。

祛风湿通经络：独活、威灵仙、防风、伸筋草、松节、牛膝。

活血通络：赤芍、炙山甲、地鳖虫。

祛湿：苍术。

清热：知母。

补肝肾：熟地黄。

补肾阳：川断、补骨脂、骨碎补、淫羊藿、狗骨。

方中第一类附片、桂枝、麻黄是温经通络药；第二类药物是祛风湿通经络药；第三类是活血通络药；苍术祛湿，知母清热。补肝肾阴血用熟地黄，补肾阳用川断、补骨脂、骨碎补、淫羊藿、狗骨。焦树德和朱良春均以通络和补肾为类风湿关节炎的主要的治疗方向。在补肾方面，焦树德偏重于肾阳，朱良春偏重于肾阴。

小结

由此我们可以得出来类风湿关节炎的用药规律，主要治法分为通络和补肾两个方向。通络用药偏温，主要是通过三种治法来实现的，温经通络、祛风湿通络和活血通络。仅仅是征兆或者是有阴虚内热的患者不用偏温燥的温经通络药。补肾分补肝肾阴血和补肾阳，补脾胃使用较少。此外，类风湿关节炎的患者多有晨僵、关节肿痛、结节等症状，这些都与痰浊阻滞有关，用祛痰散结药对症处理。兼有热，还要加上清热凉血药。

第十一章 眩 晕 案

眩晕是"目眩"与"头晕"的总称。"眩"即目眩，指眼前昏花、缭乱；"晕"为头晕，是指感觉自身或外界景物旋转，甚至站立不稳。由于两者常并见，故而统称"眩晕"。

一、眩晕证治源流

先秦时期，关于眩晕仅是症状的记载描述，如"瞑眩""眩瞀""眴目""疾旋"等；有关眩晕病因病机的探讨是从《黄帝内经》开始的；汉唐以后，眩晕临证治验积累，方药渐增；明清以后，形成体系。

（一）眩晕病因病机的探讨

1.《黄帝内经》

《素问·至真要大论》明确提出："诸风掉眩，皆属于肝。"中医"无风不作眩"的经典名言即源于此，概括地指出了凡是风病而发生的颤动眩晕，都属于肝所主。定位在肝，与风有关。

此外，《素问·气交变大论》曰："岁木太过，风气流行，脾土受邪。民病飧泄，食减体重、烦冤、肠鸣、腹支满，……甚则忽忽善怒，眩冒巅疾，……反胁痛而吐甚。"《素问·六元正纪大论》亦有："木郁之发，……大风乃至，……故民病胃脘当心而痛，上支两胁，膈咽不通，食饮不下，甚则耳鸣眩转，目不识人，善暴僵仆。"都显示其与外邪，尤其是风邪有关。

《黄帝内经》也认识到不足的状态，与虚有关。如《灵枢·大惑论》曰："故邪中于项，因逢其身之虚，其入深，则随眼系以入于脑。入于脑则脑转，脑转则引目系急。目系急则目眩以转矣。"《素问·五脏生成》曰："是以头痛巅疾，下虚上实，过在足少阴巨阳，甚则入肾。徇蒙招尤，目冥耳聋；下实上虚，过在足少阳厥阴，甚则入肝。"《灵枢·口问》曰："上气不足，脑为之不满，耳为之苦鸣，头为之苦倾，目为之眩。"《灵枢·海论》曰："髓海不足，则脑转耳鸣，胫酸眩冒，目无所见，懈怠安卧。"以上诸篇都提到眩晕的发生是由不足，上气不足、髓海不足、下虚上实等，特别是上虚造成的。其中，徇蒙指突然目眩而视物不清；招尤是头部掉摇不定。

《黄帝内经》有关眩晕病因病机的认识可以用图 11-1 表示。

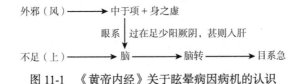

图 11-1 《黄帝内经》关于眩晕病因病机的认识

2.《伤寒杂病论》

《伤寒杂病论》中共有31处条文论及眩晕，对该病的病因病机及治疗进行了详尽而全面的论述。相关条文有：

"少阳之为病，口苦，咽干，目眩也。"

"太阳与少阳并病，头项强痛，或眩冒，时如结胸，心下痞硬者，当刺大椎第一间，肺俞、肝俞，慎不可发汗，发汗则谵语，脉弦。"

"太阳少阳并病，心下硬，颈项强而眩者，当刺大椎、肺俞、肝俞，慎勿下之。"

以上条文提示眩晕的发病与外邪，尤其是风、寒邪相关。

正气（阳/阴）受损也会出现眩晕。

"伤寒吐下后，发汗，虚烦，脉甚微，八九日心下痞硬，胁下痛，气上冲咽喉、眩冒，经脉动惕者，久而成痿。"

"太阳病，发汗，汗出不解，其人仍发热，心下悸，头眩，身 动，振振欲擗地者，真武汤主之。"

"伤寒，若吐、若下后，心下逆满，气上冲胸，起则头眩，脉沉紧，发汗则动经，身为振振摇者，茯苓桂枝白术甘草汤主之。"

"亡血复汗、寒多，故令郁冒。""卒呕吐，心下痞，膈间有水，眩悸者，小半夏加茯苓汤主之。"

阳明有热，气机受阻也会造成眩晕。

"阳明病，脉迟，食难用饱，饱则微烦头眩，必小便难，此欲作谷瘅。"

"阳明病，但头眩，不恶寒，故能食而咳，其人咽必痛。"

仲景在《伤寒杂病论》中论及眩晕之处颇多，但概括起来看，除感受外邪和因虚所致眩晕之外，对各种原因导致的痰饮眩晕进行了详细论述，这一点是《黄帝内经》所未谈到的。他承袭了《黄帝内经》"诸风掉眩，皆属于肝"的理论，并为后世"无痰不作眩"和"无虚不作眩"等理论的提出提供了依据，对现代理论和临床研究具有重要的指导意义。

3. 魏晋隋唐时期

《诸病源候论》详细地从人体生理角度出发对眩晕发生前病理机制的转变和一些导致该病的诱因进行了论述，较前人具体明确。如《诸病源候论·目眩候》有："目者，五脏六腑之精华，宗脉之所聚也。筋骨血气之精，与脉并为目系，系上属于脑，若腑脏虚，风邪乘虚随目系入于脑，则令脑转而目系急，则目眴而眩也。"《诸病源候论·风头眩候》有："风头眩者，由血气虚，风邪入脑，而引目系故也。五脏六腑之精气，皆上注于目，血气与脉并于上系，上属于脑，后出于项中。逢身之虚，则为风邪所伤，入脑则脑转而目系急，目系急故成眩也。"病因未排除风邪，但正气亏仍不明确。

《三因极一病证方论》亦有相关论述，外因讲得含糊，内因与仲景所述痰饮同，不内外因，与《黄帝内经》上虚相反，但说明有虚。如《三因极一病证方论·眩晕证治》："方书所谓头面风者，即眩晕是也。然眩晕既涉三因，不可专为头面风。中伤风寒暑湿在三阳经，皆能眩人，头重项强，但风则有汗，寒则掣痛，暑则热闷，湿则重着，吐逆眩倒，属外所因；喜怒忧思，致脏气不行，郁而生涎，涎结为饮，随气上厥，伏留阳经，亦使人眩晕呕吐，眉目疼痛，眼不得开，属内所因；饮食饥饱，甜腻所伤，房劳过度，下虚上实，拔牙金疮，吐衄便利，去血过多，及妇人崩伤，皆能眩晕，眼花屋转，起而眩倒，属不内外因。"

4. 宋以后诸家主张

刘完素主张"风火"致眩。《素问病机气宜保命集·病机论》载有："风火皆属阳，阳主乎动，两动相搏，则为之旋转。……凡病肝木风疾者，以热为本，以风为标。……治以清凉。"将本病的发生归之于风火，为后世诸家重视"痰火"病因开创了先导，主张治以清凉。

朱震亨主张"无痰不作眩"，痰由火引动，病机上强调痰、火。《丹溪心法·头眩》曰："头眩，痰，挟气虚并火。治痰为主，挟补药及降火药。无痰则不作眩，痰因火动。又有湿痰者，有火痰者。湿痰者，多宜二陈汤。"

张介宾主张"无虚不作眩"，指出以治虚为先，与朱丹溪相对。但未指明虚在阴还是阳。《景岳全书》中专列《眩运》篇，指出："眩运一证，虚者居其八九，而兼火兼痰者，不过十中一二耳。原其所由，则有劳倦过度而运者，……在丹溪则曰：无痰不能作眩，当以治痰为主，而兼用他药。余则曰：无虚不能作眩，当以治虚为主，而酌兼其标，孰是孰非，余不能必，姑引经义以表其大意如此，尚俟明者正之。头痛之病，上实证也；头眩之病，上虚证也。……眩运证，凡有如前论首条所载病源者，当各因其证求而治之。其或有火者宜兼清火，有痰者宜兼清痰，有气者宜兼顺气，亦在乎因机应变。然无不当以治虚为先，而兼治为佐也。"

清代陈修园对眩晕病机从《黄帝内经》为源开始进行了梳理，并且对医家的这些观点进行了分析和探讨，指出其看似矛盾实则统一之处在于其分别强调了病机发展不同阶段机体的病理变化，而未从宏观的角度去分析考虑。在治病求本的同时，陈氏主张在方中加入钩藤、玉竹、菊花、天麻等柔润息风之品，标本同治，能够较快地起到效果。如《医学从众录·卷四·眩晕》载："余少读景岳之书，专主补虚一说，遵之不效。再搜古训，然后知景岳于虚实二字，认得死煞，即于风火二字，不能洞悉其所以然也。河间以火风立论也。仲景以痰饮立论，丹溪以痰火立论也。《内经》以肾虚及髓海不足立论也。其言虚者，言其病根，其言实者，言其病象，理本一贯。余惟于寸口脉滑，按之益坚者为上实，遵丹溪以酒大黄治之。寸口脉大，按之即散者为上虚，以一味鹿茸酒治之。寸口脉微者，以补中益气汤，或黄芪白术煎膏入半夏末治之。然欲荣其上，必灌其根，如正元散及六味丸、八味丸，皆峻补肾中水火之妙剂。乙癸同源，治肾即所以治肝，……如钩藤、玉竹、菊花，天麻柔润息风之品，无不可于各方中出入加减，以收捷效也。"

清代高鼓峰明确指出，不管什么原因引起的，只要最后出现眩晕，一定属木。如《医宗己任编·眩晕》指出："眩晕之病，悉属肝胆两经风火。似乎不关于肝胆两经，不知其始也，各有所因。其终也，不能不由其所从历之途，而见端于极也，则仍谓之悉属木可也。"

5. 明清诸书论述

明代楼英《医学纲目·眩运》指出气眩有二："一曰风助肝盛眩。经云：厥阴司天之政，风行太虚，云物摇动，目转耳鸣。三之气，风乃时举，民病掉眩。又云：厥阴司天，客胜则耳鸣掉眩。又云：厥阴之胜，耳鸣头眩。又云：厥阴之复，筋骨掉眩，治以诸凉是也。二曰湿邪伤肾眩。经云：太阴司天，湿淫所胜，头项腰背痛而眩，治以苦热是也。"

明代虞抟《医学正传·眩运》对眩晕从体质辨治给予了进一步丰富和发展，"其为气虚肥白之人，湿痰滞于上，阴火起于下，是以痰挟虚火，上冲头目，正气不能胜敌，故忽然眼黑生花，若坐舟车而旋运也，甚而至于卒倒无所知者有之，丹溪所谓无痰不能作眩者，正谓此也。若夫黑瘦之人，躯体薄弱，真水亏欠，或劳役过度，相火上炎，亦有时时眩运，何湿痰之有哉。大抵人肥白而作眩者，治宜清痰降火为先，而兼补气之药。人黑瘦而作眩者，治宜滋阴降火为要，而带抑肝之剂。……外感风邪而眩者，治法宜祛风顺气，伐肝降火，为良策焉。外有因呕血而眩冒者，胸中有死血迷闭心窍而然，是宜行血清心自安。医者宜各类推而治之，无有不瘥者也。"虞抟明确提到了阴虚的病机，与肝有关的阴虚，病机逐渐清晰化，并提到血瘀的病机。

《本草品汇精要·眩晕脉证》比较集中地对病机进行了总结，有风、火、痰、瘀、虚。"眩晕者多属诸风，又不独一风也。有因于火者，有因于痰者，有因于死血者，有因于虚者。夫火性上炎冲于巅顶，动摇转旋不言可知；胸中痰浊随气上升，淆浊之气扰乱其间，欲其不眩不晕不可得矣。心主血、肝藏血、肾主液为血之源耳，诸阳上行于头，诸脉上注于目，血死则脉凝泣滞涩而不流利，眩晕时时作矣；肺主气、脾生气、命门真火为气之根，……气虚眩晕端可知矣。"

《医述·眩晕》对眩晕的病因病机作了系统总结："眩晕一证，有虚晕、火晕、痰晕之不同，治失其要，鲜不误人。精血受亏，阴虚为病，此阴虚之晕也；元阳被耗，气虚为病，此阳虚之晕也；动作烦扰，虚阳不藏，此虚火之晕也；风火相搏，实火为害，此实火之晕也。疲劳过度，虚痰为虐，此虚痰之晕也；风火结聚，积痰生灾，此实痰之晕。头为六阳之首，耳目口鼻，皆系清空之窍，所患眩晕者，非外来之邪，乃肝胆之风阳上冒耳，甚则有昏厥跌仆之虞。其证有夹痰夹火、中虚下虚、治胆治胃治肝之分。"明确指出："所患眩晕者，非外来之邪，乃肝胆之风阳上冒耳。"针对性更强，风影响到肝胆才眩。

日本丹波元坚《杂病广要·眩运》亦有系统论述："眩晕者多属诸风，又不独一风也。有因于火者，有因于痰者，有因于死血者，有因于虚者；痰饮、头风、七气、失血、中酒等病皆能眩晕，今独举不兼他病见眩晕者，是皆虚损也；瘀血停蓄，上冲作逆，亦作眩晕；其证妇人得之最多。"

综上所述，有关眩晕的病因病机，涉及风、火、痰、瘀、虚诸方面，与肝胆风木密切相关，天麻等柔润息风药治疗眩晕效佳。

（二）眩晕临证治验的积累

《伤寒杂病论》相关治法方药有小柴胡汤、泽泻汤、五苓散、真武汤、小半夏加茯苓汤、茯苓桂枝白术甘草汤等，针灸有针刺大椎、肺俞、肝俞等。对眩晕治疗方剂的积累做出了很大贡献，区分不同的病机，该书中提出了治疗痰饮眩晕的系列方剂，并对痰饮致病提出了总的治疗法则"病痰饮者，当以温药和之"，这一观点充分体现在了其所组合的大量方剂中，分别施以健脾温中或导水下行的药物。另外，小柴胡汤及针刺背俞穴等与肝、风相关，病机未偏离《黄帝内经》"诸风掉眩，皆属于肝"的范围。

《外台秘要》收录唐以前诸家风头眩9首、风头旋方7首；《圣济总录》收录风头眩方25首、风头旋方18首；《太平惠民和剂局方》收集各地验方数十首；《普济方》收明以前诸方书风头旋方53首、风头眩方86首；《奇效良方》眩晕通治方43首。

李时珍在病机范围内用药，还是息风和祛痰的药。用药只有天麻详细讲解，施用与肝有关的息风药，强调了眩晕与肝风相关。如《本草纲目·眩晕》记载："风虚：天麻（目黑头旋，风虚内作，非此不能除，为治风神药，名定风草。首风旋运，消痰定风，同川芎，蜜丸服）、术、荆芥、白芷、苍耳子、菊……痰热：天南星、半夏、白附子……外治：甘蕉油（吐痰）、瓜蒂（吐痰）。"

程国彭支持张介宾的主张，临床从虚论治确实有效，因此，不可否认存在虚的病机。《医学心悟》有："予尝治大虚之人，眩晕自汗，气短脉微，其间有用参数斤而愈者，有用参十数斤而愈者，有用附子二三斤者，有用芪、术熬膏近半石者，其所用方，总不离十全、八味、六君子等。惟时破格投剂，见者皆惊，坚守不移，闻者尽骇，及至事定功成，甫知非此不可。"

（三）眩晕证治体系的形成

至明清时期，眩晕的中医诊治内容更加丰富，从疾病概念、病机、证候，到治则治法、治疗方药、预后转归等方面的认识和记述逐渐趋于系统化和条理化。

如《万病回春·眩晕》指出："大凡头眩者，痰也，清晕化痰汤治头目眩晕。陈皮、半夏、茯苓、甘草、川芎、白芷、羌活、枳实、南星、防风、细辛、黄芩。气虚，加人参白术；有热，加黄连；血虚，加川芎、当归、生姜。……临事不宁，眩晕嘈杂者，此心脾虚怯也，滋阴健脾汤此治气血虚损，有痰作眩晕之仙剂也。"在临证治疗的论述上，内容丰富，以祛风化痰，行气解瘀为主，首列清晕化痰汤，作为治疗眩晕总司之主方，随临证病因的不同加以加减化裁。其后又将眩晕分作不同的证型，对每一证的临床症状表现、治疗药物组成及炮制加工服用方法均详细加以论述。

李用粹从大意、内因、外候、眩分虚实、死症、脉法、治法、用药、丹药、眩晕选方诸方面进行系统梳理，理法方药俱备，并将眩晕分为湿痰眩晕、肝火眩晕、肾虚眩晕、血虚眩晕、脾虚眩晕、气郁眩晕、停饮眩晕、外感眩晕、晨昏眩晕等9型，眩晕证治体系形成。《证治汇补·眩晕》载有："大意：诸脉皆系于目，脏腑筋骨之精，与脉并为系，上属于脑，后出于项中。故邪气中于项，因逢其身之虚，其入深者，随目系而入于脑，则脑转，脑转则引目系急而眩矣。内因：诸风掉眩，皆属肝木。（内经）以肝上连目系而应于风，故眩为肝风，然亦有因火、因痰、因虚、因暑、因湿者。（汇补）外候：其状目暗耳鸣，如立舟车之上，起则欲倒，不省人事。盖眩者，言视物皆黑；晕者，言视物皆转。二者兼有，方曰眩晕。若甚而良久方醒者，又名郁冒。谓如以物冒其首，不知人事也。（汇补）眩分虚实：虚者，内外之邪，乘虚入表而上攻；实者，内外之邪，郁痰上结而下虚。（入门）……"

综上，眩晕的发病与风、痰关系密切，病位主要在肝胆，天麻等息风药可随症加入，贯穿于眩晕所有病机的过程中，可能是与核心病机相关。眩晕存在正虚，但未明确虚是以阴、阳、气、血哪个为主。眩晕与瘀血、脾肾也有一定的关系，但相关的论述较少，需要我们在临床中进一步补充完善。

二、医案选读

1. 谢海洲医案

案1

李某，女，38岁，工人。1963年6月24日来诊。

病史：头晕时作已7年，1周来因加班劳累头晕发作。视物旋转，后枕部有沉重感，不能站立，恶心呕吐，双耳鸣响，左重于右，不敢动，不敢睁眼，服药即吐，心悸气短，腰酸腿软，出汗多。末次月经：1963年6月13日。医院确诊为梅尼埃病。

诊查：患者由人搀扶缓缓就坐，面色苍白，闭目，舌淡无华，唇淡，声音低弱，脉沉细两尺弱。

辨证：肾精亏耗，髓海不足。

治法：补肾填精，和中止呕，标本兼顾。

处方：桑叶 10g，女贞子 12g，旱莲草 12g，黑芝麻 30g，磁石 30g，黄芩 10g，白术 10g，陈皮 10g，竹茹 6g。2 剂，水煎服。

二诊：1963 年 6 月 26 日。

药后呕恶减轻，头晕程度减轻，上方加山萸肉 10g、枸杞子 10g、百合 10g，又服 6 剂而痊愈。

案 2

陈某，男，51 岁，太平间工人。1972 年 11 月 15 日来诊。

病史：头晕数年，4 日来头部不敢转动，不能摆头、低头，如立疾行之舟车上，屡治无效。周身沉重，四肢凉，纳少，食后脘闷，不渴少饮，小便不畅，大便正常，今晨 5 时因晕倒而送来急诊。

诊查：面色白，精神不振，痛苦面容，目窠肿，舌淡胖边剥，苔薄白。来时拄杖就诊，步履蹒跚，闻之不断呻吟，脉沉细尺弱。

辨证：阳虚水泛，清阳不升。

治法：温阳化水，升清降浊。

处方：制附子 10g，白术 10g，茯苓 12g，生姜 10g，白芍 10g。2 剂，水煎服。

二诊：1972 年 11 月 17 日。服药 2 剂后病大减，原方继服 3 剂痊愈。

案 3

陈某，男，47 岁，干部。1982 年 8 月 3 日来诊。

病史：患者于 1956 年患"神经官能症"，1981 年初出现阵发性眩晕，每日发作 1 次，至同年 10 月发作频繁，约 10 日 1 次，程度亦有所加重，每发即天旋地转，口吐痰涎。1982 年 3 月起，每日眩晕发作 1～3 次，至同年 6 月份，每日发作 8～10 次，发作时目瞪口呆，四肢失用，跌倒在地，体重由 57.5kg 降至 49kg。1982 年 7 月，经上海某医院诊断为脑垂体肿瘤。患者来就诊前体重已降至 47.5kg。

诊查：神志清，精神疲惫，面色萎黄而暗，未见面瘫及眼颤，体瘦，肢体活动正常。舌红而暗，边有瘀斑，唇暗，苔薄白，脉弦细而数。

辨证：痰阻血瘀，气机失调。

治法：活血化瘀，祛痰消核，调理气机。

处方：浙贝母 9g，山慈菇 9g，川楝子 12g，龙葵 15g，射干 6g，蔓荆子 6g，升麻炭 6g，茺蔚子 12g，苍耳子 6g，土茯苓 15g。15 剂，水煎服。

上方服至 15 剂后，阵发性眩晕停止，后复因精神不畅又出现轻度眩晕，仅 3～4 秒即恢复正常，此后仍坚持服药，未再发作。

患者于 9 月 17 日经大连医学院附属医院行头颅侧位片检查，提示"蝶鞍深径略大于正常"，同时 CT 检查报告未见异常改变。

二诊：1982 年 11 月 29 日。家属代诉：近 20 日睡眠不安，每日自感心跳突停 10 次左右，牙周疼痛，口舌起小疮。继用上法，并佐以清热解毒。

处方：浙贝母9g，山慈菇9g，射干6g，土贝母9g，炙远志9g，土茯苓15g，龙葵15g，沙苑子9g，白英15g，茺蔚子12g，焦栀子6g，升麻3g，苍耳子6g，川郁金12g，茯苓15g。15剂，效不更方，可继服多剂。

三诊：1983年6月6日。上方服药已达300剂，眩晕未发作，纳食可，夜寐不安，情绪不畅时自觉心跳突停。舌暗红，有瘀斑，苔薄黄，脉弦细数。效不变法，宗上方加减。

处方：浙贝母9g，山慈菇9g，射干6g，土贝母9g，山萸肉6g，龙葵15g，蔓荆子9g，仙鹤草30g，白英15g，苍耳子6g，白芷9g，白蔹9g，藁本6g。15剂，效不更方，可继服多剂。

1983年随访：1983年12月26日经大连市某医院复查，头颅侧位片提示蝶鞍外形大，呈球形增大，骨质有疏松改变，与1982年上海某医院X线片比较病变减小。

1985年底随访：至同年3月31日停药，共服药700余剂，眩晕未作，精神很好，可以胜任紧张工作，体重增至75kg，无任何病症感觉。

按：眩晕是临床常见的病症，其病机概言之有风、火、痰、虚之别，其中亦可兼夹。如案1眩晕属虚，与劳累、紧张有关，易复发。初诊宜标本兼治，用辛寒入肝肾之磁石以益肾纳气、平肝潜阳，以《证治准绳》之二至丸及《医方集解》之桑麻丸滋补肝肾、填精充髓，治疗眩晕耳鸣甚佳。黄芩、白术、陈皮、竹茹和中止呕。俟症状缓解后，加山萸肉、枸杞子、百合等，以增大滋补肝肾之比重，乃阴中求阳也。如此肾虚得补，浮阳得潜，标本兼顾，眩晕可愈。

案2以"如立疾行之舟车上"为辨证着眼点，此即"振振欲擗地"也。观其色，究其脉，为阳虚水泛、水阻清阳所致之眩晕，故以真武汤温阳祛寒、健脾利水而病除。

案3"脑垂体肿瘤"系西医学病名，此例属中医学"眩晕"范畴。然其病机、症状与常者有异，不能用常法进行论治，需要辨证辨病相结合，这样才能够有的放矢。从症状分析，眩晕发作时天旋地转，口吐痰涎，说明痰邪为患；舌有瘀斑、唇暗，又为血瘀所致；痰瘀互结，日久化火而变为瘤疾。故治以化痰软坚、活血化瘀为主，并佐以清热解毒，方用浙贝母、山慈菇、射干等化痰软坚；茺蔚子、郁金、龙葵等活血化瘀；土茯苓、白蔹等祛湿解毒；白英、土贝母等清热解毒、散结消肿；栀子清热凉血，导热下行；苍耳子、蔓荆子、升麻等引经为使；再加仙鹤草强心补虚、养血凉血，共奏攻邪不伤正之功。

2. 李斯炽医案

案1

孙某，男，31岁。1959年12月15日初诊。

主诉：眩晕，心累。唇红舌赤，经西医检查为高血压和心脏病。脉弦劲有力，此心肝阴亏，阳亢化火之象，用育阴清热法。

处方：鲜石斛9g，麦冬9g，花粉9g，玄参9g，焦栀子9g，丹皮9g，龙胆草9g，枯黄芩9g，连翘9g，薄荷6g，知母9g，甘草3g。

服上方4剂，诸症即缓解，血压亦趋正常。

按：本例头晕，脉弦动，为肝阴亏损，阳热偏亢所致。心累，唇红，舌赤，为心阴亏损，心火旺盛所致。脉症合参，断为心肝阴亏，阳亢化火。故用鲜石斛、麦冬、花粉、玄参、知母以育阴；用焦栀子、丹皮、龙胆草、枯黄芩、连翘、薄荷以清解火热。由此而阴分得养，火热得除，而诸症即缓解。

案 2

瞿某，男，35 岁。初诊。

于 1956 年发作头目眩晕，长期不能工作，经治愈后历时 4 年，至今夏又复发，服中西药一直未见好转。每半个月或 1 个月即发作一次，每次持续约 1 日之久。症见眩晕，呕吐，神志若失，过此便数日不能起床。平素性情急躁易怒，不能自已，夜眠甚短。经医院检查，诊断为梅尼埃病。诊得脉细微，至数正常，面色青白，舌质红，目睛赤，精神困乏。此肝脏阴血不足，阳亢生风，上扰清窍，发为眩晕。当其中乘胃土，呕吐频作之时，肝郁借此一泄，风阳得以暂缓其势，此眩晕发作所以有时也。脉症合参，宜予益血养肝，潜阳息风，俾阴阳和协而风气亦趋平静，即所谓"治风先治血，血行风自灭"也。

处方：菊花 9g，刺蒺藜 9g，蚕沙 9g，防风 9g，当归 9g，白芍 9g，黄柏 9g，石决明 12g，女贞子 12g，川芎 6g，甘草 3g。10 剂。

二诊：服上方后历时半个月，未见发作。有时稍感头昏，睡眠食欲均无不良，脉象与前无异。再本前法论治。

处方：生地黄 9g，当归 9g，白芍 9g，川芎 9g，石决明 15g，生谷芽 12g，女贞子 12g，龙骨 9g，钩藤 9g，菊花 9g，防风 6g，全蝎 6g，天麻 3g，甘草 3g。10 剂。

三诊：眩晕一直未发，病情相继好转，精神逐渐恢复正常。脉象较平，唯舌尖尚红，目睛尚有细小赤纹。肝阴未充，风阳未得宁息。再以前方增损，俟稳定稍久，再用丸药巩固之。

上方去女贞子，加草决明 12g、沙参 15g、丹皮 9g。10 剂。

四诊：前症基本消失，已能上班工作，再用丸方调理，以杜再发。

处方：沙参 30g，生地 30g，钩藤 30g，石决明 30g，女贞子 30g，旱莲草 30g，丹皮 15g，泽泻 15g，当归 15g，川芎 15g，蚕沙 15g，天麻 15g，防风 15g，龙骨 15g，牡蛎 15g，全蝎 10 只。炼蜜作丸剂服用，淡盐汤下。

按：本例面色青白，精神困乏，神志若失，脉细微，皆属血虚之象。《古今医统大全》说："眩晕一证……有血虚者，乃因亡血过多，阳无所附，当益阴补血。"本例眩晕，血虚为其因素之一，肝藏血，血属阴，血虚则易导致肝阴不足，肝阴不足更易导致阳亢生风，因而出现呕吐、急躁、失眠、舌红、目赤等一系列阴虚阳亢之象。肝风内动，则眩晕发作更为严重。故治法当以益血养肝，潜阳息风为主。用四物汤以补血，用女贞子、沙参、旱莲草以养肝，用菊花、石决明、龙骨、牡蛎、钩藤、天麻以平肝潜阳，用防风、蚕沙、全蝎以祛风邪。因折其阳亢化火之势，故加黄柏、草决明以清解之，加刺蒺藜、丹皮、泽泻等以疏解之。

案 3

董某，女，28 岁。初诊。

于 1960 年 1 月 20 日突然昏倒，眩晕呕吐，发病时正值月经期，经急治后，神志已渐恢复。两旬以来，头目仍苦眩晕，四肢无力，倦怠尤甚。目前虽能勉强行动，但需人扶持。大便时见燥结，胃纳亦少。诊得脉弦细而微，身体瘦弱，气怯神疲，舌质淡，苔白。此缘中气不足，肝血素虚，经后冲脉空乏，肝失所养，又值克令，风气动而上逆，所以有如此病态。现在肝逆虽降，但中气败馁，风气未宁，拟益中养阴镇逆法处理。

处方：党参 12g，黄芪 12g，茯神 9g，枣仁 9g，法半夏 9g，当归 9g，白芍 9g，菟丝子 9g，龙骨 9g，甘草 3g。2 剂。

二诊：服上方 2 剂后，无不适反应，眩晕较前有所减轻，但动则加剧，其他症状如前。

再用前法治之。

处方：党参 12g，山药 12g，桑寄生 12g，当归 9g，菟丝子 9g，枸杞 9g，牡蛎 9g，龙骨 9g，石决明 9g，黄芪 9g，升麻 3g，甘草 3g。5 剂。

三诊：服上方 5 剂后，诸症均有好转，精神亦佳。但面部发生疖疮，口干，鼻衄。予滋阴潜阳降逆之剂，助其恢复。5 剂之后，诸症皆痊愈。

按：本例身体瘦弱，气怯神疲，脉微细，舌淡白，均为气血不足之征。经后气血更虚，气虚则清阳不升，血虚则阳无所附，故使虚风内动，而发为眩晕、呕吐、昏仆、脉细微而带弦象等症。故用党参、黄芪、升麻、甘草等以补气升清，用当归、白芍、龙骨、牡蛎、石决明等以补血育阴镇逆，用法半夏、山药以和胃止吐，加茯神、枣仁以宁心，用菟丝子、枸杞、桑寄生以滋肾。意使水火既济，阴阳调和，诸症即缓解。

案 4

黄某，女，26 岁，干部。1959 年 6 月 13 日初诊。

患者于 1955 年后即开始患肺结核，曾经咳血，服异烟肼及对氨基水杨酸，则引起腹泻。2 个月前透视，仍有浸润性肺结核。长期以来，头部眩晕昏痛，极易晕倒，身体消瘦，面色㿠白，食少，失眠，精神不佳，易犯感冒。月经虽每月皆至，但经来时少腹坠痛，脉虚弦，舌心微黄。患者虽经西医检查为肺结核，但因肺痨日久，五脏精气日渐消烁，目前所表现症状，多在肝脾两脏，故应从调理肝脾入手。方中以补脾为重点，即寓补土生金，健中土以灌四旁之义。

处方：刺蒺藜 12g，杭白芍 12g，牡蛎 9g，炒玉竹 12g，茯苓 9g，炒山药 12g，炒扁豆 15g，鸡内金 6g，甘草 3g。4 剂。

二诊：1959 年 7 月 29 日。服上方 7 剂后，目前眩晕大减，食欲增进，1 个多月来未发生感冒腹泻现象，精神较好，面色已渐红润。但在劳动后仍感心累，午后仍觉头昏，失眠情况未见改善，脉仍虚弦，舌净无苔。宜五脏阴阳平调法，以冀余症缓解，身体康复。

处方：泡参 9g，山药 15g，天冬 9g，枸杞 9g，生地 9g，菟丝子 9g，牡蛎 15g，茯神 9g，远志 6g，石菖蒲 4.5g，柏子仁 6g（去油），甘草 3g。7 剂。

三诊：1959 年 11 月 23 日。患者因其他病来诊，诉服上方 7 剂后，诸症若失，以后即停止服药。4 个月来，精神均较好，大便始终未见溏泄，已可做伏案工作。

按：从现症分析，饮食不振，服药易引起腹泻，身体消瘦，面色㿠白，精神不佳等症，应属脾胃阳气不足之象。血为气之母，经来失血，使阳气更加不足，下陷而为小腹坠痛。脾虚水湿难化，故舌心微黄。脾虚更加脾湿，则更易形成食少腹泻等症。脉虚弦为肝阴亏损、肝气郁滞之象。足厥阴肝经上连巅顶，阴亏阳亢，虚风上扰，故出现失眠、眩晕、头部昏痛。本案兼有气虚，清阳不升，故眩晕头痛之症长期未能了了。且肝郁逆气冲肺，肺主皮毛，使皮毛失于固护，故易患感冒。其心累心跳系气阴不足所致。病员体质已极衰弱，病机又较复杂，补阳气又恐虚阳更亢，补阴液又恐助寒腻湿，疏肝则虑耗正，燥湿又虑伤阴。因思此类患者，补气不宜峻猛，育阴不宜寒柔，疏肝不宜克伐，除湿不宜损液。且脾胃为生化气血之源泉，故当以脾胃为重点，慎重选药，待脾运得健，再图议治。药用茯苓、甘草缓补脾阳，山药、扁豆炒过，补脾不壅滞，再加鸡内金以消食，其中茯苓、扁豆除脾湿而不损阴。并用玉竹、牡蛎育肝阴以潜亢阳，玉竹炒过，可减其滋腻之性。用刺蒺藜疏肝而不伤正，白芍敛肝和营以固表。患者虽经西医检查为肺结核，但因肺痨日久，五脏精气日渐消烁，目前所表现症状，多在肝脾两脏，故应从调理肝脾入手。方中以补脾为重点，即寓补土生金，健中土以灌四旁之义。

二诊，肝脾已得初步调整，湿邪已去，因痨伤精气，宜五脏阴阳平调法，以冀余症缓解，身体康复。故用泡参、山药、天冬、甘草以平调脾肺之阴阳；枸杞、生地、牡蛎、菟丝子以平调肝肾之阴阳；茯神、远志、石菖蒲、柏子仁以平调心脏之阴阳，其中柏子仁去油以防腹泻。

案 5

徐某，女，干部。1970 年 2 月 13 日初诊。

患者时发眩晕，每发则呕吐不止，睡觉不能正卧和左侧卧，只能偏向右侧卧，走路时亦不自觉地往右侧偏倾。每在读书看报时，眩晕立即发作。以往曾患过肺结核，现已钙化。肝脏微大，血红蛋白和红细胞均低于正常值。平时尚有耳鸣眼花，性急易怒，手指随时痉挛，不得屈伸等症。近来眩晕呕吐频发，两目白睛微红，心烦，尿黄。经医院检查诊断为梅尼埃病。诊得脉浮大而数，舌红少苔。此应属肝脏阴血不足，阳亢化火生风之象。

处方：当归 9g，制首乌 12g，白芍 12g，生地 9g，玉竹 9g，女贞子 12g，钩藤 12g，牡蛎 12g，枯黄芩 9g，珍珠母 9g，知母 9g，法半夏 9g，甘草 3g。4 剂。

二诊：1970 年 3 月 3 日。患者服上方 4 剂后，觉病情减轻，乃续服 4 剂，自觉诸症悉退。眩晕一直未发，读书看报、口念文件均无不适感觉，已无呕吐现象，且食欲大增，精神颇好，睡觉走路均如常人。乃停药 10 余日，最近又觉头微发昏，肝区微痛，时发干咳，脉浮弱，舌质干红。此风阳虽暂宁息，但阴精尚属不充，肝气尚欠条达。仍本前方意中加入疏肝理肺药物以巩固之。

处方：制首乌 15g，女贞子 12g，白芍 12g，生地 9g，玉竹 9g，钩藤 12g，牡蛎 12g，枯黄芩 9g，刺蒺藜 12g，金铃炭 12g，川贝母粉 6g（冲），甘草 3g。4 剂。

患者服上方 4 剂后，各症都告解除。以后停药观察，未见反复。

按： 肝主筋，开窍于目，肝脏之阴血不足，血不荣筋则手指拘挛，目不受血则两眼昏花。肝其用在左，肝血不足，故左侧躯体失调。阴虚则易阳亢，阳气并走于上，肝气上逆则易怒，胆气上逆则耳鸣，胃气上逆则呕吐。且阳亢最易化火，故现目赤、心烦、尿黄等症。火盛则易动风，《黄帝内经》说："诸风掉眩，皆属于肝。"阳热随足厥阴肝经上达巅顶，而成此肝风眩晕之症。读书看报用脑，引动阳气上升，最易诱发。其脉浮大而数，舌红少苔，亦符阴虚阳亢化火生风之证，治当益血养肝，潜阳息风，清热和胃。本"治风先治血"之义，用当归、制首乌、白芍、生地、女贞子、玉竹等重在补益肝血，用钩藤、牡蛎、珍珠母以潜阳息风，用枯黄芩、知母以清热散火，用法半夏、甘草以和胃降逆。

案 6

王某，男，58 岁，工人。1974 年 7 月 4 日初诊。

患者突于最近头晕眼花，不思饮食，口中干燥，但饮水即吐，小便不利。曾经西医检查，诊断为梅尼埃病。诊得脉濡软乏力，舌质淡，上有白腻苔，形体消瘦，少气懒言。

以五苓散通阳化气行水为主，加入藿香芳香醒脾以止吐，再加厚朴以降逆，甘草以和中。

处方：桂木 9g，白术 9g，茯苓 9g，猪苓 9g，泽泻 9g，厚朴 9g，藿香 9g，甘草 3g。2 剂。

二诊：1974 年 7 月 6 日。患者服上方 2 剂后，诸症均减，小便通利。在晨起时，有如戴帽感觉，饮食尚未完全恢复，手足乏力，脉软弱，舌苔白腻。此虽有阳行水化之势，但正气颇嫌不足。清阳不能充分达于巅顶，故晨起有如戴帽感觉，清阳不能实于四肢，故手足乏力。仍应以通阳行水之法，加入补气和胃之品。于前方中加党参、神曲。

处方：桂木 9g，白术 9g，茯苓 9g，猪苓 9g，泽泻 9g，厚朴 9g，藿香 9g，党参 9g，神曲 9g，甘草 3g。

患者服上方 2 剂后，即完全康复。随访至 1976 年 1 月，均未见复发。

按：患者少气懒言，结合舌淡脉软，知其素禀阳气不足。时当盛夏，暑邪更伤元气，以致中阳不振，脾神困顿，使水谷难以运化。水饮停滞中焦，脾胃升降失调，故出现不思饮食，饮水即吐等症。《素问·灵兰秘典论》说："膀胱者，州都之官，津液藏焉，气化则能出矣。"今阳气不振，气化失司，不但使小便不利，且使津液不能上承而发生口干现象。《金匮要略》说："假令瘦人脐下有悸，吐涎沫而颠眩者，此水也。"故知其头晕眼花为水饮上逆所致。再从脉濡、苔腻观察，其为水湿内停更无疑矣。《伤寒论》说："渴欲饮水，水入则吐者，名曰水逆，五苓散主之。"故以五苓散通阳化气行水为主，加入藿香芳香醒脾以止吐，再加厚朴以降逆，甘草以和中。

3. 宋爱人医案

案 1

章某，女，西善长巷。

初诊：八月初一日。脉情虚浮不敛，舌苔干垢起裂，血虚为本，气郁为标。面少华色，触事惊恐，眩晕昏冒，时有耳鸣，心烦少寐。《灵枢》云："髓海不足，则脑转耳鸣，胫酸眩冒。"血虚不能上荣，亦为髓海空虚之因。而又腑行艰难，小溲涩赤，宜消补并进。

处方：白归身三钱，奎白芍五钱，干地黄四钱，川芎一钱一分，女贞子五钱，黑巨胜五钱，明天麻二钱，橘白、橘络各二钱，茯苓、茯神各五钱，麻仁丸八钱（包煎），炙黄芪二钱四分。

二诊：八月初五日。津气营血枯槁，心神为之不安，脉情浮虚不敛，纯属血虚见症。服前方寤寐较安，腑行较畅，小溲浑浊者较清。唯以数日不大便，粪中夹血，仍是血枯肠燥所致。

处方：枸杞子三钱，杭白芍四钱，白归身三钱，女贞子五钱，明天麻三钱，黑巨胜六钱，柏子仁五钱，松子仁三钱，炙橘络一钱二分，麻仁丸五钱（包煎），桑椹子四钱，茯苓、茯神各五钱。

三诊：八月十六日。脉濡数，营虚血少之体，素患眩晕失眠，并且胃阳不展，胃浊易于停留。养营补血，是为治本之法；宣畅胃阳，又为治标之变也。两者皆不可缺。舌苔干燥垢浊较退，头眩耳鸣已减，寐安神宁，诸恙均瘥，治再缓调。

处方：枸杞子四钱，桑椹子四钱，干地黄四钱，白归身四钱，杭白芍三钱，杭甘菊三钱，酸枣仁四钱，远志肉二钱五分，茯苓、茯神各六钱，夜交藤五钱，越鞠丸四钱（包煎），保和丸三钱（包煎）。

四诊：八月十七日。头为诸阳之会，《素问》云："头者，精明之府。"而头目视听之精明，全赖气血之上荣。《灵枢》又云："血者，神气也""血脉和利，精神乃居"。所以神明之用，以血为体。高年劳累过度，气血耗衰，心脑之供养不足，多年来眩晕时作，目黑头旋，每以骤然起立为尤甚。即景岳所谓："头眩之病，上虚证也。"更以夜不安寐，昼不精明，神疲不振，头目益感昏蒙，总为营血虚亏之所致。然而胃阳困遏，则中焦之滞积转增，脾津不濡，则腑行之传导唯艰。谷气不清，亦难资生气血，是以欲补气血之虚，正不可忽此兼理阳明之实也。拟丸方如下：

干地黄二两，白归身二两，奎白芍二两，川芎一两，炙黄芪三两，何首乌三两，紫丹参三两，西血珀三钱五分，真玳瑁五钱，酸枣仁二两，甘杞子三两，女贞子一两五钱，远志一两二钱，云苓二两五钱，云茯神二两五钱。

以上十五味各研末候用。

合欢皮二两，广佛手二两，天门冬二两，柏子仁三两，越鞠丸二两，保和丸四两，大麻仁三两，全瓜蒌四两。

以上八味同煎二次，将二次药汁并发，浓煎取汁，再取药粉泛丸。每日口服二次，每次二三十丸。

按：本证为血虚所致的眩晕。但在一个具体的病患中，往往是不单一的，本证由于中焦虚又有气郁积滞，舌苔干垢，形成了虚实相兼的证候，给辨证带来了复杂性。在这虚实之间，宋老认为"血虚为本，气郁为标"，治疗上采取了以补血为主的标本兼顾的方法。正如案中所云："养营补血，为治本之法，宣畅胃阳，又为治标之变，二者皆不可缺。"在治本方面以四物汤加黄芪补血益气，益气就是为了加强生血的效果。在治标方面初以麻仁丸润肠通便，继以越鞠丸宣畅气郁。方中又用黑巨胜（黑芝麻）养血润燥，既治虚风头晕，又能润肠通便，对本证可以说是"标本"兼顾。刘完素说："治风先治血，血活则风去。胡麻[即黑芝麻]入肝益血，故风药中不可缺也。"

案2

冯某，女，西海岛。

初诊：八月二十二日。脉弦涩不畅，舌淡灰而腻。头目昏花，眩晕欲仆，竟有不能自主者。向患心脏虚衰，易于心悸怔忡。近则两足痿弱，不良于行，肌肤浮肿，有时面赤足冷，是肝肾亦有所不足，阳虚不能温化水湿。言语则舌尖觉辣，夫言为心声，舌为心苗，是则心阳扰动，辣为辛味，火之变也。本证心虚为病，肝肾下虚，风痱之基，万勿忽视。

处方：大熟地三钱六分（沉香末一钱二分拌），山茱萸四钱，怀山药四钱，茯苓、茯神各四钱，灵磁石一两二钱（先煎），生牡蛎一两二钱（先煎），杜仲三钱，怀牛膝三钱，肉苁蓉三钱五分，制附子一钱二分。

二诊：八月二十四日。人身阴阳，宜既济而不宜相离，既济则阴阳一体，相离则阳气浮越。今肝肾下虚，头目昏眩，恶见日光，虚阳上扰，颇有眩仆痱中之危。而心脘不畅，痰涎凝郁，亦为神思摇惑之因。下肢痿弱，足跗浮肿，脉弦涩，尺脉更觉细软无神，舌色淡灰，阳虚不运，于此益著。服前方颇合机宜，再进一筹以继之。

处方：甜冬术二钱五分，茯苓、茯神各六钱，杜仲三钱六分，怀山药四钱八分，山茱萸三钱六分，盐橘络一钱二分，怀牛膝三钱，甘杞子四钱，煅牡蛎一两（先煎），辰远志三钱，石决明一两二钱（先煎），磁朱丸一两二钱（包煎），制附片一钱二分。

三诊：九月初一日。脉濡涩，舌淡灰，肝肾阴阳皆亏，不能维护足之三阴，所以痿软而不便步履也。下虚则上冒，心神不能安居其位，眩晕昏花，失眠怔忡，烘热足冷。一阳潜动，恐有痱中之基。进剂以来虚阳渐靖，眩晕渐平，心神较安。大便不畅，又当参以咸寒。

处方：肉苁蓉四钱（沉香末八分拌），大熟地三钱，制首乌四钱，甘杞子四钱，川续断三钱六分，炒冬术三钱，茯苓、茯神各五钱，磁朱丸一两五钱（先煎），生牡蛎一两二钱（先煎），石决明一两二钱（先煎），盐橘络一钱二分，制附子一钱二分。

按：本案是肾阴肾阳两虚的眩晕证。肾气虚衰于下，虚阳浮越于上，故为眩晕昏花、两足痿弱的症状。而且阳虚不能温化水湿，所以有肌肤浮肿、舌苔淡灰等征象。治疗方法主要是调燮阴阳，养阴与补阳同用，熟地、山萸肉、山药益肾阴，附子、苁蓉温肾阳，使阴阳相济，肾气充盛。同时佐以磁石、牡蛎潜降虚阳；牛膝、杜仲益肝肾、强筋骨；茯苓、茯神行水宁神。以后两诊在此治疗原则下进退加减，不仅眩晕、怔忡、不寐、面赤烘热等虚阳上浮现象得以平静，跗肿足痿亦渐消退。另外，宋老用沉香与熟地同拌，两药同入肾经，一阴一阳，一滋一降，起到了相反相成的作用，对治疗阴虚阳浮、上热（虚）下寒的病证，如眩晕、气喘等，都有较好疗效。

案 3

倪某，女，养育巷。

初诊：五月二十二日。脉弦涩，舌苔黄浊，阳明清浊不分，肝阳夹痰上升。头眩目黑，耳中蝉鸣，动则天旋地转，甚则呕吐稠涎苦水。初醒之时，不能起坐，坐则眩仆。治宜苦降泄热，清化痰浊，宗黄连温胆法。

处方：姜川连一钱二分，法半夏三钱，炙广皮二钱，制苍术二钱五分，净远志二钱，姜竹茹三钱，云苓五钱，黄白菊各三钱，夏枯草二钱五分，朱龙齿八钱（先煎），明天麻二钱。

二诊：五月二十四日。头眩目黑，视物皆转，几欲晕仆，风阳上冒巅顶，痰浊困扰阳明，胸脘烦闷，苔黄口苦，是则欲平肝阳，当先清化痰热。进前剂眩晕泛吐渐平，再进一筹以继之。

姜川连一钱，姜山栀三钱，淡干姜八分，净远志二钱，法半夏三钱，炙广皮二钱，广佛手二钱，炒竹茹三钱，云苓五钱。

按：痰浊上蒙清窍，可以导致眩晕，古人称为痰晕。朱丹溪以"无痰不作眩"立论，认为痰湿中阻，清阳之气不升，脑府失荣，可致眩晕。宋老指出本案是"肝阳夹痰上升"，头眩目黑，口苦泛恶，呕吐稠涎，舌苔黄浊，痰涎不去，清窍难以宁静。所以又说："欲平肝阳，当先清化痰热。"方用黄连温胆汤和定眩饮法加减化裁，黄连苦泄胆胃之热，天麻、龙齿息风镇肝，半夏、陈皮、竹茹化痰止呕，夏枯草、菊花疏风清肝，同时佐以远志化痰安神，苍术燥湿行气，茯苓渗脾经之湿，为风阳、痰热合治之法。

案 4

童某，女，十全街。

初诊：五月二十三日。巅脑昏眩作胀，如蒙如裹，牵引不易转动，自觉脑中唧唧如虫鸣，震荡不宁，胸脘痞闷不畅，夜寐不能安神，有时则烘热眩冒。脉弦细，舌苔淡白灰腻，频泛黏涎腻沫，且有恶心。证属痰涎上扰巅顶，而肝督又有风以鼓之。宜化痰以宣通清阳，安镇以平肝息风。

处方：明天麻二钱五分，白蒺藜三钱，石菖蒲四钱，制南星一钱五分，姜半夏三钱，制白附子一钱二分，化橘红二钱，淡干姜六分，磁朱丸八钱（包煎），怀牛膝三钱，茯苓、茯神各六钱。

另：琥珀多寐丸一钱，开水送服。

二诊：五月二十八日。巅脑晕重，如蒙如裹，阳气不能充养督脑，脑后巅顶自觉唧唧有声，震荡不已。胸脘痞闷，时泛黏沫，脉弦细，舌苔灰腻，必有痰湿浊邪阻遏，胃阳不展，清阳不升。前方服四剂，脑鸣较静，昏眩减去其半。镇静之中，参芳通以宣化重浊之邪。

处方：制苍术二钱，制川朴一钱，制远志二钱，石菖蒲三钱，制南星二钱，制半夏三钱，明天麻二钱，化橘红二钱，广藿香三钱，佩兰叶三钱，磁朱丸一两二钱（包煎），茯苓、茯神各五钱。

三诊：六月三日。风痰上扰清阳，眩晕脑鸣，频发不已。进剂以来，头晕已退，脑鸣亦减，吐痰尚有恶心，胸脘尚不舒旷。脉弦缓，舌苔薄白微腻。中焦痰湿未净，胃阳不克宣通，治再宣化痰浊，参以行气和胃。

处方：制苍术二钱，制川朴八分，广陈皮二钱，法半夏三钱，白茯苓四钱，姜竹茹三钱，明天麻二钱，白蒺藜三钱，佩兰叶二钱，江枳壳二钱，灵磁石一两二钱（先煎）。

按：痰浊是引起眩晕的主要病因之一，但是痰有痰热、痰饮、风痰等不同性质的痰，所表现的证候不同，治疗也有差异。上一例是痰热上蒙清窍，所以用清化痰热的方法治疗。本例是风痰上扰，而且舌苔灰腻，脾湿较重，导致清阳不升，胃阳不展，头眩脑鸣，泛吐痰涎。治疗须化痰息风。天南星、白附子是治疗风痰的要药，天南星燥湿、化痰、祛风，白附子祛风痰而温性较重。《仁斋直指方》白附子丸中用白附子、天南星、半夏、天麻等"治风痰上厥，眩晕头痛"。宋老参用这一方意，用以上四药为君，另外加用磁朱丸、琥珀多寐丸、茯苓、茯神等平肝镇静，干姜、橘红宣通胃阳。又以石菖蒲除痰、开窍、化湿，《神农本草经》谓其"通九窍，明耳目"，又治头风、耳鸣，故用作佐使之药。三诊病情已基本缓解，继续以健脾化湿、和胃化痰治其本。

4. 林沛湘医案

案1

龙某，女，47岁。1993年5月12日初诊。

头晕、乏力半月余。于1个月前因左乳腺癌手术治疗后接受化疗，化疗1个疗程尚未结束，就出现头晕、乏力、纳差、胸闷等症状，查血常规见白细胞减少，给予常规药物及对症治疗，症状未好转，血白细胞未见明显上升。今症见头晕目眩，动则加重，乏力，纳差，胸闷欲呕。诊见精神不振，面色苍白无华，舌质淡，舌苔白腻，脉细无力。血常规：血红蛋白90g/L，红细胞总数 2.94×10^{12}/L，白细胞总数 2.2×10^9/L。中医诊为眩晕，证属气血两虚。西医诊为乳腺癌术后、白细胞减少症。先宜健脾醒胃为主，以恢复气血生化源泉。方用香砂六君子汤化裁。

处方：红参5g（另焗），黄芪20g，白术10g，苍术10g，茯苓15g，木香7g（后下），砂仁10g，神曲10g，生谷芽15g，生姜7g，甘草5g。3剂，水煎服，每日1剂。

二诊：1993年5月15日。服药后精神好转，纳食有味，胸闷欲呕消失，头晕仍存在。舌质淡，舌苔白，脉细无力。脾胃之气机已逐渐恢复，治疗宜改益气养血为主，方选归脾汤合前方化裁。

处方：红参5g（另焗），黄芪20g，白术10g，当归10g，川芎10g，枸杞子15g，巴戟天10g，红枣15g，阿胶10g（烊服），陈皮5g，木香7g（后下），神曲7g，生谷芽15g，炙甘草5g。10剂，水煎服，每日1剂。

三诊：1993年5月25日。头晕缓解，其他症状均减轻，睡眠不好。查舌质淡红，舌苔薄白，脉细无力。复查血常规：血红蛋白 105g/L，红细胞总数 3.6×10^{12}/L，白细胞总数 3.4×10⁹/L。仍遵前法出入。

处方：红参 5g（另焗），黄芪 20g，白术 10g，当归 10g，川芎 10g，枸杞子 15g，巴戟天 10g，红枣 15g，阿胶 10g（烊服），陈皮 5g，生谷芽 10g，女贞子 10g，酸枣仁 15g，夜交藤 15g，炙甘草 5g。10 剂，水煎服，每日 1 剂。

四诊：1993 年 6 月 4 日。诸症基本缓解，精神较好，睡眠可，舌脉同前。复查血常规：血红蛋白 107g/L，红细胞总数 3.5×10¹²/L，白细胞总数 4.7×10⁹/L。已恢复化疗。守上方为治。此后以 5 月 25 日方为基础，临证化裁，持续服用，坚持化疗，直到化疗疗程结束，症状无反复，血白细胞未再出现减少现象。

按：此例眩晕为气血不足所致，整个治疗都围绕补益气血，对眩晕本身并无太多针对性的治疗。虽为气血两虚证，但初诊时却表现脾胃虚弱，气机失常症状，若不治理好脾胃，则气血生化乏源，补益气血之药亦难以吸收，故首诊治疗以香砂六君子汤化裁，调理脾胃气机为主。二诊以后，脾胃之气基本恢复，治疗转入益气养血上，但用药还是注意保护和鼓舞胃气，尽量避免滋腻。中医用于补血的方法有许多，林老常用的有归脾汤、当归补血汤、四物汤等。前二方重在健脾养血，益气养血，后一方则为养肝补血，并兼有活血的作用。林老在临床上应用归脾汤、当归补血汤较多。从气血相互为用、相互化生的道理分析，林老认为补血当兼益气，也有以益气生血的。对于某些证候使用归、芎、地等有滋腻之虞者，经常改用党参（红参）、枸杞子、红枣等。

案 2

张某，女，57 岁。1992 年 5 月 10 日初诊。

头晕反复发作 6 年，加重伴乏力半月余。于 6 年前出现头晕，血压偏低，症状反复发作，几年来按低血压症治疗，病情时见反复，半个月前于劳累后头晕加重。现症见头晕，神疲乏力，气短懒言，纳差，大便烂而不爽。查血压 80/50mmHg，精神不振，面色萎黄，舌质淡，舌苔白，脉虚无力。中医诊为眩晕，证属脾胃虚弱，清阳不升。西医诊为低血压症。治宜健脾益气升阳，方用补中益气汤化裁。

处方：红参 5g（另焗），黄芪 20g，白术 10g，柴胡 10g，升麻 7g，当归 10g，天麻 10g，川芎 7g，巴戟天 20g，炒扁豆 15g，生谷芽 15g，炙甘草 5g。7 剂，水煎服，每日 1 剂。

二诊：1992 年 5 月 18 日。服药后头晕减少，精神较好，纳食增加，大便正常，舌脉同前，血压 90/50mmHg。治疗有效，宗前法为治，上方去炒扁豆，10 剂，水煎服，每日 1 剂。

三诊：1992 年 5 月 28 日。症状基本缓解，血压 100/65mmHg，舌脉同前。继续在二诊方的基础上调理。

处方：红参 3g（另焗），黄芪 20g，白术 10g，柴胡 10g，升麻 7g，当归 7g，天麻 10g，川芎 7g，巴戟天 10g，生谷芽 15g，炙甘草 5g。5 剂，水煎服，每日 1 剂。并嘱以后用该方间断服用，1 年后随访，病情稳定。

按：根据患者的脉症，不难辨为脾虚。因脾虚而清阳不升，导致眩晕，用补中益气汤治疗亦为平常。在方中加入天麻、川芎、巴戟天等则是针对本病的病证特点而用的。林老认为，低血压症引起的头晕，多有肾气不足，对于补益肾气，常选用的药物有巴戟天、淫羊藿、山茱萸等。其中巴戟天、淫羊藿温补肾气，有助命门以鼓舞气血的功能。山茱萸则益阴养肾，有补精气以助气血的作用。如为气阴两虚的，宜用黄芪、山茱萸为好。若以气虚为主的，则酌选黄芪、巴戟天、淫羊藿等较为妥当。川芎活血通脉，天麻平眩，二者引药上行，均为治疗眩晕的对症药物。

案 3

文某，女，76 岁。1991 年 4 月 9 日初诊。

反复头晕近 20 年，加重约 15 天。患者有近 20 年高血压病史，经常头晕，头痛，平时多服用西药控制病情，近半个月来，头晕明显，伴眼花，已服中西药治疗，无明显好转。查血压 180/105mmHg，精神差，面色暗红，舌质暗红，舌苔白腻，脉弦细。中医诊断为眩晕，证属阴虚阳亢，痰瘀阻滞。西医诊断：高血压。治宜育阴潜阳，活血祛湿。方用黄精四草汤加味。

处方：黄精 20g，益母草 15g，车前子 15g，夏枯草 15g，豨莶草 15g，钩藤 17g（后下），石决明 20g（先煎），决明子 20g，生地 15g，牡丹皮 10g，白芍 15g，茯苓 15g，苍术 7g。7 剂，水煎服，每日 1 剂。

二诊：1991 年 4 月 16 日。服上药后症状缓解，血压 160/90mmHg，舌质暗红，舌苔薄白，脉弦细。继以前法为治，上方去苍术，加龟板 20g（先煎），10 剂。

三诊：1991 年 4 月 26 日。头晕基本消失，血压 160/90mmHg，舌质淡红，舌苔稍腻，脉弦软。依前法出入。

处方：黄精 20g，益母草 15g，车前子 15g，夏枯草 15g，豨莶草 15g，钩藤 17g（后下），石决明 20g（先煎），决明子 20g，枸杞 15g，生地 15g，白芍 15g。7 剂，水煎服，每日 1 剂。此后以该方为主，随证加减，间断治疗半年，病情无复发。

按：患者阴液不足，虚阳偏亢，故而虚阳上扰清明之窍。阴虚则内热，易使血行涩而瘀，津炼液成痰。阴虚阳亢，痰瘀阻滞，故见头晕。从其舌质暗红，舌苔白腻，脉弦细来看，为阴虚夹痰瘀之象。黄精四草汤为养阴健脾，活血利湿的方剂，该方益阴而不滋腻，活血利湿而不伤阴，比较适合阴虚夹湿瘀高血压病的治疗。由于该方的组成较为简明，给化裁运用留下很大的空间。临证时酌加钩藤、石决明、珍珠母、天麻等兼有平肝息风的作用。加枸杞、生地、白芍、沙参、麦冬等养阴生津之力更强。加龟板、熟地可增滋阴之功。合温胆汤可长燥湿化痰之力。合补阳还五汤又可益气活血。本例初诊时因阳亢及痰湿明显，处方以平肝潜阳，化湿活血为主。至二诊痰湿已减轻，处方即及时去苍术，加龟板以滋养阴液。三诊后转为调理，避免出现过于滋腻及伐利。

案 4

何某，女，65 岁。1991 年 1 月 5 日初诊。

反复头晕 1 年，加重伴呕吐 1 周。患者于 1 年前发现高血压，经常出现头晕，服药治疗无规律。1 周前头晕加重，于 3 天前出现呕吐，呕吐多于活动后发生，伴头痛及手麻木。查血压 180/105mmHg，面色暗红而少华，舌质暗淡红，舌苔白腻，脉虚弦。中医诊为眩晕，证属气阴两虚，瘀痰阻滞。西医诊为高血压病。治当养阴益气，祛瘀利湿。方用补阳还五汤合黄精四草汤化裁。

处方：黄芪 50g，当归 10g，赤芍 15g，桃仁 10g，红花 7g，黄精 15g，益母草 15g，泽泻 15g，豨莶草 15g，夏枯草 15g，茯苓 15g，白术 10g，半夏 10g，生姜 7g。5 剂，水煎服，每日 1 剂。

二诊：1991 年 1 月 10 日。前述之症状均减轻，无呕吐，查血压 170/100mmHg，舌暗淡红，舌苔白，脉虚弦。守上方出入为治。

处方：黄芪 50g，当归 10g，赤芍 15g，桃仁 10g，地龙 10g，红花 7g，黄精 15g，益母草 15g，车前草 15g，豨莶草 15g，夏枯草 15g，茯苓 15g。15 剂。

三诊：1991 年 1 月 25 日。症状基本缓解，查血压 165/85mmHg，舌质淡暗，舌苔白，脉细弦。仍以前法为治，上方加川芎 7g，10 剂。此后间断服用该方，病情稳定。随访 1 年，血压虽有波动，但症状及血压升高均无此次初诊时明显。

按：本例为气阴两虚，痰瘀阻滞，以致血行不畅，壅积于血脉之中而病。其头晕而痛，为上窍失养也；呕吐，为痰饮内壅；麻木，为肢体失却气血所养；而其舌质暗淡红，舌苔白腻，脉虚弦，是气阴两虚夹瘀痰之象。补阳还五汤为益气活血的方剂，对气虚血瘀的高血压有较好的治疗效果。林老常用该方伍黄精四草汤治疗高血压气阴两虚证。选方时虽以补阳还五汤合黄精四草汤为主，但在初诊时根据其痰饮阻滞而合用了泽泻汤和小半夏加茯苓汤以化利痰饮。

本例的治疗，还体现了林老通脑脉的原则。脑为脏腑精气聚会之处，不管是外因或内因，都可能有脑脉不通存在，所以通脑脉又是林老治疗眩晕的基本治法之一。通脑脉治法的具体运用要依证候及病势，结合基础证候而定。如补虚通脑脉、祛邪通脑脉、安脑通脑脉等。在药物的使用上大体为血虚者常用当归，血瘀者常用川芎、桃仁、红花等，痰湿或肝风者常用天麻，肝火亢盛者常用石决明、珍珠母等。不难看出，所谓通脑脉，就是引经药物结合证候辨治的使用。

案 5

唐某，女，38 岁。1992 年 5 月 9 日初诊。

反复头晕 1 年半，加重 1 周。患者平素性情较为急躁，于 1 年半前起经常出现头晕，病后曾到几家医院就诊，除脑血流图检查提示血管紧张度增高外，未见其他异常，服用中西药物多种，病情亦未见缓解。1 周前生气后头晕加重，伴头痛及两手麻木。月经量少而衍期。诊见形体消瘦，血压正常，舌质红而干，舌苔薄白，脉弦细。中医诊为眩晕，证属肝阴不足，相火妄动。西医诊为眩晕症。治法：养阴柔肝，缓急解郁，清解虚热。方用一贯煎合甘麦大枣汤化裁。

处方：浮小麦 30g，大枣 15g，甘草 6g，沙参 15g，麦冬 10g，生地 12g，白芍 15g，郁金 10g，川楝子 10g，川芎 3g，天麻 10g，石决明 20g（先煎）。5 剂，水煎服，每日 1 剂。

二诊：1992 年 5 月 14 日。头晕有所减轻，睡眠不好，舌脉同前。守上方加夜交藤 20g，酸枣仁 15g（打）。7 剂。

三诊：1992 年 5 月 22 日。头晕明显缓解，睡眠好，已无头痛及双手麻木，纳食不佳，舌质淡红，舌苔白，脉细弦。仍守前法为治，酌加理脾之品。

处方：浮小麦 30g，大枣 15g，沙参 15g，麦冬 10g，白芍 15g，郁金 10g，川芎 3g，天麻 10g，夜交藤 15g，茯苓 15g，怀山药 15g，甘草 5g。5 剂，水煎服，每日 1 剂。

服药后症状缓解，后又交替用六味地黄丸和丹栀逍遥散调理 3 个月。1 年后随访，头晕未再发作。

按：本例虽有肝郁，但实质却是肝阴不足。林老在治疗肝郁证候，特别是这一类肝郁证候时，比较注意疏肝解郁与养肝柔肝解郁二者的区别运用。就本例而言，肝郁症状是存在的，但从其证候分析，用四逆散、柴胡疏肝散等疏肝解郁不行，用丹栀逍遥散清热养肝解郁亦不妥。气郁是其发病的原因，由于郁久已伤及肝体，肝肾之阴已亏损，又因此内生虚热，这时的治疗宜养宜柔，解郁之品不是不要，而是不应将其放在主要位置。如在这种情况下以疏肝为主，则恐有虚虚之虞。故常以一贯煎为主养肝之阴，护肝之体，而兼疏解其气机之抑郁，用甘麦大枣汤及芍药甘草汤以柔肝缓急。寓疏解肝郁于养肝柔肝之中，是治疗这一类肝郁证候的基本治则。至于肝气郁结之证未见有明显肝体不足的，林老认为或多或少的有肝脏阴血不足存在，从四逆散、柴胡疏肝散、逍遥散等疏肝方剂中用芍药、当归、川芎等药中就能说明这一点。所以见肝郁之证注意柔肝养血益阴，是林老治疗肝郁的基本思路。

案 6

刘某，女，42岁。1986年4月21日初诊。

反复眩晕2年，发作10天。于2年前发病，近1年来眩晕发作频繁，10天前因劳累过度而眩晕发作。症见头目眩晕，视物旋转，胸腹胀闷，呕吐心悸，动则加重，睁目尤甚。几天来，服用中西药物治疗，症状未见好转。诊见身体肥胖，面浮，精神不佳，不欲睁眼，睁眼则眩晕加重，舌质淡红，舌苔白腻，脉弦弱。中医诊断为眩晕，证属水饮内停。治法：利水化饮平眩。方用化饮平眩汤化裁。

处方：半夏10g，生姜10g，茯苓17g，白术15g，泽泻15g，天麻10g，川芎3g。3剂，水煎服，每日1剂，并嘱卧床休息。服用上药后症状消除，守方再进3剂，后又用六君子汤调理半个月。随访2年，未见复发。

按：患者为素体气虚，脾胃健运失常，以致水饮内停，遇劳则发。水饮病邪上乘清阳，积于耳窍而病发眩晕之症。本例为运用化饮平眩汤较典型的一例。该方的临床运用，可根据病人兼见的脾虚、气血不足、肝肾两虚、瘀血等情况作酌情加减，如兼脾虚者可合六君子汤，气血两虚者可合八珍汤或归脾汤，肝肾不足者可合六味地黄丸或一贯煎，夹瘀血者可合血府逐瘀汤，并可参见本章有关内容化裁。

案 7

覃某，女，69岁。1993年7月10日初诊。

反复头晕10年余，加重1个月余。于10年多前开始经常头晕，病后多方诊治，诊为脑动脉硬化症，服用中西药物多种，病情未见明显好转。于1个多月前头晕加重，在某医院住院治疗20天，症状无减轻。现症见头晕呈持续性，下午症状较为明显，头重脚轻，行走不稳，腰膝无力。查血压正常，舌质暗红，舌苔白而稍腻，脉弦硬，重取无力。中医诊为眩晕，证属瘀血阻滞，肝阴不足。西医诊为脑动脉硬化症。治法：活血祛瘀通络，兼以补益肝肾。方用通窍活血汤合六味地黄丸化裁。

处方：当归10g，白芍15g，川芎10g，熟地15g，桃仁10g，红花7g，牛膝10g，麝香0.3g（冲服），天麻10g，山茱萸15g，枸杞子15g，怀山药15g，车前子7g。7剂，水煎服，每日1剂。

二诊：1993年7月17日。头晕明显减轻，腿脚仍软，舌质暗红偏淡，舌苔白，脉弦硬而重取无力。宜增加补益肾气之品。于前方去牛膝，加杜仲15g、巴戟天15g。10剂，水煎服，每日1剂。

三诊：1993年7月22日。头晕及头重脚轻症状均大为改善，舌脉同前。仍以前法为治，但用药不宜走窜。

处方：当归10g，白芍15g，川芎10g，熟地15g，桃仁10g，红花5g，牛膝10g，天麻

10g，山茱萸 15g，枸杞子 15g，怀山药 15g，杜仲 15g，巴戟天 15g，车前子 7g。15 剂，水煎服，每日 1 剂。

服药后症状基本缓解，此后用桃红四物汤合右归丸长期调理。随访 2 年，症状无大的反复。

按： 本例眩晕辨为瘀血证的依据是眩晕日久，舌质暗红，脉弦硬等。而其瘀血的原因则是肝肾不足。分析其证候的轻重缓急，治疗时应把瘀血之证作为首先解决的主要矛盾，至于肝肾不足，可以在瘀血证得到改善后逐步地解决。换句话说，林老认为本例是本虚标实之证，且宜"急则治其标"，所以治疗采用通窍活血汤为主，活血化瘀通窍，辅以山茱萸、枸杞子、怀山药等补益精血，达到既防止桃、红、麝、芎等走窜伤血耗气，又兼养肝肾的目的。麝香一药，应用恰当对于头痛头晕的治疗有较好的效果，但在气血阴阳不足时运用有一定的伤阴散气耗血的危险，这时也不是不能用，而是应在用量的多少、使用时间的长短及适当扶正等方面加以注意。从本例来说，用通窍活血汤活血化瘀通窍是有效的，在头晕渐有好转后麝香及其他活血药物即逐渐减撤，补益肝肾的药物也逐渐增加，整个治疗是先攻后补的过程。

5. 俞慎初医案

案 1

李某，男，65 岁。1991 年 7 月 23 日初诊。

患者经常眩晕且伴有头痛、咽痛、口干、耳鸣、尿赤已多年，症状逐渐加剧。近 1 周来眩晕发作，经市医院检查，诊断为高血压、冠心病。患者来诊时，面色泛红，腰酸而痛，血压 206/110mmHg。舌绛苔少，脉弦细数。此证为肝肾阴虚，水不涵木，肝阳上亢所致，当治以滋水涵木，平肝潜阳法。

处方：太子参 15g，白芍 12g，五味子 3g，黑元参 12g，干地黄 15g，麦冬 15g，丹参 15g，夏枯草 15g，黄芩 6g，珍珠母 30g，牡蛎 30g。

另用天麻 12g、向日葵 12g 和鸡蛋 1 个炖服，每日 1 次，连服 7 日。

二诊：1991 年 7 月 30 日。服前药 7 剂，症情明显好转，纳食已增，血压降至 160/80mmHg。仍照前方加减，再服 6 剂。

三诊：1991 年 8 月 5 日。前方药服 6 剂后，症趋向愈，理当守法，进参麦杞菊六味地黄汤，固其气阴。

处方：太子参 15g，麦冬 15g，枸杞子 12g，白菊花 6g，怀山药 15g，山萸肉 10g，茯苓 10g，黑元参 12g，干地黄 12g，粉丹皮 10g，泽泻 10g。

四诊：1991 年 8 月 15 日。前方药服 10 剂后，诸症消失，血压恒定，易汤剂为杞菊地黄丸，早晚各服 10g，空腹服用，并配合毛冬青片常服。

按： 清代林珮琴《类证治裁·眩晕》指出："肝胆乃风木之脏，相火内寄，其性主动主升……或由高年肾液已衰，水不涵木，或由病后精神未复，阴不吸阳，以至目昏耳鸣，震眩不定。"指出肾阴亏虚，不能养肝，木少滋荣，阴不维阳，常常导致肝阳上亢，而发作眩晕，本例兼有腰酸而痛，且其面赤、舌绛、脉细数，皆由阴虚火旺所致。俞师治以滋水涵木，平肝潜阳法，标本兼顾，庶几取效。

案 2

陈某，男，38 岁。1993 年 2 月 1 日初诊。

　　患者眩晕时作时止已 3 年余，近 1 个月来眩晕较常发作，且有旋运之感，旋剧手足厥冷，时有短暂的昏不知人，移时即醒。平素胸闷痰多，恶心呕吐，胃脘时有不适，夜寐梦多。脉沉滑，舌淡红苔白腻。今年 1 月 27 日于省立医院行脑血流图检查提示左侧颈内动脉供血不足。此属痰浊内蕴，清阳不升，治宜燥湿健脾，祛痰息风法。

　　处方：清半夏 9g，陈皮 6g，茯苓 12g，天麻 10g，白术 10g，双钩藤 12g，地龙干 12g，石决明 15g（先煎），阴地蕨 10g，石菖蒲 6g。每日 1 剂。水煎服。

　　二诊：1993 年 2 月 15 日。前方服 7 剂后，眩晕已消除，诸症皆退，病人精神尚好。又按上法方继服 7 剂以善后。

　　按：本例因平素痰浊内蕴，上蒙清窍，而发作眩晕，故以半夏白术天麻汤加味治疗。方中半夏燥湿化痰，陈皮理气化痰，茯苓、白术健脾祛湿，天麻息风止晕；又配以平肝息风的石决明、钩藤、阴地蕨、地龙干和化湿、豁痰、开窍的石菖蒲，诸药配合共奏燥湿健脾、祛痰息风之效。

案 3

　　刘某，58 岁，干部。1992 年 6 月 22 日初诊。

　　3 个多月来，经常发作眩晕，且时有头痛，头痛以两太阳穴处为甚，呈闷胀感。伴午后低热，体温常持续在 37.5～38℃。脘胁部时觉闷痛，口苦口干。小便淡黄，大便自调。患者形体较壮实、肥胖，精神尚好，声高息粗，脉弦数有力，舌苔微黄。素有高血压病史。5 月 2 日于当地医院做血脂测定：总胆固醇 6.2mmol/L，甘油三酯 2.0mmol/L，β-脂蛋白 4.2g/L，高密度脂蛋白胆固醇 1.2mmol/L。血压 220/100mmHg。证属肝胆湿热、肝阳偏亢，治以清热平肝利胆之法。

　　处方：柴胡 6g，黄芩 10g，煮半夏 9g，青陈皮各 5g，青蒿叶 10g，夏枯草 15g，石决明 30g（先煎），枳壳 6g，川朴根 5g，葛根 10g，粉甘草 3g。水煎服，每日 1 剂。另配服复方丹参片，每次 2 片，每日 3 次。

　　二诊：1992 年 7 月 20 日。前方汤药连服 10 剂后，眩晕头痛明显减轻，低热已除。血压降至 160/90mmHg。舌质略暗红苔白，脉弦数。

　　处方：双钩藤 12g，明天麻 10g，甘菊花 6g，干瓜蒌 15g，薤白 6g，半夏 9g，夏枯草 15g，石决明 20g（先煎），三七粉 6g（分冲），丹参 15g，山楂肉 12g。又嘱服 5 剂后，诸恙基本改善。

　　按：患者素体阳盛，肝胆湿热内蕴，致长期低热不退。肝胆之火偏旺，阳升风动，上扰清窍，则发为眩晕头痛；少阳胆经行头之两侧，故头痛偏两太阳穴处。舌苔微黄，口苦口干，脉弦数，小便黄，均为肝胆湿热之候。俞师先以清热平肝利胆之法，清泄肝胆热邪，重在祛除病因，二诊以平肝息风潜阳为治，且佐以通络，以达到基本改善眩晕的目的。

案 4

　　陈某，女，75 岁。1958 年 11 月 12 日初诊。

　　患者年老丧子，忧郁伤肝，兼感风热之邪而发。初起寒热往来，全身酸痛，前医误认纯为外感之病，治疗无效。症见烦躁不寐，头晕目眩，两胁作痛，饥不思食，大便秘结，小便短赤，脉沉弦，舌苔薄白。因肝郁夹邪，发于外则寒热往来，全身酸痛；发于上则烦躁不寐，头晕目眩；发于中则两胁作痛，饥不思食；发于下则大便秘结，小便短赤。治宜疏肝泄热，和解表里，予丹栀逍遥散加减。

处方：柴胡 3g，白芍 4.5g，丹皮 4.5g，黑栀 3g，薄荷 1.5g，当归 4.5g，茯苓 4.5g，白术 4.5g，甘草 2.4g，郁金 4.5g，延胡索 4.5g。水煎服。

复诊：前方服 2 剂后，头晕目眩减轻，寒热消失，余症均瘥，但两胁部仍痛，予以旋覆花汤加味，着重宣通脉络，调血理气。

处方：旋覆花 4.5g（包），茜草根 3g，青葱管 7 寸，当归须 3g，白桃仁 4.5g，柏子仁 10g，郁金 4.5g，川楝子 10g，延胡索 4.5g。水煎服。

三诊：服前方 3 剂后，大便通利，两胁痛减，改与小柴胡汤加减以和解之。

处方：柴胡 3g，党参 6g，白芍 4.5g，炙甘草 1.5g，煮半夏 6g，郁金 4.5g，生姜 3 片，大枣 2 枚。水煎服。

上方服 2 剂后，胁痛得除，身体恢复正常。

按：本例眩晕证由肝郁夹邪所引起。患者因情志所伤，肝气郁结，气郁化火，复感风热外邪，内外邪热相因为病，阳升风动，上扰清空而致眩晕，所以俞师用疏肝泄热、和解表里法，以丹栀逍遥散加减治之。方中柴胡既能疏肝，又可解表里；芍药能平抑肝阳以止眩晕；丹皮解血热；黑栀泻里热；薄荷散风热；当归养肝润燥滑肠；茯苓、白术渗湿补脾；郁金行气解郁；延胡索理血止痛；甘草和中。诸药配合，使肝郁得舒，里热得清，风热可解。复用旋覆花汤加味，以宣通脉络，调血理气，故服 2 剂后，眩晕减轻，大便通利，胁痛亦减。再以小柴胡汤加减以和解之，病得而安。

案 5

刘某，女，28 岁。1994 年 1 月 13 日初诊。

眩晕反复发作已多年，近 3 日来时觉头晕目眩，动则晕剧欲吐。患者素体较差，精神倦怠，四肢乏力，纳食量少，前胸及胃脘部时有冰冷感，常泛清涎。大便稍干，每日 1 次。舌淡红苔白，脉细。证属气虚眩晕，以补脾益气为治。

处方：党参 15g，黄芩 15g，白术 10g，茯苓 12g，半夏 6g，陈皮 5g，白芍 12g，双钩藤 12g，天麻 10g，鸡肫花 12g，炙甘草 3g。水煎服。

二诊：1994 年 1 月 20 日。上方服 7 剂后，眩晕明显减轻，诸症均有改善。舌淡红苔白，脉沉细。仍按前法。

处方：党参 15g，黄芪 15g，白术 10g，茯苓 10g，煮半夏 9g，陈皮 6g，白芍 12g，双钩藤 12g，天麻 10g，鸡肫花 12g，麦谷芽各 15g。水煎服。

三诊：1994 年 1 月 25 日。上方服 5 剂后，眩晕已除，精神好转，大便仍干，每日 1 次。脉细，舌淡红苔白。

处方：党参 15g，黄芪 15g，白术 10g，茯苓 10g，煮半夏 9g，陈皮 6g，白芍 12g，双钩藤 12g，天麻 10g，麦谷芽各 15g，火麻仁 15g。

服 5 剂后，纳食已增，精神尚好，诸症已除。

按：本例为气虚眩晕症，患者素体脾胃气虚，清阳不展，清气不能上荣于脑，而致眩晕。如《灵枢·口问》所述："上气不足，脑为之不满，耳为之苦鸣，头为之苦倾，目为之眩。"明代王绍隆《医灯续焰》也指出："清阳者，气也。气不足则不能上达，以致头目空虚，而眩晕时作矣。其脉必大而无力，散漫空松之象也，谓之气虚眩晕亦可。"本例之治，俞教授以六君子汤加黄芪益气健脾和胃，重在治本；佐以双钩藤、天麻、白芍平肝息风止晕，以治其标。鸡肫花，即省沽油科的野鸦椿花，是福州地区常用治眩晕的草药。《中药大辞典》载，该药甘平无毒，主治"头痛眩晕"。俞师常用该药配合施治，以增强原汤方的疗效。

6. 丁光迪医案

案1

佘某，男，56岁，老药工。

初诊：病经有年，但形体尚丰肥，春天以后，终日头晕，如在舟车之上，视物目不清明，常欲瞑目；瞑目则又易瞌睡，并大作鼾声，口角流涎。甚时小便滴沥，不能控制，晚分又每滑精。时自心悸，有恐惧感。睡眠不实，寐差，悸恐感亦多。饮食尚可，但不能多食、暴食，否则亦易作吐，吐后又反觉舒适。有时心胸痞闷，脘腹气滞，自以指头探吐，吐出青黄水，亦觉宽畅。大便时溏，偶见粪便夹黏液。其脉两手弦滑，间有歇止；苔腻水滑，舌胖而暗。曾经多种检查，有高血压、胃下垂、慢性肠炎等病史。分析病情，主证属于留饮为患。饮病本在中焦，阻滞气机，则脘腹痞胀；饮邪上逆，则头目眩晕，并且作吐；饮为阴邪，遏抑阳气，所以瞌睡鼾声并作了。再从脉苔所见而论，全能证实上述病情。若论治疗，此证虽属久病，但留饮为实邪，饮病亦无补法。先为蠲饮和胃，得效再商。方处汤丸二法，汤剂淡以渗湿，丸剂苦以导饮，汤药从泽泻汤合苓桂术甘汤加味。

处方：泽泻20g，白术10g，茯苓15g，桂枝10g，炙甘草4g，姜半夏10g，生姜15g，防己10g，炒椒目10g，石菖蒲10g，远志肉10g。5剂。

丸药用控涎丹。制作方法：白芥子100g，大戟70g，甘遂30g，上药各别为末，和匀，用枣泥100g为丸（白芥子生用为末，亦有催吐作用，但治留饮，以控涎丹为佳，有时能买到成药）。

用量服法：先每日5g，以后逐日递增1g，最多增至15g；而后再逐日递减1g，减至5g。每日清晨空腹1次服下，白汤送，服后5~10分钟，即行探吐，亦有自己能作吐的，吐后自能泻下。如果下利次数较多，即停药一二日，再服用原量，不要增加。

如此连服20余日，吐下十七八次。吐下后并不过于疲乏，反而头目转清，眩晕几平，瞌睡亦减少。愈吐下，纳食亦愈香。后以淡剂收功。入梅雨季节，天气阴湿，曾有小反复，仍用此法，见效很快。

余君现尚健在，有时还能教人制药。

按： 本例为痰饮上逆的眩晕，汤丸并进而见愈。正如张子和所云："饮当去水，温补转剧""陈莝去而肠胃洁，癥瘕尽而营卫昌，不补之中，有大补者存焉"。此论颇具深意，实践验证而更感亲切。常移用于胃下垂病之有积液潴留的，作眩作吐的，亦获效验。又曾以此治疗血吸虫病晚期肝腹水（除外有食管下端静脉曲张较重的），上为痞胀，下又二便失畅的，亦曾取效。又曾移用于精神分裂症，吐下去痰饮，亦取得一时疗效。

又，眩晕病有饮逆遏抑清阳为患的，亦有风痰僭逆上犯为患的，虽然均涉及痰饮，但两者病情迥异，不能误会。前者病本在饮，病位在胃，而且多为阴寒之变；后者病本在内风与痰火，病位在肝脾或肝胃，而且多为气火有余。两者阴阳相异，寒火各别，应该辨别。不过，病情属饮，邪实病痼，吐下是个妙法，预后好，危害性小，这又是一个特点。

案2

张某，男，52岁，干部。

患者50岁时，因患十二指肠球部溃疡、胃下垂、胃中潴留积液等，医药多年，仍然淹缠不愈，病情有增无减，怕其恶变，即行手术治疗。术后胃病基本好转，但形气大受损伤，至今未能恢复，却又发作眩晕。发时不能自主，曾经跌倒几次。平时亦只能缓慢行动，动作稍快，或突然站起，亦时目黑头晕。纳谷尚可，但食量较少。自感疲乏无力，大便干结时溏。易于感冒，时自形寒，间有虚热。诊其脉细，不耐按；舌嫩少苔，气血两伤之证明显（曾复查胃肠，无明显新病灶，心率较慢，血压偏低；中度贫血）。分析病情，证属中焦受损，荣卫不足，这种眩晕，是清阳不能上升，虚风反易浮越，从其脉息舌苔看，均反映不足之象。所谓虚风，是阴阳形气俱不足，肝脾之气不能上荣头目，似乎风证而实非风邪。病本在中焦，治宜培土植木，或者说为培土宁风。并宜用食药方法，适其胃喜（因患者喜食香燥之品，而畏汤药）。以《金匮要略》薯蓣丸主之。

处方：山药150g，白术100g，党参100g，干姜40g，甘草50g，茯苓100g，神曲80g，大豆黄卷80g，当归80g，白芍80g，川芎80g，麦冬80g，柴胡40g，桂枝40g，防风40g，桔梗20g。

上药共为细末，炒微黄，有香气出。另用冻糯米，炒黄，有香气出，磨成细粉，与前药末等量，和匀，再上火微炒香，取出，去火气收藏备用。

服法：每日服2～3次，每次20～30g，用大枣15～20个，生姜10g，煎浓汤调服，或上火微沸，服后吃枣肉。

一料连服1个月余，自感很适合，胃纳见香，眩晕减轻，次数显著减少。又连服2料，形气俱佳，病亦向愈，直至离休，身体尚健。

按：虚风眩晕，临床并不少见，尤其脾胃虚弱之体，最易患此。证情亦并不过于复杂，而治疗效果往往较差，并多反复。如此例，亦已一年多了，治而不愈。其症状见于头目，而病本实在中焦。用薯蓣丸为治，最称合拍。仲景谓其治"虚劳诸不足，风气百疾"，正合虚风病情。其方用药，补中升阳，两调肝脾，路子亦很清楚。主药薯蓣，即是山药，《神农本草经》谓能"补虚羸，除寒热邪气，久服耳目聪明"。《名医别录》更谓"主头面游风，头风眼眩"。乃治虚风眩晕的妙药。配伍理中、姜、枣、茯苓、豆卷、神曲，调补脾胃，振奋中阳，升发营卫气血之源，是抓住根本的。同时用柴胡、防风、川芎、桔梗，引升清阳；桂枝汤调和营卫，能治虚寒虚热，并使升发之气大旺。更用当归、麦冬协同芎、芍，滋阴养血，使气行而血亦旺，肝脾得以两调，当然气虚得复，则虚风亦自靖。这种方法，是易学亦易用的。

处方在薯蓣丸中去干地黄、阿胶、杏仁，是嫌其阴柔油润，易于下行，有碍于升发阳气；白蔹亦去之，这里不需要。这是用药的"从权"之法，并非对原方的改变，而是更加突出此法的重点。

关于食药方法，寓药于食，以食运药，更能适应胃喜，获取疗效。余在临床，每用此法，取得患者配合，往往见功。此法在唐宋诸方书中，早已开始运用，至于寿亲养老诸书，宫廷膳食和儿科方面，元明更多采用，并演化为药膳一门学科，这在脾胃虚弱病，以及诸多慢性病，调理康复，是大有运用价值，而且确有疗效的。顺此略释其义，以资推广。

总之，眩晕是风病，责之于肝，一般常用平肝息风，或益气补血，养肝与目，固然多数如此，临床亦有效；但须注意，眩晕亦不尽是风病，不全属肝阳，上文诸病例，即是明证，临床应该知常达变，灵活认证施治。《素问·至真要大论》云："谨守病机，各司其属。有者求之，无者求之，盛者责之，虚者责之。必先五胜，疏其血气，令其调达，而致和平，此之谓也。"信乎确论，临床务须识此。

7. 刘冠军医案

案1

冯某,女,39岁。1978年6月18日来诊。

头眩目花,起立站立不稳,已经2个月之久,经医大二院诊为梅尼埃病,服镇静剂效差,时好时犯,近日头眩目花益甚,兼有胸膈满闷,恶心呕吐,右耳时鸣,每晨起必干呕,含姜稍止。

查:体胖神疲,闭目而卧,面色不华,脉来弦滑,心肺无特殊变化,舌质淡红,有白腻苔,知系痰湿中阻,脾失健运,致使清阳不升所致头眩证,治本"除痰须健中,息风可缓晕"之理,乃为之针中脘、风池(双)、百会、足三里(双),均补,一日1次。

内服止眩汤加茯苓40g、代赭石30g、生姜汁5mL、半夏10g、白术15g、党参20g,经服6次,针12次,呕吐停止,眩晕减轻,继针7次。投上药3剂,诸疾消失而愈。

案2

陈某,女,44岁。1990年3月18日来诊。

头眩目花,时好时犯,现已8个月之久,近来目眩加重,曾昏倒一次,兼症有纳少,腰酸,肢弱无力,心悸失眠。

查:面色㿠白,形弱神疲,舌淡而润,脉来沉弱,两尺细小,血压90/60mmHg。问知月经16岁初潮,22岁结婚,生3胎,有2次产后失血较多。根据两尺脉弱、面色㿠白、腰酸、形弱神疲,知系髓海不足、肾经虚亏所致眩晕。

乃投止眩汤加淡附子10g、茯苓15g、肉桂15g、炒酸枣仁20g、龙眼肉20g、人参15g,冲服血茸粉2g,连服24剂,面转红润,脉来沉缓,诸症均减,为巩固疗效,又服3剂而愈。

案3

方某,女,34岁。1990年5月15日来诊。

头眩目赤已半月有余,每情绪激动则头眩益甚,近日因与邻居口角,即感头眩脑胀,头痛,兼发抽掣欲动,午后潮热。

查:脉来弦散,舌边红,有黄薄苔,目白珠微赤,血压130/80mmHg,知系肝气偏盛,今怒气触犯肝阳,营阴已渐不足,肝风似有内动之势,若不速平肝亢,滋肝阴,必将抽搐卒倒,乃针太冲(双,泻)、太溪(双,补)、风池(双,泻),留针15分钟。

投止眩汤加牛膝20g、夏枯草25g、龟板25g、女贞子25g、白芍15g、玉竹20g。经针16次,连服汤剂13剂,诸症消失而愈。

按:眩晕是一种症状。以目眩头晕为主症,正如《医学津梁》所述:"眩晕……所见之物,皆颠倒摇动,身如腾云,足如履空,饮食即吐,胸中快快,眼花不定。"临床很多疾病皆可发生眩晕,如脑瘤、脑动脉硬化、脑震荡、中耳病、目疾以及贫血、便秘、脏躁等,皆能令人作眩。

中医认为眩晕病因大抵有三:一为痰火,所谓"无痰不眩,无火不晕",二为肾虚,所谓"肾虚则高摇""髓海不足则脑转耳鸣",三为肝亢,所谓"诸风掉眩,皆属于肝",所以《质疑录》中指出"眩者,刘河间专主于火",据此,治疗首应审其因何而致眩晕,从其本源,去除原因,眩则自解。若系痰浊、肝亢、肾虚所致眩,治当祛痰、平肝、益肾为主法,总之当审其因火、痰、瘀。更应区别虚实,兼查其标本缓急,加以调治为宜。余临床常用止眩汤：天麻 15g、何首乌 15g、钩藤 20g、半夏 15g、川芎 15g、白蒺藜 15g、陈皮 15g、旋覆花 15g、竹茹 5g。水煎服。

夹风，加防风、羌活。夹寒，加干姜、附子。夹暑，加香薷、扁豆、黄连。夹湿，加苍术、茯苓、泽泻。夹痰，加茯苓、半夏、旋覆花、天南星、白术。火盛，加栀子、黄连、大黄。肝亢，加夏枯草、茺蔚子、珍珠母、龟板、牛膝。气虚，兼服补中益气丸、黄芪赤风汤。血虚，加当归、熟地黄、阿胶。髓海不足，兼服六味丸、鹿茸（冲）。肝阴不足，加玉竹、女贞子、白芍、阿胶、熟地黄。肾阴不足，加山萸肉、枸杞子。肾阳不足，加附子、肉桂。失血脉弱，兼服独参汤。心悸失眠，加夜交藤、炒酸枣仁、龙眼肉、五味子。白细胞减少，加大枣、太子参、鸡血藤、白术。

针灸取穴：风池（双）、百会、印堂、三阴交（双），先取风池左斜右目，交叉对刺，用补法，再针百会、印堂、三阴交，均行补法，留针 15 分钟。若心悸，加内关（双，补）、心俞（双，补）；痰火盛者，加丰隆（双，泻）、支沟（双，泻）、中脘（补）；肝亢，加太溪（双，补）、太冲（双，泻）、肝俞（双，补）；失眠加神门（双，补）补、安眠（双，补）；耳鸣加翳风（双，泻）、风市（双，泻）、中渚（双，泻）；肾阴虚者，加太溪（双，补）；肾阳虚者加肾俞（双）灸；气血不足，加脾俞、膈俞灸，每日 1 次。

病后食养：

虚证眩晕：取天麻 15g、何首乌 20g、枸杞子 25g、羊肉 100g，加水煎煮。去药吃肉汤。

耳性眩晕，属虚证：取羊脑 1 个、黄芪 50g、五味子 15g，水煮熟吃之。

肝亢头痛、眩晕：天麻 20g、川芎 15g、钩藤 20g、茯苓 20g、鲜鲤鱼 1 尾（1 斤重）同炖，去药吃鱼汤。

8. 周筱斋医案

鲍某，女，28 岁。1965 年 1 月 15 日初诊。

头晕且痛已 3 年，近来剧。1962 年生产第二胎后始感头晕而痛，在鼓楼医院诊查，诊断为贫血，近来恙情加剧，上月 8 日和本月 3 日曾 2 次昏倒，神经科检查无异常发现，今来诊治。

刻诊：头晕且痛，目眩耳鸣，腰酸腿软，白带绵绵，疲倦乏力，面色不华，形体消瘦，萎靡不振，苔薄白，脉细滑。由于生育过密（已生 4 胎），心脾肝肾益亏，清空失养。治拟补心养脾。

处方：太子参 3g，生黄芪 3g，茯苓皮 9g，黑芝麻 3g，炒当归 9g，川芎 3g，苍术 3g，制首乌 9g，白蒺藜 9g，炒枣仁 4.5g，龙眼肉 9g，煅牡蛎 15g，炙甘草 3g，陈皮 3g。3 剂。

1965 年 1 月 28 日诊。血少面黄，心悸且痛，恶寒发热，汗出而退，胸闷，苔薄，脉弦数。本质血虚，近又新感，标本同病，治以兼顾。

处方：川芎 1.5g，赤芍 6g，炒当归 9g，法半夏 6g，荆防各 6g，连翘 6g，白蒺藜 9g，郁金 9g，炙远志 9g。3 剂。

1965 年 11 月 1 日诊。昏眩、心悸，连日跌仆两次，泛酸呕吐，泄浊频多，苔白而边尖红赤，脉弦。血虚生风，上扰清空。先予镇降法。

处方：磁朱丸 6g，制南星 4.5g，甘菊花 4.5g，当归 6g，川芎 15g，炙远志 3g，炙甘草 2.4g。3 剂。

1965 年 11 月 5 日诊。据述本月 2 日又见跌仆 1 次，前方仍续服，昨日服完。自觉胃纳增强。心悸渐安，唯昏眩如旧，腹痛，带下增多，月经已近，上月 9 日来潮。视苔匀薄色和，脉弦，面色黄困，晨起眼睑浮肿，适值经期应加意及之。

处方：当归 9g，川芎 2.4g，丹参 9g，鸡血藤 9g，朱衣茯苓 9g，炙远志 3g，炙甘草 3g，代赭石 12g，甘菊花 6g，乌贼骨 12g。3 剂。

1965 年 11 月 8 日诊。药后得效，眩减悸定。月经于昨日来潮，色红，不若前期淡黄，睡眠安稳。今晨颇感清朗，爰步前议，以求巩固。

处方：原方丹参减半，加白芍 6g。

按：患者本已贫血，又生育四胎，无疑雪上加霜，心肝脾肾均亏，清空失养，此时培补正是雪中送炭。正气不足易感外邪，标本同病，兼顾病情补散兼施。外感已除，又生内变，血虚生风，急以磁朱丸镇降安神，以防再次跌仆。患者病已 3 年，久病多瘀，选用活血通络之品，既可活血又可养血，兼顾安神潜阳。虽然病情变化多端，但辨证准确，选药精当，效如桴鼓。

9. 许玉山医案

宋某，女，40 岁，教师。

患者素有眩晕，经期尤甚。发作时，如坐舟船，似履棉絮，悠悠然不知所向。且恶心欲呕，汗出，心悸，嗜卧，闭目惺惺，耳如蝉鸣。经西医检查，定为梅尼埃病。服药罔效。近两月眩晕加重。不能看书，胃脘有逆气，上冲时摇摇欲倒，面色苍白，食欲不振，口苦耳鸣，大便干结，舌淡苔黄微腻，脉弦滑。证属肝风侮脾，痰湿中阻。治以平肝和胃、健脾化痰之剂。

处方：半夏 9g，天麻 9g，白术 12g，茯苓 10g，白芍 12g，钩藤 12g（后下），杭菊花 12g，枳实 10g，陈皮 9g，竹茹 12g，生姜 3 片，大枣 3 枚，甘草 5g。

湿痰壅遏，非半夏、天麻不除，二者合用可以燥湿化痰，平肝息风；肝风上扰，方用白芍、钩藤、菊花以平肝降逆，清头明目；脾为生痰之源，故以白术、茯苓、枳实、陈皮、大枣、甘草健脾补中，祛痰利气，杜痰之来路；竹茹清热止呕；生姜降逆和胃。

二诊：服上方 5 剂后，头晕稍减，呕吐亦止，能够起床活动。仍感疲乏倦怠，纳少，梦多，脉弦，右关缓略见滑象。此乃心脾俱虚之候，循此继进，为平肝和胃、健脾补气、养心安神之剂。

处方：半夏 9g，天麻 8g，党参 10g，白术 12g，当归 10g，白芍 12g，菊花 10g，炒枣仁 12g，龙齿 12g，竹茹 12g，茯苓 12g，陈皮 9g，焦三仙各 12g，生姜 3 片，甘草 5g。

三诊：进上方 5 剂后，诸症均减，食纳渐增，精神好转，已能看书，尚见耳鸣。遵上方加石菖蒲 12g 以开心窍，聪耳明目。

四诊：服上方 3 剂，诸症消失，体力渐复。继服 2 剂善后，并嘱其适当休息，略事工作。

按：眩晕一症，前贤各有创见。如刘守真谓"无风不作眩"，朱丹溪谓"无痰不作眩"，张景岳则云"无虚不作眩"，都是经验之谈。临证时不可囿于一家之见，而胶柱鼓瑟也。许老意以为，风、痰、虚之说，盖言其要略耳。大匠示人以规矩，无有面面俱到者，矧其并不执一乎。如风眩之作，无有不夹痰者；虚眩之作，能无生痰乎；痰眩之发，则或夹虚或夹风，甚或三因并存。此种情况，见者良多，验诸本案，病既有肝风时作，又兼痰湿中阻，如参术草枣、枣仁归芍之类又为何设？病家所以愈者，得治病之全矣。临证，万勿拘于一格，自缚手足。

10. 马光亚医案

龚某，男，75岁，住恒春。1976年7月23日就诊。

头晕年余，坐或立时，常感地在震荡，如坐舟中，口不渴，饮食及二便均正常，脉迟，微见间歇，舌质淡。斯证与《伤寒论》所云"气上冲胸，起则头眩，脉沉紧。发汗则动经，身为振振摇者"之病证合拍。此头眩乃水气内停，蒙蔽清阳使然。师处方以苓桂术甘汤加味治之。

茯苓13g，白术10g，桂枝6.5g，炙甘草6.5g，川天麻6.5g。

服方3剂，病即痊愈。

按：现代医学谓此证为神经衰弱。祖国医学则认为头晕如感地在震荡、似坐舟中，乃阳虚邪陷，肾水动而冲逆的真武汤之轻证也。同时，大凡此患者，心下常有痰饮。因之，胸有水饮者，亦可能罹患此证，故《金匮要略》尝云："心下有饮，胸胁支满，目眩，苓桂术甘汤主之。"盖苓桂术甘汤为仲景治水之方，清代柯韵伯对此方义作了精辟论述："君茯苓以清胸中之肺气，则治节出而逆气自降。用桂枝以补心血，则营气复而经络自和。白术培既伤之元气，而胃气可复。甘草调和气血，而营卫以和，则头目不眩，而身不振摇矣。"马师深究该方真义，法宗该方温阳制水古训，然增益天麻以平定肝风，缓靖清空，足征老师在中医学术上踵其事而增其华也。

11. 单健民医案

某男，64岁，退休干部。1990年初诊。

诉颈项不适，伴阵发性头痛、眩晕1年余。初觉颈部活动失和，劳累、天阴加剧。发作时颈部环顾即头晕目眩，觉周围物体随自身向一个方向旋转。心慌自汗，欲吐，耳鸣。四肢发麻。腰膝酸软。曾服"晕可平"等药，效不显。X线摄片发现第4、5、6颈椎有唇样增生，韧带钙化。脑血流图检查，出现低平波。脑部超声示：椎-基底动脉供血不足。眼底检查见眼底动脉Ⅱ级硬化。血压170/100mmHg。舌质红，舌体老敛。舌面少苔，脉细弦。证为久立伤骨，经络失和，肝肾虚衰，宗筋失荣，髓海失养。宗叶天士甘味息风法，益肝肾，行气血，舒经脉，补脑髓。

处方：肉苁蓉15g，当归10g，首乌20g，牛膝15g，赤芍20g，菊花20g，狗脊20g，葛根30g，仙灵脾20g，炒杜仲20g，川芎10g，破故纸5g。15剂，一日1剂。服后，眩晕停，颈项舒和，诸症悉减。以原方40剂再进而愈。时经数年，未见复发。

按：本例为椎-基底动脉供血不足而导致之颈性眩晕。先生认为：颈性眩晕，属于中医学"眩晕"范畴，从病因病机分析，属于内风旋动之候。盖颈项为脑之门户，是头与躯干联系的一个生命通道。除手厥阴心包经和带脉外，人体所有经络均由此联系与通过。因此，颈项与人体脏腑功能息息相关。脏腑功能正常，颈椎就发育生长，血液流畅，气机升降得以保证，"元神之府"的脑，就能总司调节一切生命活动之职。如此，颈项与脏腑相互影响，相互制约，形成了一系列生理、病理的反馈调节系统。若脏腑功能失调，经俞不利，则可导致颈项失和，表现出脏腑与颈椎相关的病症。如头痛、眩晕、耳鸣、咽喉不利、肢麻萎废、晕厥等。

在上述病变的发生、发展过程中，随着病程的迁延，病变的发展，气血的耗伤，脏腑功能可受到明显影响。其中肝肾功能受损尤重，出现一系列肝肾不足病变。《素问·痿论》说："肝主一身之筋膜，筋膜干则筋急而挛。宗筋主束骨而利关节。"筋膜通过血液滋养，成为联系关节、肌肉、主司运动的组织。颈椎是人体脊柱活动范围最大的部分，也是筋膜联系最多的部位。肝血充足，则"淫气于筋"，维系正常的颈椎联系。故颈性疾病出现的手足震颤、颈项疼痛、肢体麻木、俯仰屈伸不利等症，与肝血不足，血不养筋有直接关系。肾主骨，生髓，通于脑。肾藏精，精生髓，髓居骨中，滋养骨骼。《素问·逆调论》说："肾不生，则髓不能满。"肾精充足则颈髓生化有源。人由壮到老，肾精逐渐虚衰，颈椎失养，出现骨质疏松、退变、腰膝酸软、性功能减退、眩晕失眠、头昏脑胀、小便淋沥、烦躁等脑失所养之症。如此，肝肾涵养制约功能失调，即可引起肝阳掀扰，阳化内风。如《临证指南医案》曾案"脉弦动，眩晕耳聋"，即为例证。临床上对椎-基底动脉供血不足引起的颈性眩晕之治疗，除因感寒，劳损、经俞不利用宣风散寒、调和营卫，外伤气血瘀滞宜活血化瘀，通脉除痹外，对年老体弱，病程长，气血日耗的患者，依肝肾不足，筋骨失养的病机，处以甘味息风治法以滋肾养肝，可以收到很好的疗效。先生亦告诫，川芎、葛根为必用之品。《日华子诸家本草》介绍：川芎治"一切风，一切气，一切劳损，一切血。补五劳，壮筋骨，调血脉"。药理研究证明，川芎能改善脑膜和外周的微循环，增加脑血流量。并能增加颅内中心动脉的顺应性，降低脑血管的特性阻抗。故对缺血性脑病、颈性眩晕、偏头痛有显著的疗效和预防作用。葛根含黄酮苷，能扩张脑血管和心血管，增大脑血管与冠状动脉的血流量，能解肌达邪，舒缓痉挛，时颈项肩背强痛有明显疗效。再配以活血通络，协调肝胆诸药而相得益彰。

12. 李寿山医案

案 1

滕某，男，50岁，干部。1986年3月6日来诊。

患者素有高血压病史，近因郁怒劳累太过诱发眩晕，头胀痛，烦躁失眠，恶心欲吐，舌强，手指麻木。大便干燥，小便黄赤。舌红少津，苔黄，脉弦硬，血压170/110mmHg。脉证合参，乃阴虚阳亢、肝阳化风之候，治以滋阴平肝、潜阳息风。

处方：天麻10g，钩藤20g，生地25g，何首乌25g，龟板20g（先煎），生白芍15g，柏子仁15g，白蒺藜10g，夏枯草15g，黄芩10g，生赭石15g（先煎），生龙骨20g（先煎），生牡蛎30g（先煎），石决明30g（先煎）。水煎服，6剂。

药后，眩晕头痛减缓，恶心已止，肢麻舌强如故，大便秘结5日未下，当先通腑以泻肝火。原方加生石膏30g（先煎）、酒军10g。进药2剂，大便已通，眩痛大减，舌强肢麻亦缓，唯血压未降，脉仍弦劲，舌红无苔已润，此风阳之势已潜，按原方增减。

处方：天麻10g，钩藤20g，石决明25g（先煎），生地25g，何首乌25g，夏枯草15g，黄芩15g，生赭石20g（先煎），柏子仁15g，怀牛膝15g，苦丁茶6g，生白芍15g。水煎服。

进药6剂，诸症再减，血压有下降趋势，原方增减续服30余剂，诸症渐消失。多次查血压均在正常范围。遂停汤剂，嘱注意养生方法继服杞菊地黄丸，以巩固疗效。随访1年一切良好。

按：本案系由阴虚阳亢之体，复因操劳太过诱发肝风内动，以致出现风中经络之轻证，故用滋阴平肝、潜阳息风之法而收效。由于患者药后眩晕头痛好转，但大便秘结5日未下，故用通腑以泻肝火、釜底抽薪之法是为对症治法。继用滋阴潜阳方以治本，故能收到良好效果。

案 2

曲某，男，37岁，干部。1987年8月22日来诊。

患者素体虚弱而胖，性喜偏食肥甘厚味，嗜酒吸烟。平日常有头眩、身重、倦怠、汗出。2 日前，突发眩晕，如乘舟车，天旋地转，动则尤甚，件有头重如蒙，耳鸣不已，脘痞、纳呆，恶心，呕吐痰涎，曾住某医院，诊为梅尼埃病，予静脉滴注及口服西药，未见显效，遂邀诊。诊脉滑数。舌淡胖嫩，苔厚黄腻，此乃痰浊上壅、蒙蔽清阳之候，拟清热涤痰，健脾和胃之法。

处方：清半夏 15g，天麻 10g，白术 15g，枳实 10g，泽泻 30g，茯苓 20g，橘皮 10g，生牡蛎 50g，生姜 6g。水煎服，3 剂。

药后眩晕耳鸣稍减，仍泛恶欲吐，原方加生赭石 15g、竹沥汁 15mL，再进 3 剂，眩晕大减，耳鸣已止，呕恶亦止，头清目明，苔腻已退，唯感纳呆食少，倦怠无力，原方减味又服 6 剂，诸症霍然而愈。嘱戒烟酒，少食肥甘厚味，间服橘皮生姜汤，随访半年一切良好。

按：本案素质体胖而多痰，古人有"无痰不作眩"之说，观其脉滑数，苔厚黄腻，有痰热之象，上蒙清窍而发眩晕，故用半夏天麻白术汤加减而获良效，方中白术、枳实健脾消痰，含有治本之意。

案 3

秦某，女，46 岁，工人。1988 年 10 月 8 日来诊。

患者曾有链霉素中毒及脑外伤史，常有头晕肢麻感。近 2 年来，经期错乱，量大如崩，腹痛有块，每次经来均需用多种止血剂始止。体弱，日渐消瘦，胸闷短气、心悸、健忘，曾疑诊冠心病。近因过劳突发眩晕，头痛如刺，伴胸闷、短气、心悸，诊脉沉涩，面色晦暗，舌淡有瘀点，舌下络脉淡紫细短。血常规检查：轻度贫血。脉证合参，属气虚血滞、瘀血阻络之候。治以益气养血，祛瘀通络。

处方：黄芪 50g，党参 15g，川芎 7.5g，当归 10g，丹参 15g，檀香 6g，桃仁 5g，红花 10g，天麻 10g，僵蚕 10g。水煎服。

进药 6 剂，眩晕头痛减轻，效不更方，继服 6 剂，胸闷、短气、心悸诸症缓解。适值经来，经血较以往大为减少，腹不痛。脉转弦细，舌淡无苔，舌下络脉淡红细短，此瘀去新生之佳兆，宜益气养血固经，佐以化瘀。

处方：黄芪 30g，当归 15g，川芎 6g，茜草 10g，乌贼骨 25g。水煎服。

服药 3 剂，眩止，经水渐尽，唯倦怠无力。心悸失眠，脉来沉细，舌淡无苔，舌下络脉淡红细短，此乃瘀血已去，心脾气血亏虚之象毕露，予归脾汤加减，治疗月余，病情逐渐平定。虽停汤剂，嘱其饮食调养，兼服人参归脾丸。随访 1 年，一切良好。

按：本案有链霉素中毒史及外伤史，内有瘀血可知。又有崩漏失血导致血损气弱。以致气虚不能摄血，再加屡用止血之法，因而气虚血滞之证产生。新病旧病结合，虚者更虚，瘀者更瘀。故用益气养血、祛瘀通络之法，佐以止眩之天麻、僵蚕等。标本兼治以收全功。

13. 邓铁涛医案

（1）内耳眩晕病（梅尼埃病）

邓氏常用温胆汤加减治疗。若苔浊白厚腻而呕，必加生姜汁或重用生姜 20～30g。另外，当其发作时，宜先艾灸百会穴，直接灸最好，壮数多少，可以根据情况而定。用悬灸法亦可。

本院一干部患此病反复发作数年，经用上法治疗而愈，追踪 10 年未见发作。曾有一妇女，患此病每月发作，发时即送西医院急诊，但未能根治，后来门诊，邓氏治以温胆汤加减，并教其丈夫为之悬灸百会，嘱其稍见眩晕即用灸法，经过治疗后得愈，数年未发。

（2）前庭神经炎性眩晕

邓氏用防眩汤加减治疗。

某空军干部贾某，于30天内晕厥20多次，住院后经中西医治疗，大眩晕次数减少，但仍头晕不止，血压偏高。人虽高大，但舌嫩红，苔白，脉弦而尺寸俱弱。西医诊断为前庭炎。邓氏辨证认为属于虚眩兼有相火，乃仿防眩汤加减：黄芪24g，党参18g，云苓12g，白术12g，川芎9g，天麻9g，杞子9g，钩藤12g，白芍9g，生地12g，甘草3g。此方服20多剂后，眩晕消失。

此方在上海经方家曹颖甫先生所著之《金匮发微·血痹虚劳病脉证并治》中曾有记载："精神恍惚，开目则诸物旋转，闭目则略定。世传防眩汤间有特效，录之以为急救之助。方用党参、半夏各9g，归芍、熟地、白术各30g，川芎、山萸各15g，天麻9g，陈皮3g。轻者4～5剂，可以永久不发。予早年病此，嘉定秦芍龄师曾用之，唯多川芎9g耳。至今三十年无此病，皆芍师之赐也。"邓氏认为这是治疗虚证眩晕的好方。广州名老中医吴粤昌先生对此方亦颇欣赏。

邓氏亦十分重视经方的运用。《黄帝内经》十三方中之"泽泻饮"为治湿浊中阻之眩晕之好方，由泽泻、白术、鹿衔草三味组成。《金匮要略》治心下支饮，其人苦眩冒亦用"泽泻汤"，即前方减去鹿衔草，此与《黄帝内经》泽泻饮有一脉相承的关系。

某海军干部住院2月余，经多方检查，仍不明原因，多方治疗均无效。后请邓氏会诊，诊为痰证之眩晕，用祛痰法治疗，但亦无效。再细为四诊，见其舌上苔白如霜，脉滑而缓，个人的经验认为凡舌白如霜多属水湿内困，脉缓亦是湿象。故予经方五苓散剂治之，一旬而愈。

（3）脑性眩晕

如脑动脉粥样硬化、椎-基底动脉供血不足、某些颅内占位性疾病，凡属气虚血瘀者，治以益气活血，重用黄芪益气，配以三棱、莪术活血，或用黄芪桂枝五物汤。

邓氏曾在门诊诊治一男性患者，56岁，自诉眩晕、肢体麻木无力，步态不稳反复发作2年余，曾做头颅CT检查提示轻度脑萎缩，脑血流图检查提示供血不足，局部脑血流量脑图形成象检查提示异常（普遍性血流量减少），素有低血压史。邓氏辨为血气亏虚兼血瘀，治以益气活血。处方：黄芪15g，党参30g，白术15g，炙甘草3g，柴胡10g，升麻10g，陈皮3g，丹参18g，五爪龙30g，三棱、莪术各10g。每日1剂，复渣再煎，连服7剂，症状明显改善，连续治疗4个月余，除劳累紧张时头顶偶有发胀外，眩晕基本消除。附院某护士长，有冠心病、颈椎病病史，去年曾因右上肢麻木、眩晕，发作性胸闷疼痛多次住院治疗，一度曾怀疑为颅脑肿瘤，后经会诊确诊为"左顶叶皮质炎性肉芽肿"。一直请邓氏会诊，邓氏认为证属气血两虚，用黄芪桂枝五物汤、八珍汤等方加减治疗，重用黄芪至120g，取得较好的疗效。

（4）高血压性眩晕

邓氏常辨证选用草决明、石决明、生龙骨、生牡蛎、代赭石等，舒张压偏高者可选加鳖甲、龟板等。广东草药红丝线有降压作用，可用红丝线30g，瘦猪肉100g煎水饮用。

曾治一患者，收缩压不高，但舒张压很高，脉压很小仅1.3～2.6kPa，用西药降压都始终无法升高脉压，患者常眩晕不止，邓氏在辨证基础上重用鳖甲、龟板滋阴潜阳，取得很好的效果。并用红丝线 30g，瘦猪肉 100g 煎水饮用。

（5）低血压性眩晕

证属清阳不升者，邓氏喜用补中益气汤轻剂，黄芪用量不超过 15g，与柴、麻同用，以升清阳。服后患者血压可逐渐趋于正常。黄芪轻用可升压，重用则降压，故用于高血压属气虚者则须 30g 以上。

（6）头部外伤性眩晕

邓氏常在辨证基础上配伍活血药物，喜用失笑散、桃仁、红花、牛膝，或用血府逐瘀汤。血管性头痛亦可用之。

（7）神经官能症性眩晕

邓氏喜用甘麦大枣汤稍加疏肝健脾药，方用甘草、麦芽、大枣、钩藤、素馨花、云苓等。钩藤、素馨花疏肝兼治胁痛，麦芽也有疏肝作用。邓氏认为用浮小麦亦可，或嘱患者用面粉代之，其用法是用 1～2 汤匙面粉，先用少许凉开水调匀，再用煎好滚烫之中药汁冲熟后内服。若用甘麦大枣汤治失眠则用面粉最佳。

14. 胡天雄医案

眩晕一证，其发也，有各种不同之原因；其治也，有各种不同之方药。世有不审阴阳、不别虚实而欲以一方一药以尽愈天下之眩晕者，此必无之理，试举三例，以见一斑。

案 1

陈某，男，63 岁，沅江县南大公社南丰八队社员。

眩晕已月余，目胀流泪，喜静厌烦，多呵欠，脉虚大无力。此血虚而神气浮越之证，与肝寒气逆之眩晕不同，与风阳上扰之眩晕亦异。

处方：黄芪 15g，当归 6g，牡蛎 15g，龙骨 15g，萸肉 6g，知母 10g，磁石 15g。3 剂而症状减轻，6 剂全平。

案 2

翁某，男，50 岁，沅江县小陂公社红砖厂干部。

患疟已于半个月前治愈，疟愈而病眩晕，听力明显减退，伴有头顶疼痛，恶心吐涎，脉缓。此肝寒气厥之眩晕也。予吴茱萸汤（吴茱萸 6g，生姜 12g，党参 12g，大枣 15g）3 剂而愈，听力亦复常。

案 3

是某，男，80 岁，长沙市某厂退休工人。1992 年 1 月 18 日来诊。

症见眩晕恶心，体位改变时加剧，闭目稍定。察其舌红苔腐，脉弦滑兼数，此风阳上扰之眩晕，此种眩晕，其血压常高（但此例在单位医务室多次检查并不高）。以清泄潜镇之药治之，症状即可缓解。即拟：

夏枯草 30g，石决明 20g，钩藤 24g，杭菊花 10g，防风 10g，怀牛膝 15g，麦冬 15g，茯苓 15g，粉甘草 5g。

上方进 7 剂，症状消失，即停服药，越一年即 1993 年 4 月 10 日，前症复发。余仍以本方予之而愈。

15. 李今庸医案

肾虚眩晕，左归饮证症见眩晕，腰膝酸软，耳鸣，口干舌燥，脉细弱等。《素问·至真要大论》说："诸风掉眩，皆属于肝。"肝为肾之子，肾水不足，不能涵养肝木，则虚风上扰，故见眩晕；肾水不能上承于口，口舌失去津液濡润，故见口干舌燥；腰为肾之府，肾主腰脚，肾阴亏虚，其府失去濡养，故见腰膝酸软；肾开窍于耳，今肾精不足，不能濡养其窍，故见耳鸣；脉细而弱，亦乃肾精亏虚之征。此乃肝肾阴虚，水不涵木，虚风上扰而然。法当滋水涵木。治宜左归饮加减：熟地 10g，山药 10g，山茱萸 10g，茯苓 10g，枸杞子 10g，车前子 10g，五味子 10g，炙甘草 8g。上 8 味，以适量水煎药，汤成去渣取汁温服，日 2 次。方中取熟地、山茱萸、枸杞子、车前子、五味子滋补肝肾之阴；取山药、炙甘草、茯苓益气补中，以助精血生化之源。

案

患者某，女，40 岁，住湖北省随州市某镇，家庭妇女。1993 年秋末某日就诊。

3 日前，在月经期间入河水中洗衣被，从而发病，开始恶寒发热，月经亦止而停潮。经治疗未效，3 日后其寒热自罢，旋即转为头目眩晕，不能起床，目合不语，时而睁眼暂视周围而遂闭合，目光如常，脉细沉涩。乃正虚血瘀，风木上扰。治宜滋水涵木，祛瘀息风。方拟左归饮加味：

熟地 15g，山药 12g，山茱萸 12g，茯苓 12g，炙甘草 9g，枸杞子 12g，车前子 9g，五味子 6g。以水煎服，日 2 次。

第 2 日复诊。服上方 1 剂，即大便下血而诸症遂失，神清人慧。仍拟上方 1 剂续服，以巩固疗效。

按：《素问·至真要大论》说："诸风掉眩，皆属于肝。"肝在五行属木而主风，有疏泄之用，藏血而司月经。经为血，喜温而恶寒。患者月经期间，于秋凉时入河水中洗衣被，水寒外浸。《素问·离合真邪论》说："寒则血凝泣。"血气因寒而凝泣不流，则月经停止；寒邪外伤而营卫不和，则恶寒发热。患者正气素虚，3 日后邪气乘虚入深，外则营卫自调而寒热退，内则血气凝瘀而肝不疏泄，且失其藏血之用，遂致木郁生风，风邪上扰清窍而头目眩晕。晕甚则不能起床，目瞑不欲语。肝肾虚弱，则脉见沉细；血气凝瘀，故沉细脉中又兼涩象。其血瘀未久，尚未坚结，且正气衰弱，不耐攻破，故治宜扶正以祛邪，助肝气以复其疏泄之用，则血活瘀行，风歇止于"虚则补其母"之法。用左归饮方加五味子、车前子滋水涵木，补肾以养肝。服药后，肝旺疏泄之权复，瘀不能留，故从大便下出而诸症咸退，病遂告愈。

16. 蒲辅周医案

陈某，女，48 岁。1964 年 3 月 24 日初诊。

1960 年起经常有头晕，血压不稳定，波动在 190～140/120～90mmHg。心慌，虚烦懊 ，胸膺有时发闷。形体逐渐发胖，四肢自觉发胀，腿软沉重。腰部酸痛，睡眠欠佳，入睡困难多梦，小便频而短，大便正常，某医院检查为高血压、冠状动脉粥样硬化性心脏病（冠状动脉供血不足）。脉沉迟，舌质正常，舌根苔薄黄腻，血压 168/98mmHg。病由阳虚湿胜，治宜温阳利湿。

处方：党参二钱，生白术二钱，茯苓二钱，白芍二钱，川附子一钱五分（打），桑寄生三钱，狗脊三钱（炮），杜仲三钱，龙骨三钱（打），牡蛎四钱（打）。

复诊：1964 年 4 月 6 日。服药后腰已不痛，上午头晕已微，下午尚晕，晚间少腹隐痛，脉沉细迟，舌暗红无苔，虽阳虚湿胜，阴亦不足，治宜阴阳兼顾，温阳益阴法。

处方：党参二钱，连皮茯苓三钱，白芍二钱，川熟附子六钱（先煎），龙骨三钱（打），牡蛎四钱（打），熟地二钱，桑寄生三钱，狗脊三钱，杜仲三钱，川楝子一钱五分（炮）。5 剂。

三诊：1964 年 4 月 14 日。服药后头晕又减，虚烦懊 ，脐下腹痛俱见好转，纳谷尚可，睡眠仍不佳，血压 118/78mmHg，脉弦缓，舌正常无苔，病势已减，仍宜温阳益阴。

处方：党参二钱，生白术二钱，连皮茯苓三钱，白芍二钱，川熟附子一钱五分（先煎），熟地二钱，枸杞子二钱，桑寄生三钱，杜仲三钱，川楝子一钱五分（炮），龙骨三钱（打），牡蛎四钱。5 剂。

四诊：1964 年 5 月 11 日。服上药后头晕心烦未作，血压稳定而正常，最近胸膺憋闷不舒，睡眠欠佳，有时因憋气而惊醒，饮食尚好，大便正常，小便次数多，脉左沉微弦滑，右沉迟，舌质正常无苔，服温阳益阴之剂，头晕心烦虽解，而胸中阳不足以致痰湿阻滞，心气不宁，治宜调心气，温化痰湿。

处方：茯苓二钱，法半夏二钱，枳实一钱（炒），竹茹一钱，远志一钱（炙），九节菖蒲一钱，枣仁三钱，党参一钱五分，白术一钱五分，生姜二片，小麦三钱（炒），大枣三枚（劈）。5 剂（隔日），随访诸症皆愈。

按：患者头晕血压高，然而脉沉迟、沉细迟皆阳虚阴盛之象，舌质不红，形体发胖，四肢自觉发胀沉重，困倦乏力，小便频数，综合脉证又为阳虚湿盛之征，法宜温阳祛湿，若误用苦寒清热之剂，则更损真阳，致使阴阳更失平衡，病情必因此而增变。蒲老用附子汤温阳益气利湿，龙骨、牡蛎养阴潜镇虚阳，佐以桑寄生、狗脊、杜仲、枸杞子补益肝肾，此方略予增减共服 15 剂而头晕心中虚烦皆除，血压降至正常。但胸膺憋闷，睡眠欠佳，改以十味温胆加减，调心气，化痰湿善其后。

17. 盛国荣医案

李某，男，58 岁，干部。1990 年 11 月 6 日初诊。

患高血压病，反复发作眩晕头痛 10 多年，近半年来发作频繁，伴下肢浮肿，近 1 个月来病情加剧，住本市某医院。入院检查：血压 230/120mmHg，心率 68 次/分，心界左扩，心律齐。踝以下凹陷性水肿（高血压肾病），左踝关节轻度肿胀畸形（类风湿关节炎），尿检：蛋白（++）。B 超提示：主动脉硬化、高血压致左室壁肥厚、冠心病。曾用中药温化寒湿，利水通淋，配合西药降压利尿剂治疗，病情未见明显改善，出院求诊于盛老。

视患者颜面浮肿，面色晦暗，神疲倦怠，四肢乏力颤抖，行走不稳需人扶持。并诉眩晕头痛频发，下肢浮肿明显，腹胀纳少，寐差梦多，口干不欲饮，小便短少不畅，大便秘结，舌淡胖，苔白腻，脉弦大无力。血压 220/116mmHg，尿检：蛋白（++）。盛老认为阳虚湿阻，气机运化不畅，升降出入失常，故拟温阳化气，健脾利湿，佐以解痉利尿。

处方：黄芪 30g，白术 15g，带皮茯苓 30g，干姜 6g，地龙干 10g，制川附子 6g，夏枯草 10g，葛根 20g，车前子 15g，砂仁 6g。

二诊：1990 年 11 月 18 日。服上药 6 剂后，头痛眩晕好转，夜寐渐安，纳食稍进，但二便尚未通畅，余症仍存，脉舌同上，血压 200/100mmHg，药已中的，毋庸更张，运斡气机，调和升降，以期二便通畅，仍以上方加减进退。

处方：黄芪 20g，白术 10g，带皮茯苓 30g，干姜 6g，制川附子 6g，地龙干 10g，火麻仁 10g，郁李仁 10g，砂仁 6g，葛根 20g。

另以玉米须 60g，山药 20g，先煎 15 分钟后，去渣，以汤液煎上药。并嘱以草决明研末，每次 10g，开水冲服。

三诊：1990 年 11 月 25 日。上药服 6 剂后，气机条达，大便通，尿量增，下肢浮肿渐消，头痛止，眩晕减，行走渐稳，不需人扶持可在室内行走，但尚感乏力，寐安食增，血压 180/100mmHg，舌淡胖，苔白腻，脉弦大无力尺弱。气机虽畅，湿浊未净，升降仍阻，宜加强温阳益气，健脾化湿之力。

处方：生晒参 10g，黄芪 30g，白术 10g，川花椒 8g，地龙干 15g，猪苓 15g，泽泻 15g，带皮茯苓 20g，干姜 6g，赤小豆 30g，黑稆豆 30g，油肉桂粉 2g（分 2 次以鸭汤冲服）。

四诊：1990 年 12 月 6 日。上药服 10 剂，并配服血茸 3 次，精神倍增，眩晕止，头痛未发，下肢浮肿明显消退，已能独立外出行走，二便通畅，舌淡红，白腻苔渐化，脉弦滑。尿检蛋白消失，血压 160/94mmHg。继以三诊处方续服，并嘱以血肉有情之品食疗调养，以巩固疗效。

食疗药方：甘枸杞 20g，杜仲 15g，黄精 10g，当归 8g，水适量煎汤去渣，加生晒参 10g，天麻 10g 炖鳖鱼服食。

1991 年 4 月 10 日随访：上药服 20 余剂，并配服血茸鸭汤及炖鳖鱼数次，病情稳定，行走自如，矫健如昔。血压 150～160/90～95mmHg，已能上半天班，病告愈。

按： 盛老十分注重气机之运化，特别对于一些病情错综复杂的患者，每以调和升降出入，气机运化为法，因此处方用药不拘泥于一般清规戒律，务必使其气机运化通畅，保证正常的升降出入。本例患者症情错综复杂，病情缠绵不已，但细析其病情，乃因脾肾阳虚，气机运化失健，致使湿浊内阻，升降出入失常。该升者不升，清阳受阻，津液不能输布，症见眩晕头痛、口干不欲饮；该降者不降，而见大小便不利。究其导致升降出入失常之因，则在于脾肾阳虚，故见患者额面浮肿、面色晦暗、神疲倦怠、舌胖、苔白腻。此乃本病辨证要点，特别应该指出患者脉虽弦大，但中空无力，亦为阳虚之象，这与肝火上扰、肝阳上亢之脉弦劲有力迥然有异，临证尤须细辨。临床上一些老年性高血压患者，脉象多弦大，此乃动脉硬化之征象，切勿一概误为肝火、肝阳之因。本例眩晕头痛患者，立法、处方、用药自始至终紧扣温肾阳以利水，补脾气以化湿。方中以生晒参、黄芪、附子、干姜、肉桂、鹿茸、白术、砂仁、杜仲等，俾脾肾健，运化旺则水湿行，这正所谓治本之计也。另一方面调畅气机，通利水道，开启二阴又势在必行，故方中以车前子、猪苓、泽泻、茯苓皮、玉米须、赤小豆、地龙干、黑稆豆利小便，通水道；以火麻仁、郁李仁、草决明通大便，启后阴；再用葛根、花椒利气机，通三焦，诚如《本经疏证》说："葛根之用，妙在非徒如瓜蒌但涅阴津，亦非徒如升麻但升阳气，而能兼擅二者之长。"《本草纲目》说花椒："解郁结，通三焦。"此乃治标之计。标本兼顾，脾肾阳充，运化复健，二便通利，则气机运化条达，升降出入复常，故眩晕、头痛、水肿均冰消雪解。

本例患者血压甚高，收缩压在 200mmHg 以上，舒张压在 110mmHg 以上，若为平庸的医生必视之惊骇，而欲寻找一些对降压有效的药物治疗，而盛老以其丰富的临证经验，从中医传统的辨证施治出发，大胆选用大剂量的温阳益气之药（如黄芪用量 30g），非为血压高之表象所动，结果血压非但没有升高，反而稳定地逐步下降，在升清降浊以利气化思想指导下，治疗取得了理想的效果，足见盛老之胆略，用药之功夫，是值得青年医生学习的。

18. 施今墨医案

案 1

姒某，女，45 岁。

头痛而晕，面色苍白，精神倦怠，眼花闪发，耳鸣，嗜睡。脉小而缓。是脑贫血症，治以养血补脑。

处方：紫石英 15g，紫贝齿 24g，鹿角胶 6g，首乌藤 15g，白蒺藜 12g，东白薇 6g，明玳瑁 10g，明天麻 5g，石决明 24g，草决明 10g，杭菊花 10g，酒川芎 5g，当归身 6g，奎白芍 10g，大生熟地各 10g，青连翘 10g。2 剂。

二诊：服药后头部痛晕均减，精神亦佳，唯耳仍时鸣，拟再进前法。

处方：紫石英 15g，紫贝齿 24g，石决明 24g，草决明 10g，蝉蜕衣 5g，生熟地各 10g（细辛 0.6g，同捣），夜交藤 15g，白蒺藜 12g，白僵蚕 5g，青连翘 10g，黄菊花 10g，明玳瑁 10g，鹿角胶 6g，酒川芎 5g，奎白芍 10g，酒当归 10g，龙井茶 3g。4 剂。

三诊：诸症大减，拟用膏滋方根除。

处方：紫石英 60g，紫贝齿 60g，灵磁石 60g，明玳瑁 30g，明天麻 15g，首乌藤 30g，白蒺藜 30g，桑椹子 30g，女贞子 30g，西洋参 10g，焦远志 30g，陈阿胶 30g，鹿角胶 30g，东白薇 15g，生熟地各 30g，当归身 30g，奎白芍 30g，黄菊花 30g，青连翘 30g，炙甘草 15g。

上药先煮金石药品于大铜锅内，约三四小时后再入草木品，煮极透烂，布拧取汁去渣，兑入二胶，共收为膏。每日早、晚各服 1 匙，白开水冲服。

案 2

韩某，女。

患子宫出血症后，贫血殊甚，面色苍白，呼吸促迫，精神倦怠，极易疲劳，头晕，心跳，腰酸，腿软。拟用补血强壮剂。

处方：当归身 6g，奎白芍 10g（土炒），生熟地各 10g（砂仁 3g，同捣），制首乌 10g，陈阿胶 10g，沙苑子 12g，西洋参 5g，焦远志 10g，鹿角胶 6g，川杜仲 15g，金狗脊 15g，山萸肉 12g，紫丹参 15g。7 剂。

二诊：前方连服 1 周，诸症均轻，精神颇佳，拟用膏方，俾可常服。

处方：龟板胶 30g，鹿角胶 30g，陈阿胶 30g，大生熟地各 30g，当归身 30g，奎白芍 30g，生黄芪 30g，黑芝麻 60g，生首乌 30g，白沙蒺藜各 30g，西洋参 30g，焦远志 30g，云茯神 30g，川杜仲 30g，怀山药 60g，野於术 30g，酒川芎 15g，山萸肉 30g，金狗脊 60g，稆豆衣 30g，炙甘草 15g。

上药共入大铜锅内，煮极透烂，去渣取汁，兑入三胶，再用砂仁 15g，研极细末，兑入调匀，共收为膏。每日早、晚各服 1 匙，白开水冲服。

案 3

陈某，女，65 岁。1952 年 6 月 29 日来诊。

近年来头时昏晕，耳鸣心跳，睡眠不佳，经西医检查诊断为神经衰弱，年事已高，未予重视，近 1 个月症状有所发展，且现周身窜痛，饮食、二便尚属正常。脉沉迟缓弱。心血亏损，心力不强，血行缓慢，血络因之瘀阻。拟用强心活血，通脉络法治之。

处方：嫩桑枝 15g，桑寄生 15g，节菖蒲 6g，旋覆花 6g（新绛 6g，同布包），炒远志 6g，鹿角胶 6g（另烊兑服），酒地龙 6g，功劳叶 12g，金毛脊 15g，片姜黄 6g，蝉蜕衣 5g。4 剂。

二诊：服药 4 剂，窜痛见好，头晕、耳鸣依然，仍遵前法，增加药力。

处方：柏子仁 10g，炒远志 10g，节菖蒲 5g，虎骨胶 6g，金狗脊 15g，功劳叶 12g，稀莶草 12g，嫩桑枝 15g，桑寄生 15g，千年健 10g，盐地龙 10g，宣木瓜 6g，蝉蜕衣 6g。7 剂。

三诊：前方服后，诸症均减，来询是否再诊，复嘱再服 3 剂，共服 10 剂，始来就诊。周身窜痛大为减轻，但觉四肢无力，头晕、耳鸣、心跳亦均见好，睡眠已达六七小时，唯心烦口苦，小便黄，要求配丸剂服用。除照前法巩固疗效外，再加清热之品。

处方：真虎骨 60g，鹿角胶 30g，陈阿胶 30g，炒远志 30g，节菖蒲 15g，女贞子 30g，旱莲草 30g，青龙齿 30g，金狗脊 30g，功劳叶 30g，酒生地 30g，酒杭芍 30g，全当归 30g，酒川芎 15g，黄菊花 30g，龙胆草 15g，蝉蜕衣 15g，炙甘草 15g，柏子仁 30g，紫贝齿 30g，胡黄连 15g。

先将虎骨炙酥另研，鹿胶、阿胶烊化。其余药物共研细末，再将虎骨、鹿胶、阿胶兑入，蜜丸如小梧桐子大。每日早、晚各服 9g，白开水送。本方可服 2 个月。

案 4

程某，女，34 岁。

怀孕 5 个月，只是头晕，别无他症。舌苔正常，脉滑，但不满指。妊娠 5 个月，气血多养胎儿，不能上荣于脑。故致头晕。治宜气血双补。

处方：炙黄芪 10g，当归身 5g，酒生地 10g，阿胶珠 6g，桑叶 6g，黑芝麻 18g，鹿角胶 6g，白薇 5g，炒远志 5g，桑寄生 15g，黄菊花 10g。4 剂。

服药后头晕大为好转，嘱留此方，若再头晕可服数剂。

按：上述 4 个案例之头晕，原因虽有所差别，但均有血虚见症，故以养血和血之四物汤为主方加减。案 4 因值妊娠，嫌川芎、芍药易伤胎动血，因而去之。除四物汤之外，又用鹿角胶、阿胶相配，养血生血，补脑止晕，是为要药。案 3 因有周身窜痛，故又配用虎骨胶，有壮筋骨、通络脉、补肝肾的作用。案 2 膏方中龟板胶、鹿角胶、阿胶同用，对因子宫出血后严重贫血者，补血作用更为显著。值得一提的是，施师在诸案用药过程中，常据具体症状变化，结合患者体质而出入加减。如紫石英、紫贝齿、石决明、磁石之镇静潜阳，天麻、玳瑁、首乌藤、白蒺藜之平肝息风，连翘、菊花之清脑止眩，西洋参、远志之强心安神（见案1）；杜仲、狗脊补肝肾，桑枝、桑寄生通络脉，功劳叶、千年健、木瓜、稀莶草治肢节疼痛（见案2、案3）。案 4 方中之桑麻丸，案 1 方中之桑椹子，案 2 方中之稆豆衣，均为治疗血虚肾亏所致眩晕的良药。而蝉衣治目眩、耳鸣，是施师习用者，可见于案1、3 剂之中。又，本病常呈慢性过程，在汤药初步取效之后，施师每用膏、丸缓调补虚，巩固疗效，是为特色之一。

19. 史沛棠医案

案 1

沈某，女，47 岁。

脑髓不足，肝风上升，头眩且响，皆风阳为患。拟滋阴和阳，佐以息风。

处方：炙龟板三钱，制首乌三钱，制女贞三钱，炒白芍二钱，制萸肉一钱五分，甘菊三钱，桑叶三钱，煨天麻一钱五分，煅石决明五钱，白蒺藜三钱，黑木耳三钱。

二诊：脑髓虚弱，肝风仍然上攻，头昏且晕，耳鸣已减，脉右细，左弦，须静养配合，方能奏效。

处方：炙龟板三钱，甘菊二钱，煨女贞子三钱，制萸肉二钱，桑叶四钱，陈皮一钱，泽泻三钱，茯苓三钱，制首乌三钱，黑木耳二钱，壳砂一钱，煅石决明五钱，磁石四钱。

案 2

陈某，男，42 岁。

头昏头晕，甚则跌倒，欲呕，心慌，梦多，时有失眠，苔白腻中厚，脉细弦。此系肾阴下亏，肝阳夹胃湿上冒，治先平肝阳，佐化湿浊，再图滋补。

处方：珍珠母二两，甘菊三钱，贝齿五钱，法半夏三钱，茯苓五钱，钩藤五钱（后下），决明子四钱，陈皮二钱，姜汁炒竹茹四钱，白蒺藜三钱，泽泻二钱。

二诊：舌苔白腻已瘥，脉缓涩，头昏头痛已有减轻，耳鸣如故，小溲黄，不但阴亏，气分亦弱，故胃湿难净，仍以原法参入扶气之品。盖气旺则湿自化矣，略佐养阴补肾之品，以顾禀原。

处方：甘菊二钱，珍珠母二两，天麻一钱五分，法半夏二钱，首乌三钱，上潞党三钱，灵磁石八钱，炒於术三钱，制萸肉三钱，茯苓四钱，陈皮二钱。

按：《黄帝内经》曰："诸风掉眩，皆属于肝。"指出眩晕病的根本病因为肝风旋扰，但临床所见，常有肝肾阴亏及夹痰、夹湿等区别，上案陈姓患者，头昏跌倒，欲呕，苔腻，是肝风夹痰之症，史氏所治，先平肝阳，佐化痰浊，病瘥之后，改用滋肾健脾，以固根本。沈姓患者，头眩且鸣，史氏诊为脑髓不足，肝风上扰，故治以滋肝益肾，填充脑髓，仍佐以平肝息风，方中龟板、首乌、萸肉、女贞子、黑木耳能滋肝益肾；白芍、甘菊、天麻平肝息风；石决明、磁石重镇潜阳。但此类眩晕，究属虚损之证，故史氏认为必须药养共进，才能获效，所言极其中肯。

20. 魏龙骧医案

1973 年 4 月间，遇一眩晕患者，陈某，年 35 岁，在某单位任翻译。一日持介绍信来诊。询之，眩晕已一年，为阵发性，每周约二三发，常突然而来，荡漾如坐舟中，开目则恍同天地旋转，屋舍如倾，卧床闭目，则头难少动，未敢翻身。继之恶心、冷汗随之而至，约持续15 分钟左右，方可渐缓。每发一次，恒数日不能起床，遂在家全休。平素体弱，时易感冒，不禁风袭，失眠纳减，不梦自遗，大便不实，腰痛足跟酸痛诸症，颇为苦恼。先后经内科、脑系科、耳鼻喉科诊治，概称为神经官能症、眩晕综合征，迄未确诊。药则谷维素、清晕合剂、地西泮等，也曾注射甘油磷酸钠，所服中药多半为滋阴潜阳，息风化痰之剂，偶与苓桂术甘汤，症减少。诊之，取脉沉细而微结，尺部微不应指，舌淡苔薄腻而滑，总察病情始末及前药之反应，显属脾肾阳虚，浊阴不化，上干清阳所致，非温补脾肾不为功，乃试设术附汤加味。

处方：川附片二钱，白术一两，生姜三钱，茯苓四钱，大枣六枚，生龙牡各一两，磁石六钱。

前方不数投，每周只小发作一次，症既小效勿再更张，守之三十余剂，眩晕不复作矣。其他头木蒙蒙，梦多寐少，神衰等候，予二加龙牡汤亦逐见康复。今病隔四年，迄未复发，闻现参加外语进修，年已近四旬，尚能坚持不懈云。

按："近效术附汤"见《金匮要略方论·中风历节病脉证并治》："治风虚头重眩苦极，不知食味，暖肌补中，益精气。"附有方解说理明达，录之于后："肾空虚，风邪乘之，漫无出路，风挟肾中浊阴之气，厥逆上攻，致头中眩苦之极，兼以脾气亦虚，不知食味，此非轻扬风剂可愈，故用附子暖其水脏，白术、甘草暖其土脏，水土一暖，犹之冬月井中水土既暖，阳和之气，可以立复，而浊阴之气不驱自下矣。"

21. 叶熙春医案

案 1

孙某，男，45 岁。

肾水不足，不能上济于心，遂致心悸不宁，睡眠不酣，目眩头昏，昏甚欲倒，两耳蝉鸣，健忘，有时咳嗽多痰，脉左弦右滑，舌苔白腻。肾亏心虚肝旺，三者同病，治当兼顾。

处方：猪心血炒紫丹参五钱，炒枣仁三钱（杵），辰茯苓五钱，紫贝齿五钱（杵，先煎），青龙齿四钱（杵，先煎），夜交藤四钱，煨益智仁二钱，决明子四钱，三角胡麻五钱，宋半夏二钱半，生杜仲一两，制熟女贞子三钱，旱莲草三钱。

二诊：阴亏于下，阳亢于上，眩晕耳鸣，心悸寐劣，水火不交，心肾失济，脉弦滑，舌苔薄腻。痰湿未清，难投滋腻。

处方：生晒术二钱，仙露半夏二钱半，炒北秫米四钱（包），益智仁二钱，辰茯神五钱，炒枣仁四钱（杵），夜交藤四钱，三角胡麻四钱，生杜仲一两，去心莲子七粒。

三诊：睡眠转酣，头昏目眩自瘥，心悸耳鸣亦减。近日腰膝酸软，步履无力，脉尺部重按少力。滋益清潜，合而治之。

处方：熟地炭八钱，清炙绵芪三钱，生杜仲一两，夜交藤四钱，炒枣仁三钱（杵），煨益智仁二钱，辰茯神五钱，三角胡麻五钱，珍珠母一两（杵，先煎），柏子养心丸三钱（吞）。

四诊：心悸渐宁，睡眠得酣，头眩耳鸣亦减，唯腰酸跗软尚存，脉象如前，舌尖微绛。下虚上实，中气又馁。再当两益气阴，以潜亢阳。

处方：大熟地炭一两，清炙芪四钱，盐水炒桑椹子三钱，生鳖甲八钱，生杜仲一两，辰茯苓五钱，三角胡麻四钱，夜交藤四钱，炒枣仁三钱（杵），莲子去心七粒，柏子养心丸三钱（另吞）。

按：本例为心肾两虚，肝阳偏亢，兼夹痰浊之证，最难用药。叶老用清潜之法，养阴而不碍湿，化浊又顾其阴，兼证虽多，药不芜杂。

案 2

陈某，男，55 岁。

肝胆风阳上越，头部筋掣作痛，甚至眩晕耳鸣，目睛干燥，右胁胀痛。风火相煽，有耗津液，口苦舌干，渴喜饮水，胃纳尚佳，二便如常，舌尖绛，苔中黄，脉来弦劲。凉肝滋肾，潜阳息风。

处方：羚羊角一钱（另煎三小时，冲），细生地五钱，甘菊二钱半，赤白芍各一钱半，明天麻二钱，马蹄决明四钱，夏枯草二钱半，八月札三钱，川石斛四钱，生石决明七钱（杵，先煎），珍珠母一两（杵，先煎）。

二诊：前药服后，头痛、眩晕、耳鸣、胁痛、渴饮俱减，脉弦。再当育阴潜阳，疏达木郁。

处方：细生地六钱，制女贞子三钱，赤白芍各一钱半，甘菊二钱，决明子四钱，明天麻二钱，夜交藤四钱，川石斛四钱，盐水炒金铃子三钱，生甘草一钱半，生石决明七钱（杵，先煎），生灵磁石一两（杵，先煎），桑椹膏一两（另冲服）。

按：经云："诸风掉眩，皆属于肝。"厥阴为风木之脏。少阳相火内寄，风火皆属阳而主动，两者相煽，则头痛目眩，脉象弦劲，舌绛苔黄，胁痛渴饮，皆阴虚木火内炽之象。故凉肝息风，滋阴潜阳，以疏其有余之气，养其不足之阴。

案 3

陈某，男，60岁。

肝胆风火上僭，头部两侧晕胀掣痛，痛连两目，视物不清，右胁胀疼，脉弦数，舌质边绛苔黄。当清肝胆风火。

处方：羚羊角四分（先煎），杭菊二钱，决明子三钱，生白芍一钱半，青葙子三钱（包），黑山栀三钱，明天麻二钱，夏枯草三钱，制女贞子三钱，蔓荆子三钱，生石决明八钱（杵，先煎）。

二诊：泄肝清胆法服后，头晕胁痛均减，而颞部之痛未除，两目视物不明，脉弦。拟再养阴，清肝，息风。

大生地六钱，甘菊二钱，石蟹五钱（先煎），青葙子三钱（包），粉丹皮一钱半，赤白芍各一钱半，黑山栀三钱，夏枯草三钱，明天麻二钱，制女贞子三钱，晚蚕沙四钱（包），石斛夜光丸二钱半（分吞）。

按：肝脉布于胁，上达巅顶，开窍于目。头痛及目，视物不明，为风火内炽，上扰清空所致，故以凉肝清热，以泄内风内火。肝木升逆，必耗肾水，次方养阴清肝，即属斯意。

22. 廖蓂阶医案

案 1

刘某，女。1957年8月15日初诊。

头昏目眩，时轻时重，四肢常麻木，呕吐腹痛。近日，忽心跳剧烈，不能把握，头晕不敢动，继而神思恍惚，言语错乱，歌哭无常，彻夜不睡，饮食不进，时有抽搐。西医检查收缩压为223mmHg，诊断为高血压精神分裂症。面目发红，舌色红绛，脉弦数鼓指。此《素问·生气通天论》之所谓"阴不胜其阳，则脉流薄疾，并乃狂"。乃阴亏阳亢也，羚菊汤加减。

处方：羚羊角粉八分（冲），桑叶五钱，杭菊四钱，钩藤四钱，焦山栀四钱，生杭白芍八钱，胆草三钱，丹皮四钱，刺蒺藜四钱，川贝母三钱，天竹黄三钱，郁金二钱，生地六钱。

二诊：服3剂后，神志大清，抽搐全止，收缩压降至190mmHg，各恙皆退。唯晚间惊恐不眠，神志未安。

处方：大生地一两，石决明一两，珍珠母一两，牡蛎一两，杭菊四钱，刺蒺藜四钱，血琥珀二钱（冲），龙齿一两，女贞子五钱，茯神四钱，生杭白芍六钱，枯芩三钱，竹茹三钱，天麻三钱，炙甘草三钱。

上方随时各有增减，数剂后，血压降至152mmHg，上症消失。

案 2

陈某，男，45 岁。1956 年 8 月 20 日初诊。

常有头痛眩晕，头目昏胀，近益剧，四肢发麻，耳如蝉鸣，夜不能寐，咽干口燥，心悸心荡，行动倾跌，不能自持。血压高达 200mmHg，舌质红绛少苔，脉弦细而数。此阴虚于下，阳逆于上也，宜以水制火。处方：加味定风珠加减。

大生地一两，女贞子五钱，朱麦冬五钱，阿胶三钱，牛膝四钱，生杭白芍六钱，夜交藤一两，炙甘草三钱，玄参四钱，沙苑子四钱，牡蛎一两，珍珠母一两，鸡子黄三枚（分冲）。

二诊：5 剂后，各恙大减，睡眠已安，但晨起头胀心烦，仍宜潜镇。

处方：生熟地各六钱，女贞子五钱，朱茯神四钱，怀山药六钱，山萸肉五钱，夜交藤一两，丹皮三钱，牡蛎一两，杭白芍五钱，石决明八钱，珍珠母一两，龟板一两，五味子二钱，沙苑子四钱。

又 5 剂后，血压降为 145mmHg，诸症消退。

案 3

曾某，男，40 岁。1958 年 10 月 11 日初诊。

头目经常昏晕，彻夜不眠，夜间溺频，脉小弱而迟。收缩压 225mmHg。此肝血虚损，虚风旋动，法宜养血柔肝，潜镇息风，大忌寒凉，唯有巽和汤为宜。

处方：熟地八钱，山萸肉四钱，炙枣仁四钱，五味子三钱，枸杞子四钱，炙甘草三钱，秦当归三钱，龙齿一两，牡蛎一两，云母石一两，沙苑子四钱，木瓜四钱，首乌五钱，茯神四钱，桂圆肉四钱，杭白芍四钱，补骨脂四钱，远志二钱。

二诊：3 剂后，症状大减，血压降至 190mmHg，原方加减。

处方：西洋参三钱，熟地八钱，怀山药六钱，沙苑子四钱，首乌五钱，云母石八钱，龙齿一两，牡蛎一两，五味子三钱，枸杞子四钱，女贞子五钱，炙甘草三钱，远志二钱，杜仲四钱，桂圆肉四钱，山萸肉二钱，酸枣仁三钱，龟板五钱。

6 剂后，血压已降到 170mmHg，症状全消，长服，遂工作如常。

案 4

孙某，男，46 岁。1959 年 6 月 20 日初诊。

一日忽昏倒，醒后头目苦眩，心中烦热，精神疲倦，四肢麻木，小便清长。曾服梧桐片及寿比南等药多日皆无效。收缩压 220mmHg，其脉缓大无力，尺脉尤虚。此真阳素虚，内风上冒，法当温敛，用加味地黄汤。

处方：熟地一两，山萸肉五钱，怀山药六钱，酸枣仁四钱，沙苑子四钱，枸杞子四钱，茯神四钱，五味子三钱，龙骨八钱，制附片四钱，上桂一钱，云母石一两，补骨脂四钱，牛膝三钱，柏子仁四钱。

二诊：服 6 剂后，症状大减，收缩压降至 154mmHg。前方略作加减，勿动桂附，再进 6 剂，症状消失。嘱其长服八味地黄丸，遂未再发，恢复工作。

以上 4 例，同为高血压而脉症则各有差别，各随其阴阳虚实，而处以清镇、滋补诸法，同收捷效。

按：高血压一病，甚难治愈，若失治或误治，往往贻误病情而发生中风，可危及患者性命。所以，为了防止中风的发生，治疗当重在控制血压。如何控制血压，不使之上升，这就需要作为医生者，观其表现，而洞察病机，准确灵活地处方用药，才能有效治疗，防止病情发展。

廖老认为人身血压之高低与血行有关。若血行过疾，则为病，血行过缓，亦为殃。急则血压升高，慢则血压降低。从病理而论，他认为血压升高之因，一是肾阴亏虚，水不涵木，肝风内动，风阳上升；一是火衰而下焦寒冷，虚阳不安于宅，离而上越，且数见不鲜。对阴虚阳亢者，用清肝、平肝、息风、柔肝、滋阴、养血诸法；对阳虚阴盛者，用温阳益肾、填精补血等法。

所举病案四例，均因高血压而出现中风先兆症状，若不及时治疗，或治之失误，患者难免会发生中风之厄。值此危急之际，廖老当机立断采用重在调整气血阴阳、平肝镇肝之法，力挽狂澜，杜绝了中风之发生。

案 1 收缩压高达 223mmHg，有眩晕、肢体麻木等中风先兆，同时又有精神症状出现，廖老大胆使用清肝、平肝以降血压，并清热化痰、醒脑开窍之法，三剂而症状改善。

案 2 同为高血压，收缩压高达 200mmHg，已现行动跌仆之兆，治疗却不用清肝之法，而用壮水制火的定风珠加减，5 剂而诸症平复。

案 3 收缩压高达 225mmHg，亦有头昏、眩晕之兆，治疗用养肝柔肝、潜镇息风之自制巽和汤缓解。

案 4 收缩压高达 220mmHg，出现昏仆，醒后有脑晕、肢麻等症，病情甚于前三案。因辨证准确，使用附、桂、补骨脂、云母石、沙苑子等温补真阳之品，6 剂而诸症平复。

23. 于己百医案

案 1

王某，女，60 岁。1997 年 6 月 27 日就诊。

患者头晕目眩，眼前发黑，自觉视物旋转，动摇不定，兼见恶心欲吐、头痛耳鸣、颧红燥热、口苦便干，舌尖红，苔薄白，脉弦细，血压 160/95mmHg。证属肝肾不足，水不涵木，痰热阻滞，治以疏肝清热，化痰降逆。

处方：柴胡 18g，黄芩 10g，生姜 10g，半夏 10g，党参 10g，炙甘草 10g，茯苓 30g，泽泻 30g，陈皮 10g，竹茹 10g，草决明 15g。水煎，2 次分服。

1997 年 7 月 4 日复诊：服上药 4 剂，头晕目眩、耳鸣、恶心大减，血压 135/90mmHg。时有轻微头晕，腰膝酸软，原方去竹叶，加杜仲 12g、川断 20g，又服 6 剂。

1997 年 7 月 11 日复诊：服上方后，症状基本缓解，血压稳定，又以杞菊地黄丸巩固疗效，服药 1 个月。随访 3 个月未见复发。

案 2

张某，女，29 岁。1998 年 3 月 2 日就诊。

头晕目眩，天旋地转，卧床不敢睁眼，头重头闷，胃脘痞满，食欲不振，舌淡暗，苔薄白，脉弦滑，血压 115/75mmHg。

此属于中气不足，痰浊阻滞，升降失调。治宜补中益气，化痰降浊，调理气机。

处方：柴胡 18g，黄芩 10g，生姜 10g，半夏 10g，党参 10g，炙甘草 10g，大枣 6 枚，茯苓 30g，泽泻 30g，白术 12g，桂枝 10g，陈皮 10g，川芎 10g，天麻 10g，黄芪 30g。水煎，2 次分服。

二诊：1998 年 3 月 6 日。服上方 4 剂，眩晕大减，头重头闷亦有减轻，仍乏力，胃胀，纳差，原方去白术，加黄精 20g，东楂 15g，继服 6 剂而愈。

24. 袁鹤侪医案

案 1

王某，女，49 岁。1954 年 10 月 25 日初诊。

头晕，西医诊为"高血压"，脉左关弦，右关滑，右寸数，拟用清肺肝降逆之法为治。

处方：川贝母 10g，夏枯草 12g，小枳实 4.5g（研），白蒺藜 12g，柿子霜 6g，远志肉 10g，忍冬藤 15g，云茯神 12g，南沙参 10g，干地黄 12g。水煎，分 2 次服。

二诊：1954 年 11 月 12 日。头晕，脉左尺沉滑，右寸无力，右关脉滑数，拟用清胃肾热之法。

处方：川贝母 10g，夏枯草 15g，南沙参 10g，白蒺藜 15g（研，炒），枳壳 10g，远志肉 10g，忍冬藤 18g，干地黄 15g，云茯神 12g，郁金 4.5g。水煎，分 2 次服。

三诊：1954 年 12 月 10 日。服前药后头晕轻减，唯心中时懊 。脉左尺沉数，左关弦，两寸脉无力。拟用调气和肝法。

方用：淡豆豉 6g，炒栀子 4.5g，川贝母 10g，潞党参 10g，茯神 12g，干地黄 12g，炒杭芍 10g，生草 6g，姜半夏 4.5g。水煎，分 2 次服。

四诊：1954 年 12 月 14 日。药后诸症悉减，唯时有气短，拟照前方化裁。

方用：干地黄 12g，柴胡 1.5g，淡豆豉 4.5g，炒山栀 3g，党参 10g，广陈皮 10g，姜半夏 4.5g，云苓 12g，炒杭芍 10g，建泽泻 10g，川贝 10g，生甘草 6g，生姜 3 片。水煎，分 2 次服。

案 2

蒋某，女，53 岁。1955 年 11 月 22 日初诊。

头晕，耳鸣，肢倦乏力，遇热则头昏汗出，遇寒则栗，两肩痛，腰疼。脉左寸浮大，余部均细弱，尤以左部为甚。系血虚感受风邪所致，拟用养血疏风药为治。

处方：羌活 3g，当归 12g，炒杭芍 12g，川芎 6g，云苓 12g，生薏米 12g，桂枝 6g，酒芩 3g，桑枝 10g，生草 6g，生姜 3 片。水煎，分 2 次服。

二诊：1955 年 11 月 24 日。服前方后，头晕、耳鸣、肩腰疼痛均轻减，脉两寸浮，右寸兼大，余部脉细弱象已较前为好，拟照前方加减。

处方：羌活 4.5g，当归 12g，炒杭芍 12g，云苓 12g，连翘 10g，桑寄生 10g，桂枝 6g，酒芩 6g，生薏米 12g，生草 6g，生姜 3 片，威灵仙 10g。水煎，分 2 次服。

三诊：1955 年 11 月 27 日。药后诸症悉除，唯两臂上举略觉吃力，拟照前方加减。

处方：羌活 6g，当归 12g，嫩桑枝 12g，连翘 10g，桂枝 6g，威灵仙 10g，酒芩 6g，云苓 12g，生薏米 12g，炒杭芍 10g，生草 6g。水煎，分 2 次服。

药后，两臂上举已觉轻爽，病遂告愈。

案 3

王某，女，48 岁。1955 年 2 月 23 日初诊。

头晕，头闷，恶心，睡眠欠佳，脉左关弦数，右关滑数，西医诊断为高血压，拟予以清肝胃之法调治。

方用：忍冬藤 15g，甘菊花 10g，生杭芍 10g，川贝母 12g，白蒺藜 12g（研），云茯神 12g，夏枯草 15g，炙香附 10g，生甘草 6g。水煎，分 2 次服。

二诊：1955 年 2 月 27 日。高血压症头痛、耳鸣、睡眠欠佳，服前方症状见轻，脉左寸数，左关弦大，右关滑大，拟用清肝胃兼益肺法。

方用：忍冬藤 24g，姜连 3g，夏枯草 15g，川贝母 12g，竹茹 12g，白蒺藜 12g（研），甘菊花 10g，茯神 10g，金石斛 12g，炙香附 10g，杭芍 10g，炒山栀 4.5g，姜半夏 6g，生草 6g。水煎，分 2 次服。

三诊：1955 年 3 月 6 日。高血压服前方小效，耳鸣，睡眠仍欠佳，脉左关尚弦大，右关较好，拟照前方加减。

方用：川贝母 10g，潞党参 10g，夏枯草 15g，淡竹茹 12g，白蒺藜 12g，甘菊花 10g，炒山栀 6g，云茯神 12g，夜交藤 12g，忍冬藤 12g，生甘草 6g，姜连 3g（研）。水煎服，如前法。

按：此 3 案同为眩晕案，然 1 案为血虚受风，2 案为"高血压"，所以治法则有清肺肝降逆及清肝胃之不同，处方亦各有所异，似与一般常法不同，学者于此处当留意焉。

25. 张镜人医案

案 1

张某，女，23 岁。1981 年 7 月 7 日初诊。

主诉：眩晕阵作，伴有泛恶，胸闷。

病史：有前庭功能紊乱病史，近来胸闷，头晕阵作，目眩，欲跌仆，发作时伴泛恶，迄今 5 载，辗转治疗未愈。苔薄腻，质红，脉细。辨证为痰热夹肝阳上扰。诊断为前庭功能紊乱，眩晕。治以平肝化痰，清热潜阳。

处方：炒滁菊 9g，景天三七 15g，赤白芍各 9g，丹参 9g，炒白术 9g，泽泻 15g，白蒺藜 9g，生石决 30g（先煎），制半夏 5g，炒陈皮 5g，炒竹茹 9g，炒枳壳 5g，炙远志 3g，淮小麦 30g，香谷芽 12g。14 剂。

二诊：1981 年 7 月 21 日。头晕已缓，泛恶亦平，稍有胸闷，便形带溏，脉细滑，苔薄，质红，仍守前法。

处方：桑叶 9g，菊花 9g，景天三七 15g，徐长卿 15g，白术 9g，泽泻 15g，赤白芍各 9g，陈胆星 3g，生香附 9g，炒竹茹 9g，炒枳壳 9g，炒黄芩 9g，炙远志 3g，香谷芽 12g，佛手片 6g。14 剂。

随访上方加减服用 2 个月，病情一直稳定，眩晕未再发作。余症亦都平安。

按：眩晕一证，病因病机复杂，历代论述亦多。《素问·至真要大论》云："诸风掉眩，皆属于肝。"《灵枢·海论》又云："脑为髓海……髓海不足，则脑转耳鸣，胫酸眩冒，目无所见，懈怠安卧。"后世朱丹溪曰："无痰不作眩。"张景岳曰："无虚不作眩。"归纳各种论述，不外风、火、痰、虚所致。本案眩晕兼见胸闷，泛恶。且舌质偏红，痰湿夹火作祟是病机的重要方面，故平肝潜阳外重用泽泻汤，温胆汤以清化痰湿，二诊更用黄芩、桑、菊清肝降火。痰火平化，肝阳不浮，眩晕乃安。

案 2

方某，男，52 岁。1983 年 6 月 16 日初诊。

主诉：眩晕阵作，伴有泛恶。

有心动过缓史，近来眩晕阵作，甚则泛恶，胸闷，心悸，夜寐不宁，喉间痰稠，口干。

舌边红，苔薄黄腻，脉细而缓。检查心电图示心动过缓。素体心气虚弱，痰湿夹热内阻，肝胆升降失常，肝升太过，胆降不及，胃气不和。诊断为心动过缓，脑供血不足。眩晕，心悸。治以平肝而泄胆热，和胃而运脾湿。

处方：天麻粉 1.5g（吞），生白术 9g，制半夏 9g，炒陈皮 6g，生石决 30g（先煎），泽泻 15g，景天三七 15g。再拟上法，兼以养心。

按：本案眩晕亦由痰湿夹热，引发肝阳浮动而致，故治以天麻白术半夏汤、泽泻汤、温胆汤为主，佐平肝和络治之。本案眩晕与上案眩晕，一由心动过缓，一由前庭功能紊乱，完全是两类不同的疾病。但临床表现相似，审证求因，病机类同，故异病同治。均以平肝化痰清热为基本治法而获效。此乃中医辨证论治特色之一。

26. 赵心波医案

汪某，女，8 岁。

6 年来时有眩晕发作，甚则恶心呕吐，两眼发花，头痛头晕，每月余发作一次，屡治不愈，听力尚好，精神饮食好，二便如常。两脉沉缓，舌无垢苔。为肝气上逆，阳明胃热所致。立法：和肝清热，活血散风。

处方：香白芷 6g，藁本 6g，生石决明 12g，川芎 6g，知母 6g，焦楂榔各 6g，菊花 12g，生地 12g，桃仁泥 5g，杭芍 6g，朱远志 6g，金银花 10g。

服药 3 剂，头眩停止，余症悉无，舌质稍赤无苔，两脉弦细，仍以和肝清热之剂巩固之。

处方：龙胆草 5g，白芷 6g，生石决明 12g，菊花 10g，朱远志 6g，海螵蛸 10g，焦麦稻芽各 10g，通草 3g，桃仁泥 5g，金银藤 5g，藁本 6g，生地 10g。

续服 3 剂痊愈。

按：本例乃肝火上炎，阳明胃热之证，根据中医理论，肝气横逆犯胃伤脾，乃用和肝清热、活血散风法，使 6 年来时有发作之眩晕症，在短时间内痊愈。

27. 李翰卿医案

案 1

侯某，女，69 岁。1962 年 2 月 23 日初诊。

主诉：头晕目眩，心悸，头目胀痛。面潮红。素有高血压病史，舌苔薄白，脉弦。证属肝肾亏虚，肝阳上亢型。治宜补肝肾，潜肝阳，息肝风。

处方：生石决明 9g，杭菊花 9g，天麻 6g，橘红 6g，生龙牡各 9g，茯神 4.5g，半夏 4.5g，薄荷 3g，生杜仲 9g，牛膝 9g。

服上方 3 剂，头晕目眩明显减轻，但仍有头胀头痛感。原方加钩藤 9g，继服 1 剂，诸症大都消失。

按：此患者年逾古稀，肝肾亏虚，水不涵木，肝阳上亢，发为眩晕。故治宜补肝肾，潜肝阳，息肝风。方中杜仲、牛膝补肝肾，强筋骨，益腰膝；天麻、钩藤、石决明、生龙牡等潜肝阳，息肝风；橘红、半夏健脾化痰，和中降逆止呕；菊花疏散风热，清肝明目，薄荷散风热而清利头目；茯神安神定悸，以增强平肝潜阳之功。诸药配伍可补肝肾而潜肝阳，化痰浊而散风热，达到息肝风而止眩晕的目的。

案 2

王某，男，26 岁。1963 年 6 月 14 日初诊。

头晕，头痛，视物不清，直视，眼球不活动已半月余，经省城某医院眼科诊断为内直肌麻痹。舌苔薄白，脉滑。证属肝旺脾虚，风痰上扰型。治宜平肝息风，燥湿化痰。方用二陈汤加味。

处方：橘红 7.5g，半夏 6g，南星 4.5g，茯苓 6g，杭菊花 6g，枳壳 4.5g，僵蚕 6g，全蝎 3g，甘草 3g。

服上方 2 剂后，头晕、头痛消失。上方去菊花继服 2 剂后，眼球稍能活动，嘱其守方继服 10 剂后眼球活动复常，视物渐清。

按：此案系肝旺脾虚，风痰上扰，蒙蔽清窍所致，故以二陈汤加平肝息风之品治之。方中二陈汤健脾理气，燥湿化痰。南星助半夏以化痰，并善除经络中之风痰，主要用于由风痰上扰所致的头目眩晕。全蝎辛而善走，为息风、祛风之要药，专能息风解痉，祛风止痛，并能引诸息风之药直达病所，以增强诸药息风止痉定搐之作用。僵蚕善于疏散肝经风热，菊花则平肝明目而止眩。诸药配伍，健脾燥湿化痰，平肝息风而解痉，达到风痰除而眩晕停、眼转动而视物清的效果。

案 3

李某，女，47 岁。1959 年 10 月 7 日初诊。

头晕近 2 周，近日渐加重，伴有恶心、汗出、纳呆、乏力，舌苔白腻，脉沉细无力。证属脾胃虚弱，痰浊中阻。治宜健脾益气、燥湿化痰为主，兼以镇肝息风，收敛止汗。方用六君子汤加味。

处方：党参 9g，生白术 9g，茯苓 7.5g，半夏 6g，陈皮 4.5g，鸡内金 4.5g，生龙骨 9g，生牡蛎 9g，远志 4.5g，炙甘草 3g。

二诊：服上方 2 剂后，头晕恶心、纳呆、汗出、乏力均减轻，唯大便时有下坠感，同时白带较多。此中气虚也。上方加生黄芪 15g，以补气升阳，治气虚下陷，大便下坠感。另加生山药 9g，以健脾燥湿止带。2 剂，水煎服。

三诊：服药后诸症均进一步减轻，但胁痛明显，系肝气横逆所致。二诊方加炒白芍 9g，以养血敛阴，平肝止痛。2 剂，水煎服。

四诊：服药后，诸症基本消失，但月经来潮时，又有反复，感到头晕，背冷，汗出多。此仍素体脾虚，阳气不达，卫气不固所致。继服上方 2 剂，以益气敛汗。并嘱其每遇月经来潮即服此药 2 剂。追访照此用药 2 个月，以后停用，经期亦未再犯。

按：本案系脾虚湿盛，痰浊中阻，蒙蔽清窍而致眩晕，故以六君子汤健脾益气，祛除痰湿，加鸡内金以助消化，加生龙牡、远志以镇肝息风。收敛止汗。二诊因脾虚湿盛，中气下陷而小腹下坠，白带增多，故加山药以健脾燥湿，加黄芪以补中益气，升阳固脱。三诊加炒白芍意在养血敛阴，柔肝而缓急止胁痛。

案 4

王某，女，52 岁。1964 年 12 月 16 日初诊。

近 1 个月来自觉头晕目眩，身倦无力，胃脘痞满，口苦，恶心，不欲冷饮，大便溏泻，每日 2～3 次，尿黄，时有足肿，午后加重，苔薄白，脉虚而细。此乃脾阳不振，痰湿中阻，兼肝阳上亢之证。治宜健脾益气，燥湿化痰，平肝息风。方用六君子汤加减。

处方：党参 6g，生白术 9g，茯苓 6g，陈皮 7.5g，半夏 7.5g，泽泻 6g，苍术 6g，杭菊花

9g，天麻 6g，白蔻仁 3g。

二诊：服上方 2 剂后，头晕消失，仍有身倦，腹部有跳动感，口苦有所加重。因头晕、恶心等主症消失，故上方去天麻、半夏。口苦加重为肝经有热之象，故宜去辛燥之半夏，而加入酸微寒之生白芍，以养血敛阴而平肝，抑木扶土而止痛。服药 2 剂后，口苦顿失。

按：此例眩晕系由脾虚痰湿中阻，兼肝阳上亢所致，故用六君子汤加苍术以健脾益气，燥湿化痰，天麻、菊花平肝潜阳，泽泻利水，利小便而实大便，白蔻仁化湿行气，温中止呕，共使痰湿除而呕恶止，肝阳平而眩晕停。二诊去辛燥之半夏及天麻，加白芍之酸寒养血柔肝，抑木扶土，以善其后。

案 5

李某，女，36 岁。1961 年 9 月 18 日初诊。

近 1 周来头晕而胀，项强，关节疼痛，两足沉重，纳呆，恶心，喜热饮食，大便溏薄，小便黄，苔白腻，脉滑。此属风湿痹阻清窍之证。治宜健脾化痰，祛风胜湿。方用二陈汤加味。

处方：陈皮 7.5g，半夏 9g，茯苓 7.5g，羌活 4.5g，独活 4.5g，苍术 6g，白术 6g，生姜 3 片。

服药 2 剂后，主症明显改善，再服 2 剂。头晕止而诸症除。

按：此案属脾虚痰湿中阻，兼外感风湿之眩晕。方中以二陈汤加苍术、白术燥湿健脾以化痰湿，羌活、独活祛周身上下之风湿而活络通窍，佐以生姜暖肠胃而助脾运以化痰湿。

案 6

段某，女，45 岁。1965 年 5 月 31 日初诊。

头晕、头痛 2 日，颈部疼痛，转侧则更甚，自感发热恶寒，舌苔薄白，脉浮数。此系风热表证。治宜辛凉解表，清热解毒，兼以活血。

处方：杭菊花 9g，连翘 9g，薄荷 4.5g，柴胡 4.5g，当归尾 6g，赤芍 6g，金银花 9g，蔓荆子 6g，甘草 3g。

服上方 1 剂，主症明显减轻，2 剂而愈。

按：本方以辛凉解表、疏风清热为主。方中金银花、连翘清热解表，疏散温邪，薄荷、菊花疏风清热，清肝明目而治头痛头晕。柴胡透表解热，透达少阳之邪外出。在柴胡的用量上，李老颇多计较，发热重恶寒轻者用量轻，多为 4.5g，恶寒重发热轻者用量重，多用 9g。蔓荆子辛苦微寒，善治外感风热头痛，其辛能散风，苦微寒能清热，其药轻浮而易上行，可散头面之风邪。当归尾、赤芍二味活血化瘀，针对风热致瘀而设，能使气血通而瘀滞除，头目清而眩晕止，妙用二味活血，可使疗效明显提高，疗程明显缩短，是为用药独特之处。

案 7

屈某，女，30 岁。1962 年 11 月 26 日初诊。

头晕头痛 2 日，症见寒热往来，口苦咽干，恶心，腹痛，舌质暗，苔薄白，脉弦。此为少阳证。治宜和解少阳，疏风清热，兼以活血化瘀。方用小柴胡汤加减。

处方：当归 9g，生白芍 9g，柴胡 3g，茯苓 3g，黄芩 3g，杭菊花 9g，半夏 6g，五灵脂 4.5g，生蒲黄 4.5g。

服药 1 剂而主症转轻，2 剂而痊愈。

　　按：此案用小柴胡汤，主药柴胡、黄芩、半夏和解少阳，退热降逆；当归、白芍意在补血养阴以柔肝；五灵脂、生蒲黄为《太平惠民和剂局方》失笑散，功能活血化瘀，散结止痛。唐容川《血证论》言："蒲生水中，花香行水，水即气也，水行则气行，气止则血止，故蒲黄能止刀伤之血。灵脂气味温以行血。二药合用，大能行血也。"李老常用此二味于内伤杂症之中，用其活血化瘀，散结止痛，每获良效，用于外感头晕头痛等证，同样神验。

三、辨证用药规律探讨

以梅尼埃病为例。

案1　谢海洲医案

　　患者李某，女，38岁。除梅尼埃病的症状之外，有腰酸腿软，出汗多，心悸气短，舌淡无华，唇淡，声音低弱，脉沉细两尺弱。患者虚象比较明显，声音低弱，唇色淡，脉沉细，尺脉弱，显示偏重于阳气方面的不足。患者腰酸腿软，病位应该是偏在肾，推测是偏肾虚。谢海洲辨证属肾精亏耗，髓海不足。

　　处方用药，用桑叶平肝，磁石潜阳，都是针对眩晕风动的症状；白术、陈皮、竹茹均有化痰、止呕作用，患者无痰湿，故这三味药是针对呕吐这个症状的。以上3类药治法针对本病基本病机风和主要症状眩晕、呕吐，属于辨病、对症用药。女贞子、黑芝麻，第二诊又加上了山萸肉、枸杞子、百合，都是滋养肝肾阴血之药，患者偏肾阳虚，治疗用药却养阴，可见此类治法是与辨证无关的。黄芩、旱莲草是清热药，本患者无内热，却用到了寒凉清热药，可见这类治法也是与辨证无关的。阴虚多热，所以养阴和清热都是针对阴虚的治疗。"诸风掉眩，皆属于肝。"患者病位在肝、肾，肝肾虚，多在阴血方面，这是肝肾脏腑本身特色决定的。因此养阴和清热是针对病位肝肾的用药。

案2　李斯炽医案

　　瞿某，男，35岁。于1956年发作头目眩晕，每半个月或1个月即发作一次，每次持续约1日之久。症见眩晕，呕吐，神志若失，过此便数日不能起床。脉细微，至数正常，面色青白，舌质红，目睛赤，精神困乏。辨证为肝阴血不足，阳亢生风。

　　患者风的症状比较重，发作比较频繁，晕比较重，所以平肝息风用菊花、刺蒺藜、蚕沙、防风、川芎，二诊又加上钩藤、全蝎、天麻，用石决明潜阳，第二诊又加上龙骨，息风药特别多。患者平素急躁易怒，又有舌质红，目睛赤，脉细，属肝阴虚火旺，用当归、白芍、女贞子、甘草，二诊又加上生地黄来滋阴，用黄柏清热。

案3　李斯炽医案

　　患者女，时发眩晕，每发则呕吐不止，睡觉不能正卧和左侧卧，只能偏向右侧卧，走路时亦不自觉地往右侧偏倾。每在读书看报时，眩晕立即发作，近来眩晕呕吐频发。患者性急易怒，手指随时疼挛，不得屈伸等症，为肝血不足，不能滋养筋脉的表现。两目白睛微红，心烦，尿黄。脉浮大而数，舌红少苔，阴虚火旺之象比较明显。证属肝阴血不足，阳亢化火生风。

　　患者风动的症状不是特别重，因此息风药仅用了平肝息风的钩藤和潜阳的牡蛎、珍珠母。但呕吐较重，每发则呕吐不止，因此加上了化痰止呕的法半夏。阴虚火旺之象比较明显，用当归、制首乌、白芍、生地、玉竹、女贞子、甘草滋阴，黄芩、知母清热。二诊肝区微痛，加上金铃炭疏肝止痛，时发干咳加川贝母粉化痰止咳。以滋养阴血为治疗的主要方向，且配合清热药一起用。

案 4　李斯炽医案

男，58岁。患者突于最近头晕眼花，不思饮食，口中干燥，但饮水即吐，小便不利。脉象濡软乏力，舌质淡，上有白腻苔，形体消瘦，少气懒言。患者舌脉显示脾虚有湿。饮水即吐，小便不利，说明患者膀胱化气不利，水湿内聚。因此以五苓散通阳化气行水为主，加入藿香芳香醒脾以止吐，再加厚朴以降逆，甘草以和中。第二诊饮食尚未完全恢复，手足乏力，又加上党参益气，神曲消食。处方用药以化湿为主，用药偏温，配合健脾益气增强疗效。

案 5　刘冠军医案

女，39岁。头眩目花，起立站立不稳，已经2个月之久，近日头眩目花益甚，兼有胸膈满闷，右耳时鸣，每晨起必干呕，含姜稍止。脉来弦滑，舌质淡红，有白腻苔。证属痰湿中阻，脾失健运，清阳不升。治疗针药并用，针中脘、风池（双）、百会、足三里（双），均补。方药用止眩汤，方中药物按功效分为以下5类。

平肝息风：天麻、钩藤、白蒺藜、川芎。

潜阳：代赭石（止呕）。

补肝肾：何首乌。

化痰湿：半夏、陈皮、旋覆花、竹茹、茯苓、生姜汁。

健脾益气：白术、党参。

患者头晕眼花益甚，时有耳鸣，所以息风药用得较多；恶心呕吐，晨呕故加用代赭石降逆止呕，且可潜阳。胸膈满闷，舌苔白腻，脉弦滑显示痰湿较重，所以用到了大量的化痰湿药，如半夏、陈皮、旋覆花、竹茹、茯苓、生姜汁等，二陈汤加减来化痰止呕。患者没有明显的脾气虚，但用了白术、党参来健脾益气，辅助痰湿的治疗。整体治疗以健脾化痰湿为主。

案 6　许玉山医案

宋某，女，40岁，发作时，如坐舟船，似履棉絮，悠悠然不知所向。近2个月眩晕加重。不能看书。患者素有眩晕，经期尤甚。恶心欲呕，汗出，心悸，嗜卧，闭目惺惺，耳如蝉鸣。眩晕加重。胃脘有逆气，面色苍白，食欲不振，口苦耳鸣，大便干结，舌淡苔黄微腻，脉弦滑。证属肝风侮脾，痰湿中阻。

患者眩晕发作时"如坐舟船，似履棉絮，悠悠然不知所向"，所以风动比较明显，因此，息风用天麻、钩藤、杭菊花，二诊又加上了潜阳的龙齿。患者大便干，舌苔黄腻，脉弦滑，痰热阻滞，用了大量化痰湿的药物，以二陈汤合温胆汤加减。患者嗜卧，故用白术、甘草健脾益气，二诊仍感疲乏倦怠，纳少，又加上了党参、焦三仙健脾、消食。患者有热象，但没有用清热药。患者心悸、汗多用白芍、大枣，二诊兼有梦多，又加上枣仁、当归养心安神。整体用药仍以化痰湿为主，健脾益气为辅。

案 7　李寿山医案

曲某，男，37岁。突发眩晕，如乘舟车，天旋地转，动则尤甚，件有头重如蒙，耳鸣不已。素体虚弱而胖，性喜偏食肥甘厚味，嗜酒吸烟。平日常有头眩、身重、倦怠、汗出。突发眩晕，如乘舟车，天旋地转，动则尤甚，件有头重如蒙，耳鸣不已，脘痞，纳呆，恶心，呕吐痰涎，脉滑数。舌淡胖嫩，苔厚黄腻。证属痰浊上壅，蒙蔽清阳。

患者如乘舟车，天旋地转，动则尤甚，耳鸣不已，风动的症状明显，故用天麻平肝息风，生牡蛎潜阳。患者身体是虚弱而胖，偏食肥甘厚味，身重、头重如蒙，呕吐痰涎，舌淡胖嫩，苔厚腻，脉滑，脾虚痰盛，上蒙清窍，故仍以温胆汤、二陈汤加减化痰为主，佐以白术健脾益气。患者舌苔黄，数脉，显示有热，但方中不仅未用清热药，还用到很多温性的化痰药。二诊患者眩晕耳鸣稍减，仍泛恶欲吐，加用生赭石降逆止呕，同时可以潜降阳气；加用竹沥汁化痰止呕，兼清化痰热。

规律探讨

通过以上的 7 个梅尼埃病医案的用药分析，结合历代医家认识，我们发现几乎所有的医案中息风药都会用到，风动比较重加用潜阳药镇肝息风，正如《黄帝内经》所言："诸风掉眩，皆属于肝。"又据叶天士"阳化内风说"，故平肝息风之品"无不可于各方中出入加减，以收捷效也。"因此，息风是贯穿始终的。用化痰法为主治疗的医案是偏多的，故丹溪曰"无痰不作眩"。化痰同时加健脾益气，化痰湿用药偏温，即使有明显的热象，也不用寒凉清热，而是稍加凉性化痰药。无痰湿的患者，则为肝阴不足，治疗以滋补肝肾阴血为主，稍加寒凉清热药。阴虚不明显，无热象仍用养阴清热。由此，我们可以得出，治疗眩晕的思路有两个方向：一以痰湿为主，用药要温化痰湿，健脾益气为辅；一以肝阴不足为主，用药滋养肝肾阴血，清热泻火为辅。这两个方向一阴一阳，治疗一寒一温，均用到补益药，故景岳曰"无虚不作眩"。病位在肾不明显，往往是依附于肝或者依附于脾。与肝配合，体现在阴虚上，乙癸同源，治疗滋补肝肾阴血；与脾相配合，多在水饮方面，治疗温阳利水。见图 11-2。

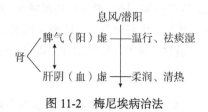

图 11-2　梅尼埃病治法

小结

综上所述，可以总结出治疗梅尼埃病的用药大概分为三大类：第一类是平肝息风药（风动甚者加用潜阳药镇肝息风）；第二类是祛痰湿药加健脾益气药，祛痰湿为主，健脾益气为辅；第三类是养阴药加清热药，养肝阴为主，清热泻火为辅。

主要参考书目

《北京市老中医经验选编》编委会，1980. 北京市老中医经验选编. 北京：北京出版社.

北京中医学院各家学说教研组，1960. 中医各家学说及医案选讲义. 北京：人民卫生出版社.

常章富，1996. 颜正华临证验案精选. 北京：学苑出版社.

陈镜合，陈沛坚，程方，等，1987. 当代名老中医临证荟萃. 广州：广东科技出版社.

董建华，1990. 中国现代名老中医医案精华. 北京：北京出版社.

董振华，季元，范爱平，等，1996. 祝谌予临证验案精选. 北京：学苑出版社.

胡方林，李成文，2017. 历代名医医案选读. 北京：人民卫生出版社.

黄文东，1981. 著名中医学家的学术经验. 长沙：湖南科学技术出版社.

姜德友，胡方林，2017. 中医医案学. 北京：中国中医药出版社.

冷方南，1987. 近代著名中医误诊挽治百案析. 贵阳：贵州人民出版社.

卢兆麟，杨蕙芝，1997. 近代名老中医临床思维方法. 北京：人民卫生出版社.

彭建中，杨连柱，1996. 赵绍琴临证验案精选. 北京：学苑出版社.

单书健，陈子华，1999. 古今名医临证金鉴. 北京：中国中医药出版社.

上海市卫生局，1980. 上海老中医经验选编. 上海：上海科学技术出版社.

上海中医学院附属龙华医院，1977. 黄文东医案. 上海：上海人民出版社.

田元祥，赵建新，等，2000. 内科疾病名家验案评析. 北京：中国中医药出版社.

吴佩衡，1979. 吴佩衡医案. 昆明：云南人民出版社.

肖莹，2003. 近现代名中医医案导读（研究生卷）. 广州：广州中医药大学.

徐景藩，1999. 徐景藩脾胃病治验辑要. 南京：江苏科学技术出版社.

严世芸，林泓，王莉，等，1998. 内科名家严苍山学术经验集. 上海：上海中医药大学出版社.

严世芸，郑平东，何立人，1979. 张伯臾医案. 上海：上海科学技术出版社.

言庚孚，1980. 言庚孚医疗经验集. 长沙：湖南科学技术出版社.

张菊人，2006. 菊人医话. 北京：人民卫生出版社.

张文康，2001. 中国百年百名中医临床家丛书. 北京：中国中医药出版社.

张问渠，1992. 现代著名老中医临床诊治荟萃. 北京：科学技术文献出版社.

赵炳南，2006. 赵炳南临床经验集. 北京：人民卫生出版社.

浙江省卫生厅名中医医案整理小组，1965. 叶熙春医案. 北京：人民卫生出版社.

浙江中医院，1981. 潘澄濂医论集. 北京：人民卫生出版社.

中国中医研究院，2005. 蒲辅周医疗经验. 北京：人民卫生出版社.

附录 医家简介[*]

  丁光迪（1918—2003）：男，江苏武进人，南京中医学院教授、博士生导师，在中医各家学说中，以晋唐金元医学研究最深，其中尤对李东垣脾胃学说体会最多。临床擅长中医内科、妇科，尤以脾胃病学为其专长。

  于己百（1920—2012）：男，山东牟平人，甘肃中医学院教授。在学术中，长于《伤寒论》及中医内科的讲授及治疗，用"以证带病，现中辨证、病证结合"体例，倡"科学辨证的诊断、现证结合的治疗"，传人有郭志、于善哉。

  万友生（1917—2003）：男，江西新建县西山乡人，江西中医学院教授，国家级著名老中医、长于中医外感和内伤热病。

  马光亚（1914—2005）：男，台湾著名医家。对温病、气管炎、过敏性鼻炎、肝炎、肾炎及各种疑难病症研究颇深，如对肾病的辨治中，创立"肾亦为娇脏"之崭新理论。

  王任之（1916—1988）：男，安徽歙县人，出身于中医世家，力倡中医与西医、辨病与辨证相结合，工集经方、时方、验于一炉，用药唯求廉验，对内、妇科诸多疑难病症，有独特心得，尤于中风、骨质增生、前列腺炎、肝炎、肾病等治验显著。

  王伯岳（1913—1987）：男，四川中江人，当代著名中医学家、中医教育家、中医临床家。出身于中医世家。学成后于1933年悬壶成都，新中国成立前即名噪一时；1955年调至卫生部中医研究院，治疗内、儿、妇科各种疾病都有很好的疗效，尤以儿科更具专长，在国内外享有很高声誉。

  王显夫（1891—1976）：男，又名王达，字澹，江苏吴江人。四代家传医道，擅长妇科、内科。

  王德光（1924—2015）：男，天津宁河人，牡丹江市中医院主任中医师，研究仲景方书，常师其法灵活应用于临床，对张子和、张景岳、王清任等人学术观点，常取其长。

  孔伯华（1885—1955）：男，山东曲阜人，中医学家。30岁时名扬北京，被誉为"四大名医"之一，认为"治病求本是不可移易的法则"，《时斋医话》总结了他治疗温热病、妇女病等宝贵经验。

  邓铁涛（1916—2019）：男，广东开平人，广州中医药大学教授，广东省名老中医，首届国医大师。熟谙经典，博采众家，尤对脾胃学说及气血痰瘀理论有精深研究，治杂病重脾胃，治外感法崇叶吴。首先提出冠心病本虚标实、脾虚生痰、由痰致瘀的理论，常用四君合温胆加活血之品治疗冠心病；创制慢肝六味饮治慢性肝炎，强肌健力饮治重症肌无力症。

  叶心清（1908—1969）：男，四川大邑人，中国中医研究院著名中医专家。精通中医理论，对中医内科、妇科、儿科及针灸均有较深造诣，以金针疏导与药物补泻相结合为其特点，针刺善长透刺，透穴不离穴，以浅刺取穴少而独具一格，临床疗效卓著。承担中央首长的保健治疗工作，得到好评。

  叶熙春（1881—1968）：男，浙江杭州人，曾任浙江省卫生厅副厅长之职，浙江省著名中医师，学术上善于吸收民间有效方，参考现代医学诊断技术，取长补短，学术特色鲜明。

  史道生（1919—1996）：男，山东掖县人，青岛医学院中医学教授、主任医师。对结核病、肿瘤、冠心病、癫痫病、前列腺炎等有研究，研究制成的"环心丹"为治疗冠心病心绞痛安全有效的药物。

---

  * 注：按姓氏笔画排序。

印会河（1923—2012）：男，江苏靖江人，中日友好医院中医教授，家传中医，用家传效方治疗晚期梅毒脊髓痨，总有效率达 80%以上，用中医疗法治愈国内发现的第一例大肠杆菌肺部感染发生的大面积肺炎。主张中医必须走向现代化，要吸取现代科学之长，来填补中医传统方法之不足。

朱良春（1917—2015）：男，江苏丹徒人，南通市中医院主任中医师，全国名老中医，首届"国医大师"，虫类药专家，擅长中医内科，并擅用虫类药治疗疑难杂症，对类风湿关节炎、肾炎、肝炎的诊治研究颇深。

任应秋（1914—1984）：男，四川江津人，北京中医学院教授。临床中善用古方，并创制新方，辨证论治思路宽，办法多，具有较高的疗效。

刘云鹏（1910—2013）：男，湖北长阳人，湖北省长沙市中医院主任医师。对中医妇科造诣较深，治妇科开门见山，强调以疏肝为先，归纳出"常用调肝十一法"。其治内科杂病则善于调理肝胃，用药以清泻见长。

刘奉五（1911—1977）：男，北京人，北京中医医院妇科专家，师承薛一斋，精通中医妇科，以肝、脾、肾三脏作为治疗妇科病的中心，强调冲、任二脉的功能，擅治妇科疑难重症，对产后感染高热尤有经验。

刘冠军（1929—2003）：男，吉林辉南人，长春中医学院附属医院院长，教授，当代著名中医学家、中医教育家、中医临床专家。早年从学于洪哲明先生，对针灸学颇有研究。

刘渡舟（1917—2001）男，辽宁营口人，北京中医学院教授，著名中医学家。对《伤寒论》研究颇深，临床上以伤寒之理辨治"肝炎"及"肝硬化腹水"等病收到满意疗效。

刘弼臣（1926—2008）：男，江苏扬州人，北京中医药大学东直门医院教授，主任医师，著名中医学家、中医教育家、中医临床专家。擅长中医儿科，主张运用矛盾和统一的观点阐述小儿生理、病理特点及指导诊疗。从事中医儿科临床、教学、科研工作 40 余年。

关幼波（1913—2005）：男，北京人，北京中医医院主任医师，北京第二医学院教授。长期从事肝病的治疗研究。认为黄疸除湿热相搏发黄外，主要是湿热瘀阻血脉，治疗中要清热利湿，同时要活血解毒化痰，对慢性肝病则要同时调理肝、肾、脾三脏。

严苍山（1898—1968）：男，浙江宁海人，上海地区著名中医学家、医学教育家，师承丁甘仁先生，重视临床，对急、重症和疑难病的治疗积累了丰富的经验，并有独特见地，治疗内科杂病，善于把扶正达邪与祛邪安正两种学术思想结合起来，重视调理脾胃，擅治温病，提出温病"三护"法则，将汗、清、下法归结为治温病三大基本方法。

杜雨茂（1934—2013）：男，陕西城固人，陕西中医学院教授、主任医师。尤擅长诊疗肾脏病及肝胆胃方面的病证。

李斯炽（1892—1979）：男，四川成都人，原成都中医学院院长、教授。擅长治疗内科杂病。

李聪甫（1905—1990）：男，湖北黄梅人，湖南省中医药研究院研究员。以东垣脾胃学说为核心，旁及有关各家学说，撷取众长，融会贯通，为脾胃理论医家。

杨甲三（1919—2001）：男，江苏武进人，北京中医药大学东直门医院主任医师，教授，针灸专家，擅长诊治各种老年病、偏瘫、心血管疾病、慢性气管炎、骨质增生。杨氏取穴法总结出经穴定位的规律，已在国内外推广应用。

步玉如（1919—1994）：男，北京人，中国中医研究院西苑医院主任医师。对温热病、杂病均有经验，尤其对脾胃病有独到见解，认为"脾湿胃热是脾胃病的主要矛盾"。

吴佩衡（1888—1971）：男，四川会理人，原云南中医学院院长。擅长中医内、妇、儿科，对《伤寒论》深有研究，学术上主张先后天并重，以治先天之本为主。

何　任（1921—2012）：男，浙江杭州人，浙江中医学院教授，首届"国医大师"。数十年来潜心中医教育事业，对中医经典，特别是《金匮要略》钻研有素，临床医疗以内科、妇科、肿瘤、疑难症为主。

何世英（1912—1990）：男，天津人，施今墨高足。天津市中医医院总顾问，主任医师。在儿科、脑病学方面诊治有独到之处。研制了"清降丸"、"肺闭丸"等儿科系列中成药，创中医脑病专科。

何炎燊（1922—2020）：男，广东东莞人，东莞市中医院主任医师。何氏精研伤寒温病数十年，主张寒温学说既应汇通，更需发展。对外感热性病的理、法、方、药都有所创新，疗效卓著。

何承志（1919年生）：男，上海青浦人，青浦县中医医院主任医师。对外感热病和疑难杂症有专长，尤其对肝胆疾病、血证、伤寒等诊治有独到见解。"金胆片"是其积数十年临床经验研制而成治疗胆道疾病的新药。

言庚孚（1902—1980）：男，湖南株洲人，湖南中医学院第二附属医院内科主任、教授，擅长内科、喉科，推崇李杲的"脾胃为后天之本"的观点，治病善于调理脾胃，重视"湿"和"痰"的治疗，对白喉有独特的治疗方法。

张伯臾（1901—1987）：男，上海川沙人，上海中医学院附属曙光医院主任医师，教授。对冠心病、心肌梗死、心律失常、上消化道出血、急性胰腺炎、慢性结肠炎等有独到研究。

张镜人（1923—2009）：男，上海人，上海市第一人民医院中医科主任医师，中医气血理论研究室主任，首届"国医大师"。擅长温病及内科杂病的辨证论治，近年来，从事中医气血理论和脉象的专题研究。

张蔼梅（1905—1988）：男，上海川沙人，上海中医学院附属曙光医院主任医师，提倡中医现代化，率先运用双重诊断法，尤以脾胃病见长。

张耀卿（1907—1973）：男，江苏上海（今属上海市）人。早年就读于上海中医专门学校。民国17年（1928年）起，独立行医，设诊所于海宁路855弄9号。解放后，先后任北站医院医师，闸北区中心医院中医科主任。擅治妇科、儿科，尤精内科，造诣颇深，临床讲究审症求因，辨证论治。认为诊治溃疡病采用养血疏肝补剂治本，有药专力宏之效；对传染性肝炎，其用药以逍遥归脾营养补品，而收疗效甚佳之功。著有《内科临证录》和《中医诊疗袖珍手册》。

陈伯勤（1897—1995）：男，广西玉林人，广西玉林地区中医院内科主任医师。从事中医临床工作60余年，对中医理论有一定的研究，临床经验丰富，崇尚滋阴。

林沛湘（1906—1998）：男，广西贵港人，广西中医学院教授，医史文献教研室主任。林老长于中医基础理论的研究，而尤精于《黄帝内经》，对《黄帝内经》的解惑常有自己独到的见解。临证重视对脾胃的调治，善于从肝论治杂病。

罗元恺（1914—1995）：男，广东南海人，广州中医学院教授，广东省名老中医。长于妇科，创造"滋阴育胎丸"，学术思想上重肾脾的调摄。

岳美中（1900—1982）：男，河北滦县人，中医学家，长期承担中央领导人的保健任务，到欧亚各国为领导人治病。他主张治急性病要有胆有识（他治急性高热，石膏用量曾达240g），治慢性病要有方有守（他治疗慢性脾胃病，砂仁、陈皮常用1.5g，一张处方使用数月不作很大变动）。

单健民（1934年生）：男，江苏阜宁人，阜宁县中医院副院长、主任医师，出身中医世家，精于妇科及老年医学，著有《单健民医案》等6种著作及多篇论文。

赵心波（1902—1979）：男，北京人，著名中医学家、中医教育家、中医临床家。临证认真细致，强调望诊，精于观察疾病发展趋向，善于采用针灸、捏脊、刮痧外治等法综合治疗，擅长儿科，研制自创了不少中成药，如清解丹、健脾散、千金散等。

赵绍琴（1918—2001）：男，北京人，北京中医药大学终身教授，中国中医药学会内科顾问，出生于三代御医之家，在学术上自成一家，创建颇多，是当代著名的温病学家，擅长治疗温热病，在内科临床方面，以擅治疑难重症而著称。

赵炳南（1899—1984）：男，河北宛平人，北京中医医院教授、主任医师，著名皮肤科专家。在学术上通晓中医经典著作及历代外科专著，实践上不但继承了历代皮肤外科治疗上的精华，而且创新颇多，一生重视整体观念，强调内外结合。

赵锡武（1902—1980）：男，河南夏邑人，中国中医研究院原副院长、教授，擅长于《伤寒论》和《金匮要略》的学术经验，实践中严格遵循祖国医学理论体系诊病，主张辨病与辨证治疗，强调整体观，尤其在心血管疾病方面积累了宝贵经验，有独到见解。如提出对心肌梗死应用辛升温通及用活血化瘀的大黄䗪虫丸，一直沿用至今等。

胡希恕（1898—1984）：男，辽宁沈阳人，近代著名经方家。他一生致力于《伤寒论》《金匮要略》的研究，并将其方证灵活地应用于临床，取得了卓越的疗效。

俞慎初（1915—2002）：男，福建福清城关人，当代著名的中医学家，中医史学家。出身于中医世家，崇尚《内经》《难经》及仲景之学，善于继承，融汇诸家，临证重视辨证，治病求本，主张革新中医，倡导科学。俞老行医数十载，精于内、妇、儿科，尤擅治急性热病。

施今墨（1881—1969）：男，原名毓黔。浙江萧山人。13岁跟随舅父李可亭学医，后曾就读于京师法政学堂。受民主革命思潮影响，参加辛亥革命，后弃政从医。早年悬壶北京，以疗效卓著，医德高尚，深受群众信赖。施氏在学术上提倡革新中医，率先打破框框，把西医的疾病名称引入中医诊疗之中。他所研制的中成药多以西医病名命名（如气管炎丸，神经衰弱丸等）。1932年创办华北国医学院，并办中医院及中药制药厂。有《祝（谌予）选施今墨医案》（1940）行世。

姜春华（1908—1992）：男，江苏南通人，原上海医科大学教授，著名中医学家。擅长内科病，对急慢性肝炎、肝硬化、支气管哮喘、急慢性支气管炎、支气管扩张等均有新的见解、新的理论。

祝谌予（1914—1999）：男，北京人，中国医学科学院北京协和医院研究员，中医内科学家，主张中西医结合。擅长内科、妇科，致力于糖尿病的研究。

徐志华（1925—2012）：男，安徽省庐江县人，安徽中医学院教授，中医妇科主任医师。擅长中医妇科教学和临床。

徐恕甫（1884—1964）：男，安徽巢县人，曾任安徽省中医研究院研究员。临证时注意细考病机，详审脉理，辨证用药，丝丝入扣，尤其擅长内科脾胃病的治疗。

徐景藩（1927—2015）：男，江苏吴江盛泽镇人，出身于中医世家，江苏省中医院主任中医师、南京中医药大学教授，省名中医，首届"国医大师"。学验丰富，尤擅脾胃病的治疗。

黄文东（1902—1981）：男，江苏吴江人，上海中医学院中医内科学教授。受业于丁甘仁，并博采李东垣、叶天士两家之长，在临床实践中加以灵活运用，取得卓著成绩，形成黄氏独特的学术流派。

黄寿人（1905—1978）：男，湖南湘阴人，湖北四大名医之一。擅长内科，兼通外科、喉科，尤擅治儿科痘麻逆证及妇科经带胎产疑难病症，创制"头昏合剂""养脑宁神膏""安神益智膏"，在治疗失眠上收到良好的效果。临证突出五脏虚实，分清寒热阴阳，治法不拘一格。

黄绳武（1915—1989）：男，湖北黄陂人，湖北中医学院附属医院教授。擅长于中医内、外、妇、儿、皮肤等科，在妇科方面更有独到之处。

盛国荣（1913—2003）：男，福建南安人，福建中医学院教授，主任医师。对中医基础理论、温病学等研究尤为突出，擅长中医内科，擅长治疗乙型脑炎、风湿性关节炎、高血压、慢性肾炎等。

章次公（1903—1959）：男，江苏镇江人，著名中医学家。治疗注重实效，以内科热病、杂病及妇儿科见长，尤擅长于虫类药物。

梁乃津（1915—1998）：男，广东南海人，广东省中医院主任医师，广州中医学院教授，广东省名老中医。学术上对中医经典著作有较深的研究，并主张汲取现代医学的成果，擅长消化系统疾病的治疗。

梁剑波（1920—2003）：男，广东肇庆人，肇庆市中医院中医主任医师，熟稔中医，并通西医，尤擅内、儿、妇科。

董建华（1918—2001）：男，上海市青浦人，北京中医学院教授，主任医师。专长内、妇科，对消化系统疾病及急病、急性热病尤有独到之处，疗效卓著。

程门雪（1902—1972）：男，江西婺源人，孟河派名医丁甘仁门徒，1956年任上海中医学院院长。程氏主张把伤寒与温病学说综合运用于临床，临床善用叶天士之法，擅长以轻灵之剂治病。

焦树德（1922—2008）：男，河北辛集人，中日友好医院主任医师、教授，擅治内科疑难重病，对心脑血管病、急性热病、类风湿关节炎等，均深有心得，创议了"尪痹"的新病名，并拟定出补肾祛寒治尪汤。

谢昌仁（1919—2008）：男，江苏南京人，出身于中医世家，南京市中医院内科主任医师，江苏省名老中医，擅长治疗中风和脾胃病。

蒲辅周（1888—1975）：男，四川梓潼人，著名中医学家。他博览群书，能融会贯通各家学说，治疗外感热病、内伤杂病，既是高明的理论家，又是杰出的临床家，对治疗乙型脑炎、腺病毒肺炎做出了杰出的贡献。

颜正华（1920年生）：男，江苏丹阳人，北京中医学院中药教研室教授。全国首届"国医大师"。主张中医中药是一个理论体系，中药教学和编写教材必须以中医药理论阐明中药药性，理论结合临床。

潘澄濂（1910—1993）：男，浙江温州人，浙江省中医研究院研究员。他十分重视实验研究，对温病学研究有素，并能博采诸家之长，无门户之见，擅治急性热病、肝胆疾病和支气管扩张症等。

戴丽三（1901—1968）：男，云南昆明人，云南中医学院附属医院医师，曾任云南省卫生厅副厅长，擅治内、妇、儿科疑难杂症，对《伤寒论》深有研究，诊治疾病重视"开门法"和"阻遏阳证转阴法"，在组方用药上多有创新。